NURSING TEXTBOOK SERIES

小児看護学I

子どもの健康と成長・発達

茎津智子・守口絵里 編著

医歯薬出版株式会社

〈執筆者一覧〉

編集

茎津智子　京都光華女子大学健康科学部看護学科　教授

守口絵里　京都光華女子大学健康科学部看護学科　准教授

執筆

石田寿子　姫路獨協大学看護学部看護学科　講師

井上由紀子　日本医療大学保健医療学部看護学科　教授

キット彩乃　京都光華女子大学健康科学部看護学科　講師

茎津智子　編集に同じ

草薙美穂　日本医療大学保健医療学部看護学科　教授

長谷川由香　佛教大学保健医療技術学部看護学科　准教授

三宅靖子　姫路獨協大学看護学部看護学科　教授

守口絵里　編集に同じ

森田惠子　兵庫大学看護学部看護学科　教授

山本裕子　京都光華女子大学健康科学部看護学科　講師

流郷千幸　名桜大学人間健康学部看護学科　教授

This book is originally published in Japanese
under the title of :

NTS Shounikangogaku I
(Pediatric Nursing I)

Editors :
Kukitsu, Tomoko
　Professor, Kyoto Koka Women's University
Moriguchi, Eri
　Associate Professor, Kyoto Koka Women's University

© 2023　1st ed.

ISHIYAKU PUBLISHERS, INC.
　7-10, Honkomagome 1 chome, Bunkyo-ku,
　Tokyo 113-8612, Japan

はじめに

　本書は，1999 年，2001 年初版刊行の「小児看護学 1」「小児看護学 2」を前身として，この
たび「小児看護学 I　子どもの健康と成長・発達」「小児看護学 II　子どもへのケア技術と看
護過程」と題し，全面的な再構築により新たな小児看護学のテキストとして刊行しました．

　これからの小児看護においては，病気や入院中の子どもの看護にとどまらず，外来等での継
続的な支援，医療依存度の高い子どもたちの在宅や学校での支援など看護が果たす役割や場も
増大し，看護の立場からも多職種と協働した支援が求められる時代といえます．現代の子ども
には「時間」「空間」「仲間」の 3 つの「間」がないといわれ，運動不足を背景に子どもの生
活習慣病が増加しています．一方では思春期のやせ問題や栄養不足，子どものうつ，自殺など
こころの問題，近年は子どものネット依存も大きな話題のひとつです．さらには減少の兆しが
みえない児童虐待，子どもの貧困，ヤングケアラーと，子どもを取り巻く問題も複雑化してい
ます．

　そこで本書では，第 1 章では小児看護の目標，役割から始まり，第 2 章では子どもの権利，
小児医療における倫理，小児保健施策について触れ，第 3 章は本書の特徴ともいえますが，
子どもと家族の健康問題をひとつの章として起こし，保健統計などもふまえ，あらゆる角度か
ら現代社会の子どもの健康問題，子どもと災害，不慮の事故なども含め解説しています．第 4
章は子どもの成長・発達について図・表を多く用いて，子どもの身体的，生理学的特徴や発達
をわかりやすく示すようにしました．第 5 章では小児看護における重要で基本的な内容を網
羅し，医療依存度の高い子どもの支援についても解説し，さらに子どもにとっての死の問題で
は終末期の子どもと家族の看護だけではなく，遺族となる子どもへの支援についても言及して
います．

　以上，本書は小児看護テキストとして重要な項目を網羅，解説しながら，これからの子ども
と家族への支援のあり方をも考えるものであることを目指しました．看護学生のテキストとし
て，さらには実践の場で活動している看護職の方々にもご活用いただけることを願っておりま
す．

　最後に，第 5 章の小児病棟の処置室，プレイルーム，外来待合室などの写真は滋賀県立小
児保健医療センター様からご厚意により提供くださったものです．ご協力に心より感謝申し上
げます．また，ご執筆くださいました皆様，企画編集を通して多くのお力添えをいただきまし
た医歯薬出版株式会社編集部の皆様には心からお礼申し上げます．

2022 年 12 月
編者を代表して　茎津智子

contents

第3章　現代社会に生きる子どもと家族　　　25

第4章　子どもの成長・発達　　　　　　　　　　87

第1章
小児看護とは

1　小児看護の変遷

　わが国における小児看護の歴史を概観すると，1880年代後半に看護婦養成所で看護教育が開始された．その頃の小児看護は「小児病看護法」として取り扱われ，おもに疾病や各診療科における看護法の範囲であり，医師の診療補助の役割を中心としたものであった．1906年には看護師による看護書「看病の心得」が刊行されているが，小児看護に関する記述は2頁程度で疾患，症状に対する世話や養育の方法がまとめられていたものだった．1915年には医師である弘田長氏による「小児看護の栞」が出版され，小児看護を小児科学とは異なるものととらえ，看護の観察の重要性などについて書かれていた．この頃の看護教育は医師が中心となり，いわゆる小児科診療の補助の役割を中心としたものであり，入院時の子どもの世話は，家族が付き添い世話をするという状況であった[1,2]．

　第二次世界大戦後，子どもの健康，福祉に関心が向けられ，児童福祉法，児童憲章などが制定された．1965年には，わが国で最初の小児病院である国立小児病院（現国立成育医療研究センター）が開院し，小児の発達や生活を視野に入れた看護を展開することを目指すようになってきた．看護教育においては，1968年に改正施行された看護教育カリキュラムでは対象者に焦点を当てた看護へと転換し，小児看護学という科目として独立した．小児看護学の教科書も看護師が執筆担当し整理されるようになった．また，入院環境の調整や子どもの世話は家族ではなく専門職である看護師が中心に行うことが望ましいという考えが広がった．一方でそれらは，小児病院でも親の面会は週数回のみに制限するという状況にもつながることもみられた．1970年代に入り，この面会制限は，子どもにとって最もつらい時期に親から引き離す結果となり，親子分離の弊害を招くことも指摘されるようになった．単なる付き添い入院ではない「母子同室」という考え方も含め，子どもとその家族にとっての望ましい入院環境のあり方を検討する機会へとつながった．この頃より子どもの専門病院が開院するなど，小児医療，小児看護，小児看護教育などの転換期となった．

　さらに，1989年「子どもの権利条約」の発効，わが国では1994年の批准により，子どもの権利という観点からも小児看護のあり方を考える時代を迎えた．子どもの病気や入院という状況においても，子どもと家族の発達や生活の質が保障されること，子どもが納得して治療や療養に取り組み，子どもの主体性を尊重した看護を展開することを目指した

小児看護へと発展してきたのである.

2 小児看護における対象

1) 子どもと家族をひとつの単位として

子どもは誕生したときには，すべてを依存しなければならない存在としてスタートするが，家族など主たる養育者のもとで成長・発達を遂げ，主体的存在として社会の一員となっていく．小児看護は，子どもと家族をひとつの単位としてとらえながらも，子どもを一人の尊重されるべき主体者である存在として考え，一人ひとりの子どもにとっての健康な生活を目指し支援しなければならない.

家族は，子どもの成長・発達においてさまざまな影響を及ぼすものであり，重要な位置づけとなる存在である．そこで，小児看護では，一人の主体者である子どもと家族をひとつの単位と考え，看護を実践していくことになる.

2) 子ども観

子どもが歴史的にはどのような存在であったのかをみると，「子宝」といわれ，誕生を喜び，慈しみ育まれ，年齢や時期ごとに家族で子どもにまつわる行事を祝うという営みが行われてきた．しかし，一方で「子は宝」といわれながらも，家や親の従属物や付属物として跡継ぎの対象や家のための結婚道具の対象とみなされるなどしてきた．また，貧困のなかでは間引きといわれる中絶や嬰児殺しの対象となったり，労働力として人身売買のような扱いを受けてきたなどの歴史がある．戦時下では，「子どもは国の宝」といわれ，兵力増強のため「産めよ増やせよ」のスローガンのもと，将来の兵力として期待されるなど，家制度や社会の都合に翻弄されてきたともいえる.

第二次世界大戦後，わが国では，すべての子どもの心身の健やかな成長・発達を目指し，「児童福祉法（1947年）」が制定され，子どもの健康，福祉の向上を図ることとした．「児童憲章（1951年）」では，子どもは一人の人として尊ばれるという「子ども観」が宣言された．その後，「子どもの権利宣言」を経て，「子どもの権利条約」へと進んできた．しかし，国内外を問わず現在も子どもの人権が十分に守られているとはいえない状況は，さまざまな現場で続いている．これら子どもに関する関連法，子どもの権利の詳細は，第2章を参照されたい.

3) 小児看護における子どもの対象年齢

小児看護での子どもの対象年齢については，これまで一般的には小児科の対象年齢を鑑みて，中学校卒業頃（15歳）をひとつの目安としてきた．しかし，近年，幼児期，学童期に発症した疾患が長期化・慢性化し，長期にわたる療養や，晩期合併症といわれる問題が将来にわたることも少なくない．これらの問題に伴い成人期への医療の移行を含めた途切れない継続ケアのあり方も問われるようになってきている．子どもの権利条約，児童福祉法では，児童（子ども）を18歳未満と定義しており，小児看護における対象も青年期，成人期への移行時期も含めた18歳頃までを対象とすることが望ましい.

3 小児看護における目標と役割

1) 小児看護を考えるためのキーワード

　子どもを対象とした看護を考えるにあたり，そのキーワードとなるのが「発達」「健康」「生活」「家族」である．そのキーワードの意味するところを以下に述べる．

(1)発達

　子どもの特徴を最もよく表すキーワードのひとつが「発達」であり，小児看護における目標のひとつは，子どもの健やかな発達の促進である．子どもは成長・発達の途上にあり，発達段階により心身のあらゆる点において機能的，生理学的にも未熟な部分があると同時に，疾病を抱えている場合であっても，常に発達段階に合わせた日常生活のケアを必要としている．たとえば，身体機能の未熟性には，消化吸収に関連する胃や腸の形態，機能など時期によって成人と異なるさまざまな特徴があり，成人に比べ溢乳や嘔吐しやすいなどの特徴をもつ．子どもが大人のミニチュアではないといわれるゆえんである．子どもの心身の状態について発達段階をふまえ理解し，健やかな成長・発達を保障することが常に求められる．子どもの発達について具体的な内容は第4章を参照されたい．

(2)健康

　看護は健康に関する問題を取り扱う専門職であるが，小児看護においてもあらゆる健康レベルにある子どもと家族を支援することが求められている．ここでいう健康とは，WHO（世界保健機関）も示しているように単なる疾病がないということを示すものではないことは，あらためて述べるまでもない．子どもと家族がその人らしく生きること，また時には避けることのできない死に直面する場合も含め，あらゆる健康レベルで必要に応じて支援を行うことになる．子どもの健康を考えるときに，子どもは物理的，生物的，人的な環境も含め，環境からさまざまな影響を受ける存在であることを理解しなければならない．また，社会的，文化的な価値，その背景も含め，子どもを取り巻く環境すべてが，子どもの健康に影響を及ぼすことになる．

(3)生活

　看護では，対象となる人びとの生活への視点が常に重要なキーワードである．小児看護においても健康な発達が保証されるためには，子どもの生活がいかにあるべきなのか，生活の質が保障されるということはどういうことであるのかといった視点がどのような看護場面でも重要となる．子どもの発達と健康には，環境が非常に重要な意味をもつが，とくに子どもを取り巻く家族の状況，家族の価値観や行動は，子どもの生活のあらゆる面に影響を及ぼす．子どもの生活は，生存そのものも含め依存の段階から自立へと進む社会化のプロセスである．その生活は，子どもらしく生活できる場であることが大切になるが，その生活とは教育，遊びなどが保証されるとともに，さまざまな活動に安全に安心して参加できることである．これらは，たとえ療養生活のなかでも保証されなければならない．そのために子どもにとって，そして家族にとって納得のいく生活とは何かを問い続けることが重要となる．

(4)家族

　子どもと親は，愛着という強い絆で結ばれており，他の関係には類をみないものであ

る．この関係が健全で安定したものとして築かれることは，子どもの発達，健康な生活において重要である．小児看護が子どもを対象としながらも，常に家族を視野に入れることが重要となるゆえんでもある．子どもが発達途上にあるということは，時に生存そのものを他者にゆだねざるを得ない存在であり，食べること，排泄すること，心地よく休息することなど，安全に安心して過ごすためには，主たる養育者（多くの場合が親）の存在なくしては成り立たないのである．

　子どもにとっての家族の存在は，衣食住などを含めた基本的なニーズを満たす養育を担うもの，情緒的な安寧や安心・安全をもたらすもの，発達途上にある子どもが一人の人として生きていくための教育やしつけを通して社会化するプロセスを支えるものなのである．このように子どもにとっての家族の存在の意味は大きく，子どもの看護を行ううえで家族の存在は重要であり，家族への支援をあわせて考えていかなければならない．

2）小児看護の目標と役割

　現代社会における子どもと家族の健康問題は，社会や生活背景の変化に伴い，子ども時代からの生活習慣病，子どもの不慮の事故，虐待，子どもの自殺やこころの問題，近年ではネット依存の問題など課題が山積している．

　また，小児がんなどその回復や生存率も上昇してきている一方，疾病が慢性化するケースや晩期合併症など青年期，成人期へと長期にわたり複雑な問題を抱えることも多くなっている．子どもの入院環境では，小児専門病院以外の一部の施設ではいまだプレイルームなども十分に用意されていない，個室の確保が難しいなど，子どもにとって，また子どもに付き添う家族にとっても食事，休息が十分にとれないことによる疲労など，入院中に過ごす子どもと家族の環境にもまだまだ課題がある．これらの背景のなか，小児看護の目標とその役割については，以下の4つの視点をあげた．

(1)健やかな成長・発達を促進すること

　小児看護における目標のひとつは，成長・発達の途上にある子どもにとって，安全で安心した環境のなかで，子どもが健やかな発達が促進されることである．子どもの発達には一般原則と同時に，個人差や時には障害によって発達の到達度やスピードに違いがあることもある．しかし，子どもの発達を保障するためには，発達とは何かについて十分な理解をもち，その子なりの発達を促進するための支援や環境を整えることが必要である．また，子どもの成長・発達において適切とはいえない家族の状況や環境などの問題に対しても，早期発見，早期介入など他職種との連携により支援することが求められる．

　子どもは，たとえ何らかの疾患をかかえ入院，療養という環境のなかにあっても，発達段階に合わせた日常生活のケアを必要とし，遊びや学習などが保証される環境を整えることも役割のひとつである．

(2)疾病を予防し健康の増進を図ること

　現代の子どもの健康問題には，子ども時代からの肥満，高血圧，2型糖尿病などの生活習慣病やビタミン類，鉄，カルシウム不足など栄養の偏りも指摘されている．思春期の女子では，成長・発達の途上にある時期にはふさわしくないダイエットによるやせの問題も指摘されている．これらは，子どもの心身の発達に大きな影響を与えることになる．そこで，子ども時代からの健康な生活や食生活に関する健康教育やセルフケア能力の獲得を目

指した支援が必要となる．子どもの自殺，こころの問題も現代では大きな問題のひとつとなっているが，発達段階に合わせたストレス対処などのライフスキルの獲得，自己肯定感を高めるためのかかわりなど学校現場とも連携した支援が必要といえる．

これらの問題は，子どものみならず，子どもを取り巻く家族や大人が理解することが重要であり，そのための取り組みも大切になる．また，子どもに多い事故では，健康教育と同様に子どもと家族で学ぶ安全教育などの取り組みも大切といえる．

(3) 子どもの健康の回復，心身の苦痛の緩和を図ること

健康問題をもつ子どもは，痛み，不快症状，生命の危機にさらされることも多い．子どもの発達段階による認知や思考の特徴を背景に入院や治療，処置によるストレス，不安や恐怖など大人とは違った形で脅かされることも少なくない．これら病気体験や入院は，子どもにとって非日常的な環境におかれ，自らのコントロール感が失われる体験といえ，自信喪失や自己肯定感を下げることになる．

これらに対しては適切な苦痛の緩和や不安を最小限とするためのプレパレーションなどの心理的準備が行われる必要がある．また，子どもの主体性を尊重し，自分で決めた，自分が頑張っているというコントロール感を持ち続けられるような支援が大切となる．時に長期にわたる治療や療養が継続する場合もあり，子ども自身が療養に関する知識やスキルを身につけるセルフケア能力の向上の支援とともに，病気とともに生きていくことを支えなければならない．

(4) 家族の発達および家族の機能・役割が適切となること

子どもの成長・発達を支える意味でも大切な存在である家族が，よりよい状態であることを支援しなければならない．現在は，児童虐待などで家族の機能，役割の回復が課題となるケースも多く，子どもの誕生からの育児支援なども看護職の重要な役割のひとつといえる．

小児看護の実践においては家族看護の視点をもち，子どもが安全で安心できる環境のなかで育まれ，健康な生活が保障されることを目指した，家族全体を視野に入れた看護の実践が求められる．

4 これからの小児看護と課題

1) 子どもの療養を地域で支える体制

現在，急性期疾患の子どもの入院では，急性症状を脱した後は退院となるなど入院期間は短期間となっている．また，小児がんの5年生存率は80％以上といわれる[3]一方，晩期合併症などの課題や慢性疾患をもつ子どもたちが在宅，地域で療養生活を継続するという時代になっている．人工呼吸器装着など日常的に医療的ケアを必要とする子どもは，医療技術の進歩などにより過去10年で倍増し約2万人（2020年）[4]となり，幼稚園，小中高校には約8,400人（2019年）が在籍している[5]と報告されている．

今後は，地域で過ごす子どもと家族をどのように支えるのかが問われる時代である．継続看護という視点はますます重要となり，在宅で療養する子どもを支えるための外来での看護が果たす役割は増大している．また，重症心身障害児や医療的ケアを必要とする子ど

もと家族の支援には，小児看護の視点をもった訪問看護の拡充や家族のレスパイト環境を整えることは重要な課題である．特別支援学校には看護師の配置も行われるようになってきたが，学校教職員や他の医療スタッフとともに連携した支援が求められる．特別支援学校の看護師は，学校に在籍する子どもの人数を考えると現在でも十分とはいえず，この分野でも小児看護の専門性を生かした看護師がさらに必要となる．児童虐待問題などを中心に子育て支援も地域で支える重要な課題のひとつであり，看護職としてのサポート体制についても，さらなる検討が必要といえる．これら在宅療養や地域の子どもと家族を支えるためには，医療，福祉，教育などの連携は欠かすことができず，その体制のあり方や整備がますます重要となる．

2) 子どもの人権，主体性を支える看護

　　小児看護では，子どもの権利や人権を尊重し子どもの主体性を尊重した看護を展開することが重要なことと位置づけられ，プレパレーションなど子どもへの説明や同意が，看護実践のなかでも意識されるようになってきた．しかし，子どもの主体性を尊重した看護の展開には，現時点でもまだまだ課題は多い．子どもの権利条約は，それまでの保護される，守られる存在という子ども観から，子どもが一人の人間として自らにかかわることに意思表示をする権利をもっている存在であることを示したことが，大きな前進のひとつであった．

　　医療現場では，子どもの病状や治療の説明は，親は子どもの最善の利益を考えるという前提のもと親などの大人に向けられて発信され同意をとり，子どもには難しい問題だからと十分な説明や確認をとることもなおざりにされていることも少なくないのではないだろうか．最近の児童虐待問題のなかにも，子どもの訴えが十分に顧みられないまま，親の要求が優先され不幸な顛末をたどった事例が報道されることもあった．子どもは，発達段階によりその理解や判断に限界があるが，子どもが自らにかかわる問題に対する意思表示や，参加するという取り組みのあり方は，看護や医療現場でさらに検討していかなければならない課題といえる．

3) 小児看護の専門性と質の向上

　　子どもと家族がかかえる問題は，社会の変化とともに複雑化し，病院など臨床の看護実践にとどまらず，地域や学校などあらゆる場において小児看護としての専門性が求められるようになってきている．専門看護師（Certified Nurse Specialist；CNS）や認定看護師（Certified Nurse；CN）制度が整備され，小児看護分野でもより専門性の高い立場で看護ケアが提供されるようになってきている．

　　小児看護専門看護師は，専門看護師13分野のひとつとして，時に複雑で難しい子どもと家族への看護ケアに対して，現場スタッフへの助言やケアの実際に取り組んでいる．また，認定看護師は，小児看護関連分野では小児救急看護，新生児集中ケア分野があるが，2019年に認定看護師制度が改正され，特定行為研修を修了した場合，特定認定看護師として活動できるようになった．特定認定看護師の小児看護分野では，2020年から小児プライマリケア，新生児集中ケアの教育が開始され，特定認定看護師が誕生した．とくに小児プライマリケア認定看護師は，従来の救急看護からさらに活動を発展させ，地域での支

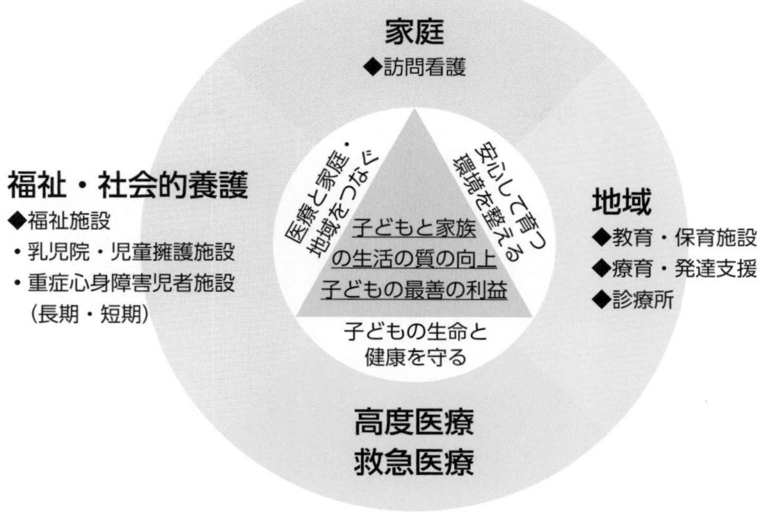

図 1-1 小児プライマリケア認定看護師の活動イメージ

（鈴木千琴, 渡邊輝子 (2021)：小児プライマリケア. 小児看護, 44(13)：1634-1639.）

援も視野に入れ他職種と連携し，子どもと家族の健康，生活を支え，子どもの育つ環境を整える役割がある．小児プライマリケア認定看護師の活動イメージについては図 1-1 に示した[6]．小児看護に期待される活動の範囲は拡充してきているといえ，今後，小児看護の専門性を高め，さらなる質の向上を目指し，貢献していかなければならない．その小児看護の専門性とその質の向上のために，小児看護分野に関する実践の評価も含めた研究の推進も今後ますます重要となる．

〈文献〉

1) 草場ヒフミ (2012)：我が国の小児看護の成立をめぐって～看護におけるケアとともにある子どもの復権～. 南九州看護研究誌, 10(1)：1-8.
2) 駒松仁子, 佐々木和子・他 (2002)：わが国の小児看護の変遷. 国立看護大学校紀要, 1(1)：41- 49.
3) 国立がん研究センター：小児がんの患者数 (がん統計).
https://ganjoho.jp/public/life_stage/child/patients.html ［2022/3/4 閲覧］
4) 厚生労働省：医療的ケア児等とその家族に対する支援施策.
https://www.mhlw.go.jp/stf/seisakunitsuite/bunya/hukushi_kaigo/shougaishahukushi/service/index_00004.html ［2022/1/7 閲覧］
5) 文部科学省：令和元年度学校における医療的ケアに関する実態調査.
https://www.mext.go.jp/content/20200317-mxt_tokubetu01-000005538-03.pdf ［2022/1/7 閲覧］
6) 鈴木千琴, 渡邊輝子 (2021)：小児プライマリケア. 小児看護, 44(13)：1634-1639.

第2章
子どもの権利と小児保健施策

1 子どもの権利

1) 子どもの権利の歴史的変遷

　子どもの権利については，1922年「世界児童憲章」として，国際的な最初の子どもの人権について宣言がなされ，その後，1924年には，「ジュネーヴ児童権利宣言」がなされている．1948年，国連総会が採択した「世界人権宣言」では，すべての人は平等であり，同じ権利をもつこと，また，人びとの人権を守ることこそ，人類の繁栄や平和への礎となることが確認された．1959年，第14回国連総会により出された「子どもの権利宣言」では，子どもは子どもとしての権利をもち，幸福な生活を送り，かつ自己と社会の福利のためにこれらの宣言に掲げる権利と自由を享有できるようにすることが宣言された．しかし，いずれも宣言であり，法律ではなかったため，その後，子どものいない社会に未来はないとし，子どもの権利条約が生まれる契機へとつながっていく．

　1989年，国連で採択された「子どもの権利条約」は，保護の対象であった子どもについて，権利の客体ではなく，権利行使の主体であることを認め，従来の「子どもの権利宣言」を条約へと発展させた大きな転換点となり，人類史上初の国際的な子どもの人権に関する条約となった．わが国は1994年に批准している．

　子どもの権利が醸成された背景には，児童労働の変遷や世界を巻き込む大戦で，母子を守ることの重要性が確認されたことなどがその要因となっている．

　この条約は発展途上国における子どもの人権環境を改善することを主たる目的として起草された経緯があり，発展途上国にとっても受け入れやすいように，義務の履行に関しては「漸進的に」や「国内事情に従い」「その能力の範囲で」などといった緩和条件が付されている部分が少なくない[1]．しかし，この緩和条件があったからこそ，2019年3月時点で，世界の196の国と地域がこの条約を締約するに至っている．

　これまで，子どもは守られ，保護される対象とされてきたが，権利を行使する主体であるとしたことが，本条約の大きな特徴となっている．

2)「子どもの権利条約」の基本的な4つの柱

　「子どもの権利条約」は，前文と54条の条文からなっており，18歳未満のすべての子どもの権利と，その権利を守るために国や大人たちがしなければならないことを明記して

いる.

「子どもの権利条約」には下記の基本的な4つの柱がある[2].

生きる権利　：住む場所や食べ物があり，医療を受けられるなど，命が守られること

育つ権利　　：勉強したり遊んだりして，もって生まれた能力を十分に伸ばしながら
　　　　　　　成長できること

守られる権利：紛争に巻き込まれず，難民になったら保護され，暴力や搾取，有害な
　　　　　　　労働などから守られること

参加する権利：自由に意見を表したり，団体をつくったりできること

3）わが国の現状と課題

　わが国が「子どもの権利条約」に批准してから，約30年が経過している．その間，わが国の子どもの状況はどのように変化したのであろうか．

　わが国がこの条約に批准する前の1980年代は，校内暴力が大きな社会問題となり，その後，学校内での管理が強化されるなかで，1980年代前半以降，いじめや不登校の問題が大きく取り上げられるようになった．いじめや不登校問題に関しては，それ以降も基本的な改善はみられず，不登校の児童数は依然，高い水準で推移している．いじめが原因とされる自殺事件の報道にも高い関心が寄せられたが，いまだ子どもの自殺者数は減少せず，2021年，文部科学省の調査結果では過去最多の415人（小，中，高，特別支援学校）に上っている[3].

　1990年代からは，家庭内での児童虐待の問題が注目されるようになり，2000年以降には，子どもの貧困・格差の問題が深刻な社会問題として取り上げられている．その後も子どもを取り巻く状況，諸課題は基本的に克服されることなく累積している状況であり，子どもの権利が守られているとは言いがたく，この現状を社会全体で真摯に受け止め，改善していくことが喫緊の課題である．

　「子どもの権利条約」第42条に条約広報義務があるが，わが国において，広く国民に周知されているか検証し，いま一度，子どもの権利についてわたしたち国民一人ひとりが子どもの声を聞くことに焦点が当てられる社会を目指さなければならない．

　子どもの権利保障の観点から，子どもの最善の利益を確保するための取り組み，子どもを保護の対象としてではなく，権利行使の主体として社会全体が広く子どもの権利を遵守していくことが求められている．子どもを取り巻く状況や問題に向き合い，子どもの権利を確保，回復していくためには，子ども固有の視点に立って対応することが重要である．子どもの最善の利益を実現するために，その子どもの意見表明権（意見を聴かれる権利）（第3条，第12条）を保障することは，子ども自身の意向，意見を聴きながら，それらを最大限尊重することによって，子どもの最善の利益が実現されることにつながる．

　また，「子どもの権利条約」を締約した国は，この条約が効力を生じるときから2年以内に一度，その後は5年ごとに，子どもの権利の実現のためにとった措置およびそれらの権利の享受についてもたらされた進捗を国連の子どもの権利委員会に報告することが義務づけられている．日本政府が出した最新の報告書（2017年）を受け，委員会は緊急に

対応すべき課題として，①差別の禁止，②子どもの意見の尊重，③体罰，④家庭環境を奪われた子ども，⑤生殖に関する健康および精神的健康，⑥少年司法に関する課題を指摘している[4].

4）小児医療と子どもの人権

　成長・発達の途上にある子どもは身体機能，認知機能や判断能力が未熟であるため，小児医療に携わる看護師は，子どもの権利を守り，子どもの不安や疑問に応え，子どもが安心できる状態に近づける努力をすることが求められる.

　小児医療実践の場で，子どもの人権の保障や医療への参加は，どのように守られ，支援されているのか．医療における治療やケアに対する意思決定の主体は，治療やケアを受ける子ども自身であるが，その認知力，理解力，判断力など，意思決定にかかわる能力が未熟であり，また，疾病の状況や障害の特性など個々の状況によってもさまざまであり，その能力を見極めることは容易でない．子どもの意思決定を支援するためには，子どもの発達を評価し，個々の能力に応じた働きかけが重要となる．子どもの病気体験などもその子どもの理解力に影響しており，個に応じた対応が求められる．わたしたち大人がよいと思うことと，子どもが望んでいることは必ずしも一致せず，親が積極的な治療を望んでいても子どもはその治療を受けたくないと思っているかもしれない．小児医療のなかでわたしたち看護師には，子どもと家族のおかれている状況のもと，子どもの人権をどのように守るのか，守れるのか，倫理的判断が求められる．常日頃から倫理的な感受性を高める努力が必要である.

　1994年，わが国において「子どもの権利条約」が批准された後，子どもの権利擁護に関する業務基準などが整備され，日本看護協会より小児看護領域の看護業務基準「小児看護で特に留意すべき子どもの権利と必要な看護行為」（1999年）が示された（表 2-1）.

　小児看護の日常的な臨床場面で遭遇する課題や葛藤について，これらの行動指針を熟知し，常に子どもにとっての最善は何かを自問しつつ，医療，保健，福祉，教育と連携，協働しながら，医療を受けている子どもと家族の権利を擁護し，その人権を守りながら看護ケアを実践することが重要である.

　子どもの最善の利益を守るとはどういうことか，子どもにかかわる看護師は常にそのことを念頭においておく必要がある．自らが状況をコントロールすることに限界がある幼い子どもの前でこそ，小児看護に携わる看護師の真の倫理観が問われることになるからである.

　高度で複雑化した医療への対応，不測の事態への対応，子どもの不慮の事故や医療事故のリスクが高いことなど，小児看護を実践していくなかでは，多くの課題と向き合わなければならない．小児看護の実践者に求められる役割は大きく，日常的な臨床場面でみられる倫理的課題について，日々，葛藤しながら実践している状況がある.

　子どもの最善の利益を前提に医療現場では，子どもに苦痛を伴う治療や処置を行わなければならず，いやがる内服や検査など，子どもの治療についての意思決定をどのように汲み取っていくのか．治療方針を決定する際，子どもの発達段階，理解力，判断力などにより，親の代諾という形を取る場合が少なくないが，子どもに十分な説明がなされなかったり，周りの大人たちがよいと思うことが優先されたりすることがないよう，子どもにとっ

表 2-1 小児看護領域で特に留意すべき子どもの権利と必要な看護行為

〔説明と同意〕
①子どもは，その成長・発達の状況によって，自らの健康状態や行われている医療を理解することが難しい場合がある．しかし子どもたちは，常に子どもの理解しうる言葉や方法を用いて，治療や看護に対する具体的な説明を受ける権利がある．
②子どもが受ける治療や看護は，基本的に親の責任においてなされる．しかし，子ども自身が理解・納得することが可能な年齢や発達状態であれば，治療や看護について判断する過程に子どもは参加する権利がある．

〔最小限の侵襲〕
①子どもが受ける治療や看護は，子どもにとって侵襲的な行為となることが多い．必要なことと認められたとしても子どもの心身にかかる侵襲を最小限にする努力をしなければならない．

〔プライバシーの保護〕
①いかなる子どもも，恣意的にプライバシーが干渉されまたは名誉および信用を脅かされない権利がある．
②子どもが医療行為を必要になった原因に対して，本人あるいは保護者の同意なしに，そのことを他者に知らせない．とくに保育園や学校など子どもが集団生活を営んでいるような場合は，本人や家族の意思を十分に配慮する必要がある．
③看護行為においても大人の場合と同様に，身体の露出を最低限にするなどの配慮が必要である．

〔抑制と拘束〕
①子どもは抑制や拘束をされることなく，安全に治療や看護を受ける権利がある．
②子どもの安全のために，一時的にやむを得ず身体の抑制などの拘束を行う場合は，子どもの理解の程度に応じて十分に説明する．あるいは，保護者に対しても十分に説明を行う．その拘束は，必要最小限にとどめ，子どもの状態に応じて抑制を取り除くよう努力をしなければならない．

〔意思の伝達〕
①子どもは，自分にかかわりのあることについての意見の表明，表現の自由について権利がある．
②子どもが自らの意志を表現する自由を妨げない．子ども自身がそのもてる能力を発揮して，自己の意志を表現する場合，看護師はそれを注意深く聞き取り，観察し，可能なかぎりその要求に応えなければならない．

〔家族からの分離の禁止〕
①子どもは，いつでも家族と一緒にいる権利をもっている．看護師は，可能なかぎりそれを保証しなければならない．
②面会人，面会時間の制限，家族の付き添いについては，子どもと親の希望に応じて考慮されなければならない．

〔教育・遊びの機会の保証〕
①子どもは，その能力に応じて教育を受ける機会が保証される．
②幼い子どもは，遊びによってその能力を開発し，学習につなげる機会が保証される．また，学童期にある子どもは，病状に応じた学習の機会が準備され活用されなければならない．
③子どもは，多様な情報（テレビ，ラジオ，新聞，映画，図書など）に接する機会が保証される．

〔保護者の責任〕
①子どもは保護者からの適切な保護と援助を受ける権利がある．
②保護者がその子どもの状況に応じて適切な援助ができるように，看護師は支援しなければならない．

〔平等な医療を受ける〕
①子どもは，国民のひとりとして，平等な医療を受ける権利を持つ．親の経済状態，社会的身分などによって医療の内容が異なることがあってはならない．
②その子にとって必要な医療や看護が継続して受けられ，育成医療などの公的扶助が受けられるよう配慮されなければならない．

（日本看護協会編（1999）：小児看護領域の看護業務基準—小児看護領域で特に留意すべき子どもの権利と必要な看護行為．日本看護協会出版会．）

て最善は何かを常に考え行動することが求められる.

　子どもの意思決定に関しては，病気体験，病状の理解度，発達年齢，その時々の状況を考慮する必要があり，最終的に子どもに代わって親（養育者）が判断をする場合には，その親（養育者）が子どもの権利を尊重したかかわりができるよう支援することが重要となる.

　わが国においては，2010年，日本小児看護学会より「小児看護の日常的な臨床場面での倫理的課題に関する指針」（表2-2）が示され，医療を受ける子どもと家族の権利擁護の行動指針となっている.

5）子どもの権利擁護（アドボカシー）

　権利表明が困難な者に代わって，その権利を代弁・擁護することをアドボカシーという．そうした権利実現を支援し，その代弁者・擁護者となる者をアドボケイトと呼んでいる．成長・発達の途上にあり，言語発達や認知機能，判断能力の未熟な子どもに代わって，そのニードや不安，苦痛に寄り添い，子どもの声にならない声を聴くこと，そして，その声を医療の場だけでなく，広く社会に向けて伝えることは，小児医療を担う看護師の重要な役割である．子どもや家族が必要とするあらゆる場面でアドボカシーが有効に機能するようわたしたち一人ひとりがアドボケイトとしての役割を果たすことが期待されている.

6）子どもの意思決定を支えるインフォームド・コンセントと
インフォームド・アセント

　インフォームド・コンセントとは，人権・人格の尊重に基づいて行われる医療者の説明および患者が説明を受けることを通して，その内容に双方が同意する一連のプロセスである．法制上の義務があるとされており，正しい意思決定を行うための能力が必要となる.

　未成年の子どもの場合，法的に有効な同意を得ることができないため，親（養育者）にインフォームド・コンセントが行われる．しかし，治療や処置を受ける主体は子どもであり，子どもがその治療や処置を納得して受け入れるために，インフォームド・アセントが行われている．インフォームド・アセントとは，法的効力はないが，子どもの発達段階，認知能力などを考慮したうえで，子どもが受ける治療や処置について，わかりやすく説明し，子どもの理解と同意を得ることとされている．子どもには，その発達や認知能力に応じたインフォームド・アセントが必要である.

　米国小児科学会では，15歳以上をインフォームド・コンセントの対象とし，15歳未満をインフォームド・アセントの対象としている．わが国において20歳未満（2022年4月から18歳未満へ）は未成年であるため親（養育者）のインフォームド・コンセントが必要となる．親（養育者）が子どもにとって最善の利益につながる選択ができるよう看護師の支援が求められる.

表 2-2 小児看護の日常的な臨床場面での倫理的課題に関する行動指針

1) 看護師の基本的姿勢
①看護師の価値観や信念，態度が倫理的判断に多大な影響を及ぼすため，自分の傾向を認識しておくようにします．他者の価値観を知ることにより自分の価値観に気づくこともできます．
②医療者の価値観を押しつけないようにし，相手の価値観を尊重します．
③日本文化の影響（和を尊ぶ，お任せ，本音と建前など）や社会の変化（価値観の多様化，情報化社会など）を理解するようにします．
④子どもの権利に関する法律や政策，専門職の倫理規定などの知識を習得し，実践に活用できるようにします．
⑤日頃から倫理的感受性を磨き，臨床場面での倫理的問題に気づくよう努力します．
⑥医療や看護に対する哲学，倫理原則，専門職の倫理規定などを倫理的判断の指標とします．
⑦子どもは発達途上にあるため，理解や判断，言語能力が未熟で，権利を十分に主張することが困難な場合があります．子どもの特性，起こりやすい倫理的問題を理解したうえで，子どもの最善の利益とは何か，人として尊厳が守られているかを常に問いながらケアを行います．
⑧法律上，未成年の子どもは親権に服する年齢であり，法的判断の責任は家族にあります．したがって，実際に医療やケアを受けるのは子どもですが，意思決定の責任を負うのは家族（親権者）です．そのため，子どもと家族の意見が食い違うという問題が生じることもあるため，双方に慎重にかかわる必要があることを認識し，実践してゆきます．

2) 具体的な取り組み
(1) 子どもに対する具体的な取り組み
①発達段階に合わせて子どもの思いや考えを十分に聴き，子どもを大切にします．
②効果的なコミュニケーションをはかり，信頼関係を確立します．
③子どもが理解し納得できるように十分に説明します．
④医療者だけで考えるのではなく，子どもと一緒に取り組みます．
⑤子どもが自分の意見を表明することや，意思決定するプロセスを支援します．
⑥子どもの日常生活に関心をもち，しっかりと観察します．気になったことはそのままにせずに子どもに確認する，もしくは観察を継続し，必要な対応を考えます．
⑦子どもが家族に気を遣い，本心を話すことができない状況もあるため，どうすることがよいのかを子どもと十分に話し合い，子どもの気持ちを尊重しながら，子どもの最善の利益を保障できる方法を検討します．
⑧子どもとの約束を守ります．
⑨子どもの安全を保障します．

(2) 家族に対する具体的な取り組み
①病気の子どもをもつことによる家族への影響を理解しながら，思いや考えを十分に聴き，家族を大切にします．
②家族との効果的なコミュニケーションをはかり，信頼関係を確立します．
③医療者だけで考えるのではなく，家族と一緒に取り組みます．
④子どもの病気や治療などを理解し意思決定できるように，家族に十分に情報提供を行います．
⑤家族の思いを受け止めながら，意思決定するプロセスを支援します．
⑥おのおのの家族がおかれている状況の違いを理解し，共感的にかかわるように努めます．
⑦子どもと家族が，お互いの思いや考えを理解し合い，納得できる選択ができるように調整を行います．子どもが家族に気を遣い，本心を話すことができない状況もあることを家族に伝え，子どもにどのようにかかわるとよいかを一緒に考えます．
⑧家族の体調や疲労に配慮し，基本的欲求を満たす支援ができるように努めます．

(3) 医療チームにおける具体的な取り組み
①子どもの権利を擁護する役割を果たします．常に子どもの立場に立って発言をします．
②倫理的問題に気づいた場合，見過ごさずに声に出して周囲に伝え，チームで話し合い検討することでよりよい方法を見つけます．
③臨床ではどのような倫理的問題が起こっているのかについて，定期的に話し合う機会をもちます．
④問題が困難ですぐに解決できないとしても，現実的に何ができるのかをチームで一緒に考え，子どものためによりよい方法を模索します．そして，子どもにとってよりよいことだと納得できるプロセスを経て決定します．
⑤問題が困難で解決できない場合，無理だとあきらめるのではなく，短期的な目標と長期的な目標を掲げ，計画的に進めます．たとえば，子どもにとってよいケアであるとわかっていても，病院のシステムの問題で実践できない場合，いまできる最善のケアを模索し提供する一方で，システムを変えていくためにはどうすればよいかという長期的なプランを立てて実施します．また，必要に応じて院内の倫理委員会や第三者機関を活用する方法も検討します．

（日本小児看護学会（2010）：小児看護の日常的な臨床場面での倫理的課題に関する指針．日本小児看護学会.）

2 小児保健のための施策と法

ここでは，子どもの命と健康を守り，疾病の回復を促進させ，健康を維持・増進および看護実践を支える法律や施策について述べる．

1）児童福祉法

1947年「児童福祉法」が制定され，18歳未満の者を「児童」と定義している．制定当時は戦後の混乱期にあり，浮浪児対策，戦災孤児や捨て子，保護を必要とする子どもの問題への対応など，保護対策が中心であり，社会や国民一人ひとりの子どもに対する責任を明確にするため制定に至った．戦後，子どもと家族を取り巻く状況も社会の動きとともに大きく変化を続け，その変化に対応するべく，児童福祉法は改正を重ねてきた．1967年の改正では，重症心身障害児施設を児童福祉施設として法制化され，1970年には，心身障害児（者）対策基本法が制定され，重症心身障害児（者）および知的障害者への施策が進められた．

1997年の改正では，保育所の増設，地域の児童福祉に関する相談や児童相談所等との連絡調整を担う「児童家庭支援センター」が創設されている．子どもや母子家庭に対しては保護対策だけではなく，将来自立して生きていくことを目指した児童や母子の自立支援事業を実施することとし，その名称も「救護院」から「児童自立支援施設」へ，「母子寮」から「母子生活支援施設」に変更している．

2）子育て支援に関する法律

少子高齢化の進行が加速し，本格的に少子化対策が必要であることが認識された．1994年に少子化対策として子育て支援計画「エンゼルプラン」（1994～1999年）を策定している．この「エンゼルプラン」は，子育てを夫婦や家庭だけの問題ととらえるのではなく，社会全体で支えていくことに加え，向こう10年間の基本的な方向と重点施策が定められた．少子化対策として立てられた「エンゼルプラン」であったが，少子化には歯止めがかからず，内容の見直しなどを実施し，1999年に「新エンゼルプラン」（2000～2004年）を策定した．次世代育成支援（少子化対策）として，2003年には少子化対策基本法が制定され，少子化対策の基本方針として少子化対策大綱が閣議決定され，「子ども・子育て応援プラン」が策定された．「子ども・子育て応援プラン」では，保育サービスの整備に加え，若者の自立や仕事と家庭の両立支援（ワーク・ライフ・バランス）なども含めた幅広い目標が掲げられた．同年，「次世代育成支援対策推進法」が成立し，国が定める指針に基づき，地方公共団体や企業においても行動計画を策定し，取り組みを進めていくことが定められた．2012年には，子ども・子育て関連の制度として，「子ども・子育て支援法」が制定され，幼児期の学校教育・保育，地域の子ども・子育て支援を総合的に推進するため，認定こども園制度の改善，認定こども園・幼稚園・保育所を通じた共通の給付（施設型給付）および小規模保育などへの給付（地域型保育給付）の創設，地域の子ども・子育て支援の充実などが図られた．また，同年には，児童福祉法と並んで児童福祉の一角を担う子ども・子育て関連3法として，「子ども・子育て支援法」の他に「認定こど

も園法の一部改正法」，「子ども・子育て支援法及び認定こども園法の一部改正法の施行に伴う関係法律の整備等に関する法律」も制定された．その後，子ども・子育て支援の充実，子ども・子育て会議の設置を内容とし，同法に基づく新制度「子ども・子育て支援新制度」が，2015年4月から実施された．

3）児童虐待の防止等に関する法律

　　少子化の急速な進展により，子どもを産み育てやすい社会環境を整える施策が中心となるなか，1990年頃から家庭内での児童虐待が注目されはじめる．子どもへの虐待が社会問題となり，2000年11月に「児童虐待の防止等に関する法律」が施行された．

　　児童虐待は，児童の人権を著しく侵害し，その心身の成長および人格の形成に重大な影響を与えること，将来世代の育成にも懸念を及ぼすことから，児童に関する虐待の禁止，児童虐待の予防および早期発見，児童虐待の防止に関する国および地方公共団体の責務，児童虐待を受けた子どもの保護および自立支援のための法律であり，児童虐待防止への施策を促進し，子どもの権利利益の擁護に資することが明記されている[5]．

　　その後，2004年および2007年に改正され，制度的な対応について充実が図られてきた．しかし，重大な子どもの虐待事件が後を絶たず，全国の児童相談所における子どもの虐待に関する相談対応件数は増加し続け，2020年8月，厚生労働省の発表によると，20万5029件（速報値）と過去最多を更新している．

　　2016年には，母子保健法の改正を受け，児童虐待発生予防の観点から，妊娠期から子育て期にわたるまでの切れ目のない支援を行う「子育て世代包括支援センター」が法定化された．「児童虐待の防止等に関する法律」についても，児童虐待発生時の迅速・的確な対応を図る観点からは，市町村および児童相談所への児童心理司，医師，保健師，弁護士などの配置を進めるなどの体制強化，被虐待児童の自立支援を図る観点から里親委託の推進などの措置を講ずるなど，さまざまな点での改正が行われた．

　　また，児童福祉法についても児童虐待対策の観点から，里親委託，施設入所の措置の承認の申し立てがあった場合に，家庭裁判所が都道府県に対して保護者指導を勧告できることとし，都道府県は当該保護者指導の結果を家庭裁判所に報告するなどの制度を設ける改正，児童相談所長が行う一時保護について，親権者の意に反して2カ月を超えて一時保護される場合，家庭裁判所の承認を得なければならないものとする改正などの司法の関与を強化する改正がなされた．

　　2019年には，児童の権利保障の強化の関連で，親権者は子どものしつけに体罰を用いてはならないとされ，都道府県（児童相談所）の業務として，子どもの安全確保が明文化され，さらに民法上の親権者の懲戒権のあり方について，施行後2年を目途に検討を加え，必要な措置を講じることとされた．

　　この10数年間で子どもをめぐる法制には大きな変化がもたらされており，子どもをめぐって起きてくる問題に対し，より細かな対応が求められるに至っている（児童虐待については p57「児童虐待とその背景」でその要因，対策を述べているので参照のこと）．

4）母子保健法

　　母子の一貫した総合的な保健対策に重点をおくことを目的に，1965年に母子保健法が

制定され，翌1966年に施行された．

　すべての子どもが健やかに成長し，次世代を担う子どもの健全育成のための基盤となる重要な取り組みについて説明する．

　健康診査については，第12条，第13条に謳われており，妊娠した女性および乳幼児については，市町村が定めた方法で健康診査を受けることができ，必要に応じて精密審査が行われる．

　幼児については，第12条において，1歳6カ月～満2歳のあいだに1回，満3歳～4歳のあいだに1回，計2回の健康診査が市町村で行われる．1歳6カ月児では，心身障害の早期発見，虫歯予防，栄養状態の把握などが行われる．3歳児では，身体の発育，精神発達面や視聴覚障害の早期発見などを目的に行われている．必要に応じて精密健康診査を行っている．第13条では，市町村に対し，必要に応じて妊産婦および乳幼児への健康診査を行わなければならないとしているため，生後3～4カ月頃と9～10カ月頃に健診を行っているところがほとんどである．

　2005年，発達障害者支援法の施行に伴い，乳幼児健康診査を行うにあたっては，子どもの発達障害の早期発見に留意されるようになった．

　第10条における妊娠，出産，育児に関する保健指導は，おもに市町村で行われており，妊産婦，新生児，未熟児に対しては，必要に応じて医師や助産師，保健師が訪問事業（第11条，第17条，第19条）として，保健指導を行っている．

　低出生体重児の届け出と養育医療については，出生時体重が2,500g未満の乳児が出生したときには，その保護者は速やかに出生地の市町村にその旨を届け出なければならないとされている（第18条）．また，出生時の体重がきわめて少ない（2,000g以下）場合や低体温，呼吸器・消化器に異常がある場合など，医師が入院医療を必要と認めた場合については，その養育にかかる費用が一部公費負担されている（第20条）．

5) 子どもの医療費助成に関する制度

　子どもの医療費に対して，すべての都道府県，市区町村で独自の乳幼児の医療費助成が実施されている．助成の対象となる子どもの年齢は都道府県や市区町村により決められている．また，被保険者の所得による制限もさまざまである．

　他に医療費助成が行われているものには，未熟児養育医療，小児慢性特定疾病医療費助成などがある．

●未熟児養育医療

　母子保健法第20条において規定され，入院医療費の医療保険の自己負担分が給付される．その対象は，出生時体重が2,000g以下の低体重児であり，依然として死亡率が高く，心身障害を残す可能性も高い．このような子どもに速やかに医療が提供される体制を整え，その医療費を公費負担することとしている．

●小児慢性特定疾病医療費助成

　2015年に児童福祉法の一部を改正する法律が施行され，小児慢性特定疾病医療費が法定給付として位置づけられた．

　児童の健全育成の観点から小児慢性特定疾患に罹患している児童などについて，小児慢

性特定疾病対策では，医療費の自己負担軽減を図るための助成が行われている．

　慢性的な疾患を抱える児童やその家族の負担軽減および長期療養をしている児童の自立や成長支援について，地域の社会資源を活用するとともに利用者の環境などに応じた支援として，相談支援事業（療育相談指導，巡回相談指導，ピアカウンセリング，自立に向けた育成相談，学校，企業等の地域関係者からの相談への対応，情報提供）などが行われている．

　医療費助成の対象疾患は拡大し続けており，小児慢性特定疾病医療費助成制度の対象となる疾病は，2021年11月時点で，16疾患群，788疾患である[6]．対象疾患は，悪性新生物，慢性腎疾患，慢性呼吸器疾患，糖尿病その他の内分泌疾患など，子どもが罹患する多くの疾患が含まれている．

6）健やか親子21

　健やか親子21は，20世紀の母子保健の取り組みの成果をふまえ，関係者，関係機関，団体が一体となってその達成に向けて取り組む国民運動計画として策定された．

　21世紀の母子保健の主要な取り組みとして，母子の健康水準を向上させるためのさまざまな取り組みがなされてきた．健やか親子21の計画期間（2001～2014年）までの取り組みを評価検討し，2015年より「健やか親子21（第2次）」を開始した（図2-1）[7]．健やか親子21（第2次）は，健やか親子21を踏襲し，安心して子どもを産み，健やかに育てるための家庭や地域の環境づくりという少子化対策としての意義や少子・高齢社会に

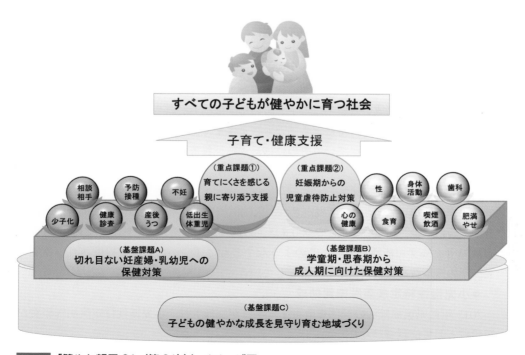

図 2-1 「健やか親子21（第2次）」イメージ図
（厚生労働省（2014）：「健やか親子21（第2次）」について　検討会報告書．）

おいて国民が健康で元気に生活できる社会の実現を図るための国民健康づくり運動である健康日本21の一翼を担っている．地域間での健康格差の是正，多様性を認識した母子保健サービスを展開することの必要性が示され，策定時から10年後（2024年），「すべての子どもが健やかに育つ社会」の実現に向けて，3つの基盤課題と2つの重点課題を設定している．

　3つの基盤課題は，従来からの施策や取り組みの確実な実施やさらなる充実を目指して設定され，2つの重点課題は，基盤課題A～Cの取り組みをより一歩進めた形で重点的に取り組む必要があるものとして設定されている（図2-1）．

　現在は，子育て世代への支援について，母子を取り巻く状況が大きく変化しているなか，2016年に母子保健法が改正され，「子育て世代包括支援センター」（図2-2）の設置をすることが努力義務とされた．

　2014年度から実施されている妊娠・出産包括支援事業と，2015年度から開始された子ども・子育て支援新制度の利用者支援や子育て支援などを包括的に運営する機能を担うとされ，妊娠期から子育て期にわたる切れ目のない支援を提供できること，保健師等を配置し，妊産婦等からの相談に応じ，健診等の「母子保健サービス」と地域子育て支援拠点等の「子育て支援サービス」を一体的に提供できるよう，専門知識を生かしながら利用者の視点に立った妊娠・出産・子育て支援を包括的に行うことが期待されている．

　2020年4月時点で，実施市町村数は1,288市区町村（2,052カ所）となっている．

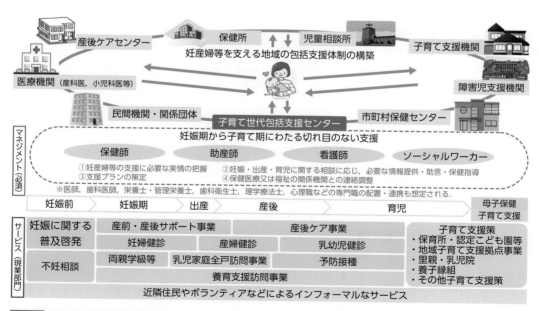

図2-2　子育て世代包括支援センター
（厚生労働省（2020）：厚生労働省における妊娠・出産，産後の支援の取組.）

② 小児保健のための施策と法　　19

7）学校保健安全法

学校保健法は 1958 年に制定されたが，学校保健と学校安全のいっそうの充実を図るために，2009 年には学校保健安全法と名称が変更された.

学校保健安全法は，学校教育法に規定される学校に在学する幼児，児童，生徒，学生およびその教職員を対象とし，それらの健康の保持増進を図ることで，学校教育が円滑に成果をもたらすことを目的として定められたものである．就学時健康診断，定期健康診断，感染症予防，および換気，採光，照明などの環境衛生，健康相談について定めている.

保健教育に関しては学校教育法に基づいており，学習指導要領に基づく教科として体育および保健体育という保健科目として行われる保健学習とさまざまな教育活動のなかで行われる保健指導がある[8].

学校保健に関する内容では，学校環境衛生基準の法制化や保健室と養護教諭の役割が明確にされ，学校安全に関する内容では，災害や不審者の侵入事件などへの対処要領の策定および的確な対応の確保，学校安全体制の強化などが新たに加わった.

8）予防接種法

予防接種には大きく 2 つの意義があり，ひとつは各個人が感染症に罹患しないよう予防すること，もうひとつは，社会や集団において感染症の蔓延を防ぐことである.

●義務接種から勧奨接種へ

1994 年，予防接種法が大幅に改正され，定期予防接種に課せられていた「義務接種」が「勧奨接種」へ変更され，「集団接種」から「個別接種」へと移行し，現在の予防接種の基本的な考えとなっている．2022 年 4 月現在，図 2-3 に示す各ワクチンの接種が推奨されている.

●定期接種と任意接種

定期予防接種の実施主体は市町村であり，定期予防接種を行う義務を負うとされ，原則として自己負担はない．一方，任意接種は自治体の補助がないかぎり，個人や保護者が費用を負担する必要があり，補助については各自治体によりさまざまであるため，確認が必要である.

●ワクチンの副反応

予防接種後，一定の期間内に身体的反応がみられることを「副反応」という．予防接種前には十分な予診，問診を行う必要がある．また，予防接種実施後は，その施設において，しばらく経過を観察し，アナフィラキシーショックや痙攣などの症状が出現した場合は，すぐに救急対応できるよう準備しておくことが重要である.

●ワクチンの接種間隔

2020 年に予防接種法が改正され，接種間隔について以下の点が示された．注射生ワクチンと注射生ワクチンは 27 日以上の間隔をおくこと，それ以外の組み合わせでは，ひとつめのワクチン接種後，次のワクチンをいつでも接種可とした．ただし，同じワクチンを複数回接種する場合は所定の間隔を守る必要があるとしている．発熱や接種部位の腫れがないこと，体調がよいことを確認し，かかりつけ医に相談のうえ，接種を受けることなどが盛り込まれた（図 2-4）[9].

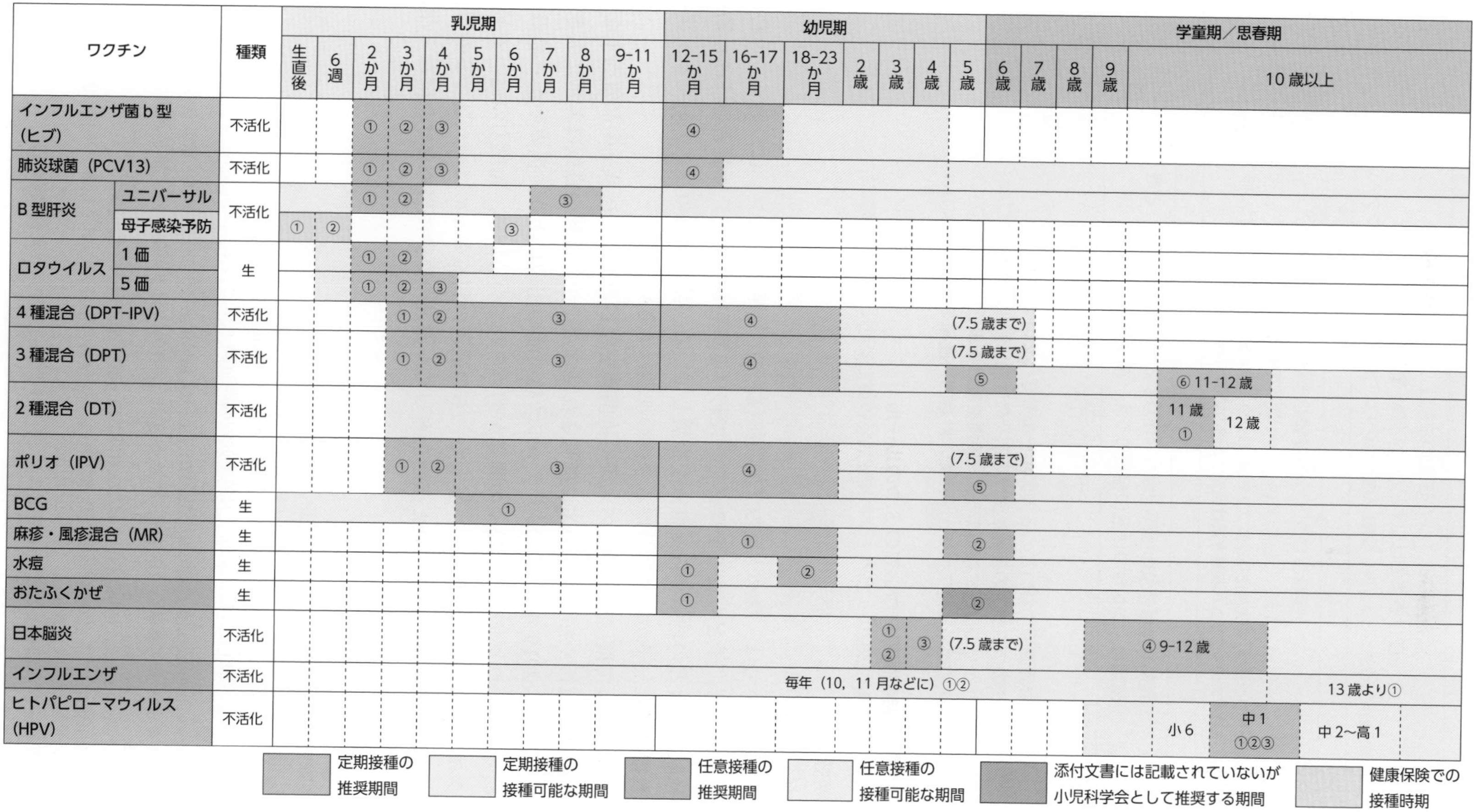

図 2-3 予防接種スケジュール

ワクチン	種類	乳児期													幼児期								学童期／思春期	
		生直後	6週	2か月	3か月	4か月	5か月	6か月	7か月	8か月	9-11か月	12-15か月	16-17か月	18-23か月	2歳	3歳	4歳	5歳	6歳	7歳	8歳	9歳	11歳／11-12歳／12歳	10歳以上
インフルエンザ菌b型（ヒブ）	不活化			①	②	③						④												
肺炎球菌（PCV13）	不活化			①	②	③						④												
B型肝炎　ユニバーサル	不活化			①	②				③															
母子感染予防	不活化	①		②	③																			
ロタウイルス　1価	生			①	②																			
5価	生			①	②	③																		
4種混合（DPT-IPV）	不活化			①	②	③			③				④						（7.5歳まで）					
3種混合（DPT）	不活化			①	②	③			③				④						（7.5歳まで）			⑥11-12歳	
2種混合（DT）	不活化																		⑤			11歳　①	
ポリオ（IPV）	不活化			①	②	③			③				④						（7.5歳まで）				
BCG	生							①											⑤				
麻疹・風疹混合（MR）	生											①							②				
水痘	生											①		②									
おたふくかぜ	生											①							②				
日本脳炎	不活化															① ②	③		④9-12歳（7.5歳まで）				
インフルエンザ	不活化										毎年（10, 11月などに）① ②												小6　中1	中2～高1
ヒトパピローマウイルス（HPV）	不活化																						①②③ 13歳より①	①

凡例
- ■ 定期接種の推奨期間
- □ 定期接種の接種可能な期間
- ■ 任意接種の推奨期間
- □ 任意接種の接種可能な期間
- ■ 添付文書には記載されていないが小児科学会として推奨する期間
- □ 健康保険での接種時期

図 2-3 予防接種スケジュール
（日本小児科学会（2022）：日本小児科学会が推奨する予防接種スケジュールの変更点　2022 年 4 月 8 日版.）

① 注射生ワクチンから次の注射生ワクチンの接種を受けるまでは 27 日以上の間隔をおくこと
※注射生ワクチンとは，麻しん風しん混合ワクチン・水痘ワクチン・BCG ワクチン　など

② 同じ種類のワクチンの接種を複数回受ける場合はワクチンごとに決められた間隔を守ること
※ヒブワクチン，小児用肺炎球菌ワクチン，ロタウイルスワクチン，B 型肝炎ワクチンなど，それぞれのワクチンの接種を複数回受ける際の間隔が決められています

③ 発熱や接種部位の腫脹（はれ）がないこと，体調が良いことを確認し，かかりつけ医に相談のうえ，接種を受けること

接種間隔についての 3 つのルールを守っている場合には，次のワクチンの接種を受けるまでの間隔に制限はありません．かかりつけ医に相談のうえ，接種を受けるようにしてください．余裕をもったスケジュールで，計画的に接種を受けましょう．

図 2-4 接種間隔についての 3 つのルール
（厚生労働省（2020）：ワクチンの接種間隔の規定変更に関するお知らせ.）

　日本小児科学会では，ワクチンの「同時接種」や「混合ワクチン」について，予防接種の接種率が向上し，子どもたちをワクチンで防げる疾病から守り，保護者の接種行動への負担を軽減するなどの理由からそれらを推奨している．諸外国とのワクチンギャップなどの課題も指摘され，予防接種における今後の課題は大きい．

　予防接種によって獲得した免疫の効果や抗菌薬をはじめとする医薬品の品質向上などにより，感染症の流行や拡大はずいぶん抑制されてきた．予防接種の貢献は非常に大きいといえる．しかし，2019 年新型コロナウイルス感染症の出現により，世界中がその脅威に脅かされている．ワクチンや治療薬の開発が進められているいま，免疫力の弱い子どもたちをいかに守るのか，守れるのか，子どもたちの最善の利益のために一人ひとりの看護師が感染症予防のための確かな知識と技術をもって，看護の提供に努めなければならない．

〈文献〉

1）波多野里望（2005）：逐条解説　児童の権利条約（改訂版）．有斐閣．
2）日本ユニセフ協会：子どもの権利条約 日本ユニセフ協会抄訳．
　　https://www.unicef.or.jp/kodomo/kenri/syouyaku.html［2022/5/13 閲覧］
3）文部科学省（2021）：令和 2 年度　児童生徒の問題行動・不登校等生徒指導上の諸課題に関する調査結果の概要．
　　https://www.mext.go.jp/content/20201015-mext_jidou02-100002753_01.pdf［2022/5/13 閲覧］
4）国際連合児童の権利委員会（2019），外務省仮訳（2019）：日本の第 4 回・第 5 回政府報告に関する総括所見．
　　https://www.mofa.go.jp/mofaj/files/100078749.pdf［2022/5/13 閲覧］
5）中央法規出版編集部（2016）：改正児童福祉法・児童虐待防止法のポイント（平成 29 年 4 月完全施行）新旧対照表・改正後条文．中央法規出版．
6）小児慢性特定疾病情報センター：令和 3 年 11 月 1 日から追加された疾病の一覧．
　　https://www.shouman.jp/disease/R031101add［2022/5/13 閲覧］

TOPIC　予防接種に関するさまざまな用語

●ワクチンの種類

①生ワクチン：病原性を弱くしたウイルスや細菌を接種し，体内で増殖させ，自然な感染を受けたのと同じような形で免疫を与えるもの

②不活化ワクチン：病原体を化学的に処理し，病原性をなくしながら免疫原性を保っているもの．生ワクチンより免疫原性は弱く，繰り返し接種や追加接種で免疫を高める必要がある（免疫持続期間が短い）．

（トキソイド）：毒素を処理して毒性をなくしたものをいい，便宜的に不活化ワクチンと同様と考えてよい．

●vaccine preventable diseases；VPD

「ワクチンで防げる病気」を意味している．子どもの健康と命にかかわる重大な感染症のうち，麻疹などをはじめとするワクチンが開発された疾病のことをいう．感染症だけではなく，一部悪性腫瘍（子宮頸がん，B型肝炎による肝がん）なども含む．

●ブースター効果

一度体内でつくられた免疫（能動免疫）が抗原と再度接触することで免疫能がさらに上昇すること，追加免疫効果ともいう．患者との接触やワクチンの追加接種はブースターとして働く．

●ワクチンギャップ

新規ワクチンが承認されなかったために生じた予防接種体制における海外の水準とわが国との格差のこと，海外では早い時期に導入され実績もあるワクチンがわが国では認可されていなかったことや，国の定期接種プログラムに組み込まれていないことなどをさす．

●同時接種

2種類以上のワクチンを身体の別の部位にそれぞれ同時期に接種すること．たとえば，上腕と大腿に接種するなど，また，同じ上腕等に接種する場合は，約2.5cm以上の間隔を空けて行うこととされている．安全性や効果は，単独で接種する場合と変わらないとされている．

●混合ワクチン

複数のワクチンが1本の注射液に混合してあるものをいう．わが国では，百日咳，破傷風，ジフテリア，ポリオ（4種混合：DPT-IPV），麻疹，風疹（2種混合：MR）などが混合ワクチンとして使用されている．

7）厚生労働省（2014）：「健やか親子21（第2次）」について　検討会報告書．
https://www.mhlw.go.jp/stf/houdou/0000044868.html［2022/5/13閲覧］
8）文部科学省：学校保健の推進．
https://www.mext.go.jp/a_menu/kenko/hoken/index.htm［2022/5/13閲覧］
9）厚生労働省（2020）：ワクチンの接種間隔の規定変更に関するお知らせ．
https://www.mhlw.go.jp/content/000674887.pdf

第3章
現代社会に生きる子どもと家族

1 保健統計からみた子どもと家族

1）人口の動向

　2020年10月1日現在のわが国の総人口は約1億2,500万人であり，2008年をピークに年々減少している．今後も減少し続け，2053年には1億人を割ることが推計されている．

　現在のわが国の人口ピラミッドは，2つの大きな隆起があるつぼ型を呈している．第1次ベビーブーム（1947〜1949年），第2次ベビーブーム（1971〜1974年）で生じたもので，その後は年々減少する出生数を反映して，すそが次第に狭くなる形状をしている．

　人口割合を年齢3区分別にみると，2020年の年少人口（0〜14歳）は総人口の11.9％，また，生産年齢人口（15〜64歳）は総人口の59.5％で，いずれも減少している．今後も減少が続き2065年には年少人口10.2％，生産年齢人口51.4％まで低下すると推計されている．一方，2020年の老年人口（65歳以上）は総人口の28.6％を占めている．年少人口や生産年齢人口とは逆に老年人口は今後も増加し続け，2065年には38.4％になることが推計されている．国民の約2.6人に1人が65歳以上の者となる社会が到来すると予想されている（図3-1）．

2）出生に関する統計

　わが国の出生数は，第1次ベビーブームの約270万人をピークとして，その後の第2次ベビーブームの一時的な増加を境に減少傾向が続き，2016年にははじめて100万人を下回った．2020年の出生数は約84万835人，出生率6.8で過去最低値を示している．

　合計特殊出生率[注]は，第1次ベビーブームでは4を超えていた．その後，第2次ベビーブームまでは2程度で推移していたが，1975年に2を下回ってから低下傾向が続き，2005年には1.26と過去最低を記録した．その後，微増傾向がみられたものの2015年の1.45以降は再び低下に転じ，2020年の合計特殊出生率は1.33で前年より低下している（図3-2）．

注）合計特殊出生率とは，「15〜49歳までの女性の年齢別出生率を合計したもの」で，一人の女性がその年齢別出生率で一生のあいだに生むとしたときの子どもの数に相当する．

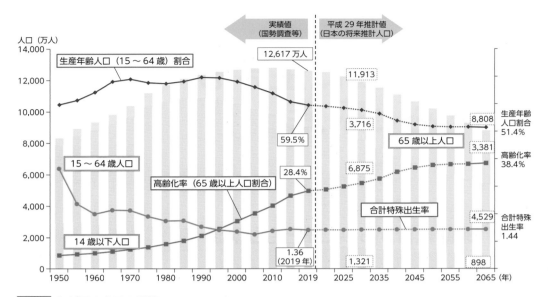

図 3-1　わが国の人口の推移

（厚生労働省（2020）：令和 2 年版厚生労働白書 資料編．p5.）

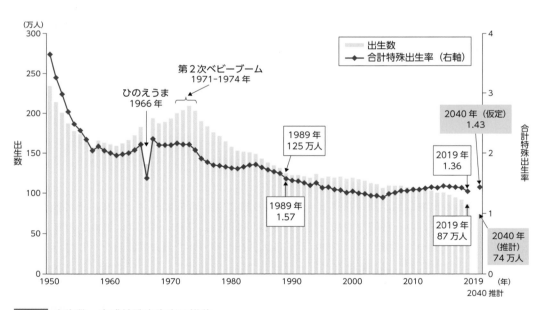

図 3-2　出生数，合成特殊出生率の推移

（厚生労働省（2020）：令和 2 年版厚生労働白書．p9.）

3）子どもの死亡に関する統計

(1)乳児死亡

　乳児死亡とは，生後1年未満の死亡のことで，出生千対で乳児死亡率が示される．このうち生後4週未満の死亡を新生児死亡，生後1週未満の死亡を早期新生児死亡という．乳児の生存は，母体の健康状態や養育条件などの影響を受けるため，乳児死亡率は，地域の衛生水準，経済状況・教育レベルを含めた社会状態を反映する指標のひとつと考えられている．

　わが国の乳児死亡率は戦後の1947年には76.7と高い値を示していたが，その後急速に減少した．2020年の乳児死亡率は1.8と最低値を更新し，世界的にも有数の低率水準を維持している．最近の乳児死亡率の改善は，生後1週間未満の早期新生児死亡の改善を反映した結果となっている（**図3-3**）．

　戦後の乳児死亡の主要な原因であった感染症（肺炎，気管支炎，腸炎など）は著しく減少している．2020年の乳児死亡の原因は，第1位「先天奇形，変形及び染色体異常」，第2位「周産期に特異的な呼吸障害および心血管障害」，第3位「乳幼児突然死症候群」となっている．

(2)幼児・学童の死亡

　幼児・学童の死亡は，1〜4歳，5〜9歳，10〜14歳，15〜19歳の各年齢階級別に人口十万対の率で示される．各年齢階級とも小児医療の進歩や栄養状態の向上により死亡率は減少している．また，乳児期以降は小児の死亡率は急激に低下する．

　2020年の死因順位を（**表3-1**）に示す．死亡の原因は年齢により特徴があるが，「不慮の事故」は，すべての年齢階級において死因の上位を占めている．また，10歳代になると「自殺」が上位を占めるようになる．

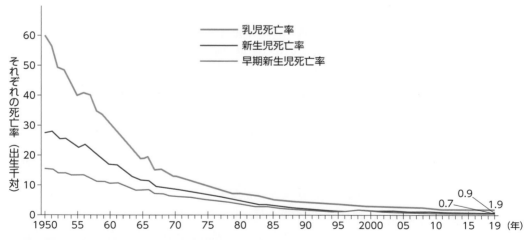

図3-3 新生児死亡率，乳児死亡率の推移
（愛育研究所編（2021）：日本子ども資料年鑑2021．KTC出版，p119．）

表 3-1 死因順位（2020 年）

	第1位		第2位		第3位	
	死因	死亡数（人）死亡率	死因	死亡数（人）死亡率	死因	死亡数（人）死亡率
0歳注	先天奇形，変形および染色体異常	545 64.8	周産期に特異的な呼吸障害および心血管障害	230 27.4	乳幼児突然死症候群	81 9.6
1～4歳	先天奇形，変形および染色体異常	85 2.3	悪性新生物（腫瘍）	60 1.6	不慮の事故	57 1.5
5～9歳	悪性新生物（腫瘍）	77 1.6	不慮の事故	49 1.0	先天奇形，変形および染色体異常	30 0.6
10～14歳	自殺	122 2.3	悪性新生物（腫瘍）	82 1.6	不慮の事故	53 1.0
15～19歳	自殺	639 11.4	不慮の事故	230 4.1	悪性新生物（腫瘍）	111 2.0

注 1）乳児（0 歳）死因については乳児死因順位に用いる分類項目を使用している
　2）0 歳の死亡率は出生 10 万に対する率である
（厚生労働省：令和 2 年（2020）人口動態統計月報年計（概数）の概況．pp36-37．を参考に著者作成）

4）子どもの身体の変化と健康

（1）身体発育

　わが国の出生時の平均体重は，この 40 年で男女ともに約 200 g 減少し，2019 年は 3.02 kg となっている．また，全出生数に対する 2,500 g 未満の低出生体重児の割合は，1980 年代から男女とも増加傾向にあったが，2005 年頃からは 9％台でおおむね横ばいとなっている．出生体重は，その国の経済状況を反映しているといわれており，他の先進諸国では医療技術の進歩などで出生体重が漸増傾向にあるが，わが国は特異な状況である．

　幼児，児童および生徒（5～17 歳）の身体発育では，身長・体重の平均値の推移は，1948 年度以降，男女ともにほとんどの年代で増加傾向にあったが，1998 年度前後をピークに横ばいまたはやや減少傾向となっている（図 3-4）．しかし，現在の子どもの身長・体重の平均値をその親の世代である 30 年前と比較すると，現在の子どものほうが体格が向上している．

　肥満傾向児の割合は，男女ともに増加傾向にある．2021 年には，小学生男子と中学生男子の肥満の割合が過去最大の数値となっている．これは，新型コロナウイルス感染の影響を受け，運動時間の減少やスクリーンタイム（テレビ，パソコン，スマートフォン，タブレット，ゲーム機などの使用時間）の増加が女子に比べて顕著であることが影響していると考えられる．一方，痩身傾向児の割合は，おおむね横ばいもしくは増加傾向で経過している．また，都市の規模が大きくなるほど痩身の児童生徒の割合が高くなり，肥満の割合が低くなる傾向がみられている（図 3-5）．

（2）体力・運動能力

　文部科学省が行っている「体力・運動能力調査」によると，1985 年頃を境に子どもの体力・運動能力は長期的に低下傾向にあり，子どもの健康への悪影響，気力の低下などが

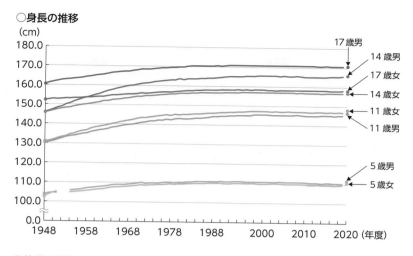

○身長の推移

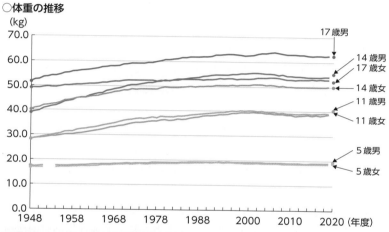

○体重の推移

図 3-4 身長・体重の平均値の推移

（文部科学省（2021）：令和2年度学校保健統計調査の公表について．pp5-6．）

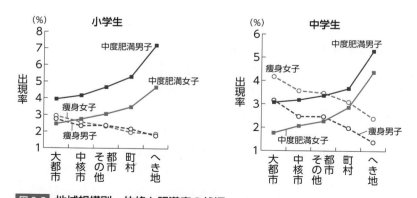

図 3-5 地域規模別，体格と肥満度の状況

（愛育研究所編（2021）：日本子ども資料年鑑2021．KTC出版，p93．）

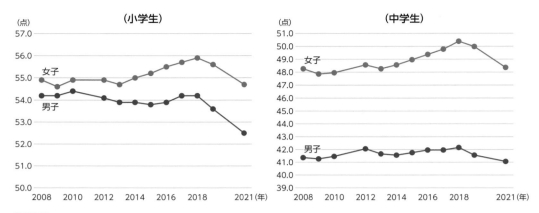

図 3-6 体力合計点の状況
（スポーツ庁（2021）：令和3年度 全国体力・運動能力，運動習慣等調査の結果（概要）について．p2.）

懸念されている．また，現在の子どもの体力・運動能力の結果をその親の世代である30年前と比較すると，現在の子どものほうが下回っている．体格は向上しているにもかかわらず，体力・運動能力が低下しているという現象は，身体能力の低下が深刻な状況であることを示している．

　子どもの体力・運動能力の低下の原因として，2002年の中央教育審議会による答申では，①子どもの外遊びやスポーツの重要性の軽視など国民の意識の低下，②都市化や少子化に伴う子どもを取り巻く環境の変化（生活が便利になるなど子どもの生活全体の変化，外遊びやスポーツに不可欠な要素である時間，空間，仲間の減少など），③子どもの生活習慣の乱れ，をあげている．これらをふまえ「子どもの体力向上のための総合的な方策」として，子どもがよりいっそう体を動かすとともに，適切な生活習慣を身につけるため，地域や学校においてさまざまな取り組みが現在まで行われているが，いまだ明確な体力の向上がみられていない．

　2021年の同調査の結果では，体力合計点において，調査対象である小学5年生と中学2年生の男女ともに低下がみられている（図3-6）．低下のおもな要因として，新型コロナウイルス感染症の影響を受け，学校の活動が制限されたことで，体育の授業以外での体力向上の取り組みが減少したことが影響したと考えられている．

（3）学校保健統計からみた疾病・異常

　文部科学省の学校保健統計調査における2020年の子どもの疾病や異常の割合をみると，幼稚園と小学校では「むし歯（う歯）」の割合が最も高く，次いで「裸眼視力1.0未満の者」の順である．中学，高校では逆に「裸眼視力1.0未満の者」の割合が最も高く，次いで「むし歯（う歯）」の順である．

　むし歯は，幼稚園では1970年頃，小・中・高校では1970年代半ばにピークを迎え，その後は減少傾向にある．減少の理由として，生活習慣の改善やフッ化物配合歯磨剤の普及が考えられる．むし歯のある児童生徒を年齢別にみると，8歳が47.5％と最も高い．この時期は永久歯の第一大臼歯が生える時期であり，歯みがきが難しいだけではなく，噛み合わせが整うまでに時間がかかるという発達上の特性もむし歯に影響している（図3-7）．

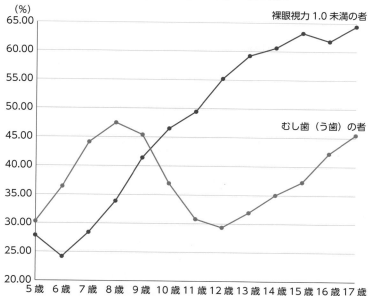

○年齢別裸眼視力 1.0 未満の者，むし歯（う歯）の者の割合

※9 歳から 12 歳において割合が減少するのは，乳歯が生え替わることが影響していると考えられる.

図3-7 **年齢別裸眼視力 1.0 未満の者，むし歯（う歯）の者の割合**
（文部科学省（2021）：令和 2 年度学校保健統計調査の公表について. p2.）

　裸眼視力は年々悪化しており，裸眼視力 0.1 未満の児童生徒の割合は，年齢が高くなるにつれておおむね増加傾向となっている. とくに小・中学生の割合がいずれも過去最悪となっている. スマートフォンなどデジタル端末の利用時間の増加が一因と考えられ，今後，授業などで導入されている学習用端末の使用時間との関連もみていく必要がある（図3-7）.

(4) 新型コロナウイルス感染症（COVID-19）の子どもへの影響

　2020 年に世界各国に広がった新型コロナウイルス感染症は，感染の波を繰り返しながら経過している. 感染拡大に伴う学校の休校のほか，学校が再開されても，感染予防の観点からさまざまな学校行事の中止や変更，外出自粛，ソーシャルディスタンスの確保，3密（密集，密接，密閉）の回避，マスク生活，手洗い・手指消毒，黙食など以前のような友だちとのかかわりができず，新しい生活様式での学校生活となっている. また，保護者のなかには，感染を恐れて小児科の受診を控える受診控えがみられ，子どもの健康に大きな影響を与える危険もある.

　コロナ禍で生活の変更を余儀なくされた子どもをはじめ，保護者，家庭では，大きなストレスを感じている. 親子の心身の健康や親子関係の変化が，虐待や DV，自殺の増加につながることが懸念される.

　新型コロナウイルス感染症が，今後，どのような形で子どもの心身の発達に影響を与えるのかを時間の経過とともに注視していく必要がある.

〈文献〉

1) 愛育研究所編（2021）：日本子ども資料年鑑 2021. KTC 出版, pp37-160.
2) 保育研究所編（2020）：保育白書. ちいさななかま社, pp167-198.
3) 内閣府（2020）：令和 2 年版高齢社会白書. 第 1 章 高齢化の状況. pp2-6.
   https://www8.cao.go.jp/kourei/whitepaper/w-2020/zenbun/pdf/1s1s_01.pdf ［2022/6/3 閲覧］
4) 国立社会保障・人口問題研究所（2017）：日本の将来推計人口（平成 29 年度推計）.
   https://www.ipss.go.jp/pp-zenkoku/j/zenkoku2017/pp29_gaiyou.pdf ［2022/6/3 閲覧］
5) 厚生労働省（2016）：平成 27 年度 乳幼児栄養調査結果の概要.
   https://www.mhlw.go.jp/file/06-Seisakujouhou-11900000-Koyoukintoujidoukateikyoku/
   0000134460.pdf ［2022/6/3 閲覧］
6) 厚生労働省（2010）：平成 22 年 乳幼児身体発育調査結果の概要.
   https://www.mhlw.go.jp/toukei/list/dl/73-22-01.pdf ［2022/6/3 閲覧］
7) 小さく産まれた赤ちゃんへの保健指導のあり方に関する調査研究会（2018）：平成 30 年度子ども・
   子育て支援推進調査研究事業 低出生体重児保健指導マニュアル. みずほ情報総研株式会社, pp1-
   17.
   https://www.mhlw.go.jp/content/11900000/000592914.pdf ［2022/6/3 閲覧］
8) 文部科学省（2020）：令和 2 年度学校保健統計調査の公表について
   https://www.mext.go.jp/content/20210728-mxt_chousa01-000013187_1.pdf ［2022/6/3 閲覧］
9) スポーツ庁（2021）：令和 3 年度 全国体力・運動能力, 運動習慣等調査結果（概要）について
   https://www.mext.go.jp/sports/content/20211222-spt_sseisaku02-000019583_111.pdf ［2022/
   6/3 閲覧］

2 子どもと家族に起きている健康課題

1) 子どもの食習慣

　子ども時代の栄養や食習慣は, 小児期における健全な成長・発達に対してのみならず, 成人期の非感染性疾患（NCDs）リスクの低減, QOL の維持・向上という観点からも重要である. ここでは子ども時代の食習慣に関して, ①栄養バランス, ②規則正しい食事, ③食事の摂取量, ④家族との食事の 4 つの視点から現状と健康課題をとらえていく.

(1)栄養バランスにかかわる健康課題

●母乳栄養

　子ども時代の栄養課題への介入を行うのに重要な時期として UNICEF（国連児童基金）は "The first 1,000days" という概念を提唱している. 人生初期の 1,000 日とは妊娠から 2 歳までの期間を示す言葉で, 妊娠期・乳児期・幼児期の栄養は短い期間であるが, 成長・発達や学習の基盤となり, 子どもの将来の心身の健康状態や能力形成に影響を与えることを示している[1,2].

　母乳は自然のスーパーフードといわれ, 乳幼児にとって栄養バランスがよく, 消化吸収のよい食事である. 初乳には免疫グログリン A（IgA）が含まれ, 肺炎や中耳炎などの罹患率を下げ, 母乳栄養によって腸内のビフィズス菌や乳酸菌などの正常細菌は増え, 腸内細菌叢のバランスを整える. 子どもの腸内細菌叢は, 母体の細菌叢や分娩様式, 栄養法, 抗菌薬使用, 在胎週数, 地域差などに影響を受けながら, 3 歳頃までに成人と同様になり, 老年期まで大きく変化せず安定して構成される[3].

　乳幼児期は, 腸内細菌叢の形成時期にある. この時期に腸内細菌叢の乱れ（腸内細菌叢の多様性の低下, 菌の属性の減少など）が生じた場合, その後のメタボリックシンドロー

ム，潰瘍性大腸炎，大腸がん，糖尿病，肥満，心血管疾患，アレルギー疾患などの発症リスクなどに影響のあることが報告されている[3]．

　乳幼児栄養調査（2015年）[4]の結果では，生後1カ月で母乳栄養の実施率は51.3％，生後3カ月では54.7％であった．母乳禁忌，外出時の授乳対応の難しさ，就労による時間的制限など，さまざまな状況のなかで母乳栄養のできない場合がある．また1歳を過ぎる頃に断乳や卒乳といって母乳を意図的に与えなくする言葉があるが，WHOとUNICEFは，生後6カ月以降は母乳だけでは不足する栄養を補うために"離乳食（補完食）"を与えながら，2歳まで，または2歳以降も母乳を与えるよう推奨している[5]．

　乳幼児期は母乳栄養によるバランスのよい食事をとることを促し，かつ生涯にわたる健康の維持・推進に関与する健全な体内環境を育てることが期待される．

●離乳食（補完食）

　生後6カ月頃の子どもは離乳（母乳から離れること）をするのではなく，母乳のみでは満たせない栄養必要量を補完する食べ物（補完食）を必要とする．生後6カ月以降に補完する必要があるのは，エネルギー，鉄，亜鉛，ビタミンA，ビタミンDなどである[5,6]．とくに鉄分については，正期産で生まれた子どもは生後4カ月頃までは出生時の貯蔵鉄で必要量をまかなうことができるが，その後は鉄分を補完しなくては鉄欠乏性貧血のリスクが高くなり，生後6〜18カ月児の貧血有病率は8％と報告されている[6]．鉄分は，新しい赤血球をつくり酸素運搬を担う他，筋肉の形成や免疫機能の調整，脳のエネルギー代謝や髄鞘化，睡眠覚醒リズムの調整など，重要な役割がある．また離乳食は，子どもの咀嚼能力を含めた口腔機能などの摂食機能の発達を促す．

　離乳食を開始する時期の養育者は，食物アレルギーの発症を心配する．離乳食の開始や特定の食物の摂取開始を遅くしても，食物アレルギーを予防できるという根拠はない．大切なことは，食物アレルギーの症状がみられた場合は，必ず医師の判断，栄養士などの指導や助言に基づいて，必要な栄養素などを過不足なく摂取できるよう，具体的で個別性のある離乳食の提案が必要となる[7]．

　子どもにとって「食べること」は学習である．生後5〜6カ月頃になり，子どもの発達状況として，①首がすわりしっかりして寝返りができる，②5秒以上座れる，③スプーンを舌で押し出すことが少なくなる，④食べ物に興味を示すなどがあると，「食べること」を始めたい[7]．子どもの落ち着いている場所・時間に，手で食べたり，口に入れては出したりしながら，新しい食物を「食べる力」が育まれる．1回与えていやがったとしても，繰り返し与えてみることもある．母乳で多様な味を味わい，味覚の発達している子どもは，離乳初期の食事をいやがることがある．離乳期は養育者との経験や豊かな相互作用を交えながら，母乳からの栄養を補う食事を摂取することで，必要な栄養バランスを満たすことが大切な時期である．

●偏食

　偏食とは，「特定の食品をいやがったり，反対に極端に好んだりするために食事が偏る」食行動である[8]．偏食の出現時期は生後2〜3歳頃に，自我の発達，食事摂取行動の自立，そして味の好みが出現する時期に認められることが多いとされている．

　乳幼児栄養調査では養育者の困りごととして，2〜3歳児の偏食，遊び食べ，むら食いなどが上位にあがる[4]．その後5〜6歳頃には集団生活への参加など食体験の広がり，咀

嚼力の増加による摂取食品数の増加もあって，偏食は減じることが多い．

　その一方で，幼児期から学童期・思春期・成人期に至るまで偏食が維持されることもある．この背景には，口腔内感覚過敏や触覚・嗅覚・聴覚の過敏性を有するために食べることの困難さを示す場合がある．たとえば，「千切りのキャベツは口の中で砂を噛んでいるように感じる」「コロッケの衣は口の中を針で刺されているように感じる」「食べ物を噛む音が耳障りで我慢ができない」「牛肉・豚肉・鶏肉は匂い・触感・喉ごしもそのすべてを受け入れられない」などである．

　このような極度の偏食は，「子どものわがまま」や「味の好み・好き嫌い」の次元ではないことがある．子どもの特性を理解し二次障害を防ぐことが重要となる．偏食のある子どもは，貧血，発育不良や生活習慣病等の健康上のリスクも高い．子ども一人ひとりの感覚特性に応じた食材や調理方法を選択・工夫した支援が必要である．また偏食外来を設け，漫画パンフレットなどを作成して偏食への理解と対処を公開している医療機関もある[9]．養育者の食事に関する育てにくさをていねいに聴きとめ，定期的な身体測定や血液検査など，医師・栄養士・薬剤師をはじめ学校などとの多職種連携，成長発達支援を必要としている．

(2)規則正しい食事にかかわる健康課題

●朝食の欠食

　乳幼児栄養調査の結果，2〜6歳までの子どもで毎日朝食を必ず食べる割合は約90％，欠食する子どもは約6％であった．朝食は養育者の意識や生活習慣の影響が強く，養育者が「朝食をほとんど・まったく食べない」と回答した場合，子どもの欠食は約20％になることが報告されている[4]．学童期以降は，全国学力・学習状況調査報告書[10]（2021年）によると，「朝食を毎日食べているか」の問いに，「あまりしていない」「まったくしていない」と回答した小学6年生は約5％，中学3年生では約7％であった．朝食の欠食は，「健やか親子21（第2次）」の学童期・思春期から成人期に向けた保健対策の健康行動の指標となっている[11]．朝食の欠食は，睡眠障害・肥満・糖尿病といった生活習慣病など健康上の問題を引き起こす社会的時差（人の体内時計システムと社会生活時間の同調性の低下）の重要な同調因子であり，朝食の摂取時間や1日の摂取量に占める割合，食事内容の重要性が報告されている．また朝食の欠食は，子どもの学習意欲や体力，気力の低下の要因のひとつであるともされている．

　これらのことから，朝食の欠食が習慣化されるより早い時期からの保健指導，たとえば3歳児健康診査や5歳児健康診査など乳幼児健康診査などで，子どもと養育者の生活習慣の把握と支援等が必要と考えられている．

●間食・夜食

　子どもにとって間食は「第4の食事」といわれ[12]，成長が著しい時期にエネルギー・栄養・水分を充足する「補食」である．また間食の時間は，休息や気分転換，コミュニケーションの機会，生活に潤いを与え，心を育む楽しみの時間となり乳幼児期から学童・思春期の子どもにとって大切な時間でもある．

　乳幼児栄養調査[4]では，2〜3歳未満児の約40％が1日2回以上甘い飲み物やお菓子を摂取していることが報告されている．また「幼児期の間食における保護者の意識と現状」に関する調査[12]では，約70％の養育者が「間食は楽しむためのもの」と考え，市販

品のなかから，子どもが好きな物を与え，与えすぎには配慮しているが1日の間食における エネルギー量の目安（約10％）を理解した調整をしているわけではなかった（図 3-8)[12]．

　学童期以降は，養育者の用意する間食以外に子どもが自分で購入する機会も増え，スナック菓子をとる機会はますます増える．児童生徒の食生活実態調査（2010年)[13] で中学生がよく食べる夜食は，スナック菓子，インスタントめん，カップめん，菓子パン，ガムであった．スナック菓子は油で揚げているものが多く，1袋（60g）で300〜350kcalあり，重量の1％の塩分が含まれている物もある[12]．子どもには高脂肪で塩分のとりすぎとなり，補食のおやつが食事になる状況も生まれている．またスナック菓子の油脂は時間の経過とともに酸化し，過酸化脂質ができやすく，摂取量の多い場合は腸管組織を傷つけ下痢・嘔吐を起こしたり，動脈硬化といった健康課題につながったりすることも懸念されている．

　食育基本法で，食育とは「食に関するさまざまな知識と食を選択する力を習得し，健全な食生活を実践できる人を育てること」と定義されている．養育者の間食に関する考え方が子どもに提供される内容に大きく影響するため，食育として間食教育について，子どもと養育者がともに学ぶ機会を得ることも望まれている．

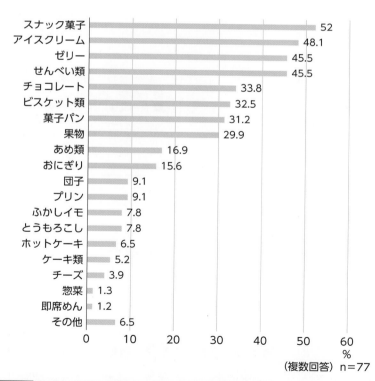

図 3-8 間食に提供することの多い食べ物（市販品が多いと回答した保護者）
（桧垣淳子（2017）：幼児期の間食における保護者の意識と現状．中村学園大学・中村学園大学短期大学部研究紀要，49：36.）

(3)食事の摂取量にかかわる健康課題

●エネルギー量・食品群摂取の過不足

　東京栄養サミット 2021 で，世界の栄養課題として「栄養不良の二重負荷」が取り上げられている（図 3-9）[14]．栄養不良の二重負荷とは，低栄養と過栄養が個人内・世帯内・集団内で同時にみられたり，一生涯のなかで低栄養と過栄養の時期がそれぞれ存在したりするなど，低栄養と過栄養が併存する状態のことである．

　国民健康・栄養調査の結果を用いて，2003 年[15]と 2019 年[16]の摂取エネルギー量を年代別に比較した内容が表 3-2 である．約 15 年前との比較では，子どもの 1 日摂取エネルギー量は，横ばい傾向にある．

　1 日の食品群摂取量の推移をみると，1〜19 歳まで，いずれの年代においても 15 年前と比して摂取量が減少した食品群は，果実類が最も多く，魚介類，小麦・加工品，乳類，緑黄色野菜，菓子類，藻類であった．逆に，いずれの年代でも増えた食品群は 3 群あり，最も増えた物は嗜好飲料類であり，次いで肉類，米・加工品であった．このように摂取エネルギー量は変わらずに，子どもの食事は魚介類に代わって肉類が増え，緑黄色野菜は減り，菓子類は減っても嗜好飲料類が増えている現状にあった．また 15 歳以降に学校給食がなくなる時期と重なって，乳製品の摂取は著しく減少していた．

　子ども時代，とくに思春期は骨塩量増加に伴うカルシウム蓄積量が生涯で最も増加する時期で，カルシウム推奨量は他の年代に比べて最も多い時期にある[6]．そのことから，今後の骨成長や骨折など健康障害への影響が懸念されている．

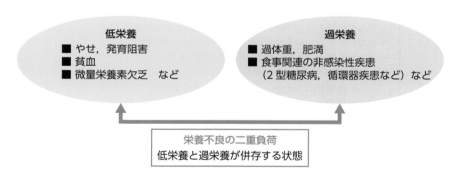

図 3-9　栄養不良の二重負荷
（厚生労働省（2021）：誰一人取り残さない日本の栄養政策〜持続可能な社会実現のために〜．p3.）

表 3-2　摂取エネルギー量の変化

年齢	1〜6 歳		7〜14 歳		15〜19 歳	
調査年	2003 年	2019 年	2003 年	2019 年	2003 年	2019 年
摂取エネルギー	1302 kcal	1247 kcal	2013 kcal	1945 kcal	2195 kcal	2219 kcal

（厚生労働省：国民健康・栄養調査　栄養素等摂取状況調査結果より作成）

子ども時代の食事摂取にかかわる健康課題は，保健指導や健康教育などを通じて子どもと家族が自らの健康を管理し改善していく力を養うなど，ヘルスプロモーションとしての教育施策も期待されている[17]．

●肥満傾向と痩身傾向

トラッキングは，小児期に獲得した生活習慣や健康状態などは生涯にわたって維持されるという事実を表す概念である[17]．小児期の肥満は，成人期の肥満に移行（トラッキング）して循環器系・糖代謝系の生活習慣病のリスクとなる．また小児期の痩身は，成人の「やせる」ではなく「成長の停滞」と表現され，低栄養（貧血や低蛋白血症など），低血糖，徐脈，低血圧，骨粗しょう症，睡眠障害，無月経や月経不順等の健康課題につながる．

2020年度学校保健統計調査結果[18]に基づき，2006年度・2012年度の肥満傾向児・痩身傾向児の割合の推移をまとめた（表3-3）．

その結果，肥満傾向児の割合は5〜10歳にかけて，男女児ともに約15年前と比較して増えていることがわかる．小学低学年ですでに10人に1人が肥満傾向にあることは，2020年に新型コロナウイルス感染症禍で学校閉鎖・給食停止となったことが，子どもたちの教育と健康面のリスクを高めたとも考えられ，今後の動向を注視する必要がある．

痩身傾向児については，15年前と比較すると，男児は5歳から17歳のほぼ全年齢で痩身者割合は少しずつ増えている．2020年には，10歳で男女児ともに2.76%と同率になり，14歳から17歳までは男児でより痩身傾向児の割合が高い．また女児では12歳で痩身傾向が最も高く，10歳以降17歳まで痩身傾向児は3%前後で維持する傾向にあった．若年女性・妊産婦の低体重や妊婦の体重増加不良は，胎児の低栄養リスクに関連し，妊娠糖尿病の発症リスクを高め，低出生体重児の出生，当該女性の生涯にわたる骨粗しょう症，サルコペニア（加齢や疾病により筋肉量を減少することで，握力や下肢筋・体幹筋など全身

表3-3 肥満傾向児・痩身傾向児割合の年次比較

| | 肥満傾向児（%） | | | | | | 痩身傾向児（%） | | | | | |
| | 2006年度 | | 2012年度 | | 2020年度 | | 2006年度 | | 2012年度 | | 2020年度 | |
	男児	女児	男児	女児	男児	女児	男児	女児	男児	女児	男児	女児
5歳	2.59	2.97	2.41	2.36	3.65	3.37	0.36	0.42	0.36	0.35	0.50	0.38
6歳	5.7	4.98	4.09	4.37	5.85	5.16	0.35	0.53	0.27	0.57	0.42	0.63
7歳	6.21	5.85	5.58	5.23	8.77	7.25	0.39	0.58	0.49	0.60	0.62	0.65
8歳	8.63	7.41	7.13	6.09	11.67	8.89	0.87	1.08	1.06	1.16	0.97	1.09
9歳	10.81	8.55	9.24	7.23	13.58	9.32	1.51	1.82	1.44	1.85	1.83	2.35
10歳	11.7	8.62	9.86	7.73	14.24	9.47	2.33	2.72	2.49	2.61	2.76	2.76
11歳	11.82	9.95	9.98	8.61	13.31	9.36	2.48	2.49	3.38	3.12	3.45	2.87
12歳	13.26	10.13	10.67	8.64	12.71	8.89	1.99	3.53	2.40	4.18	3.65	4.37
13歳	11.23	9.46	8.96	7.90	12.18	8.53	1.37	3.39	1.66	3.64	2.99	3.20
14歳	11.2	9.2	8.43	7.36	10.94	8.29	1.46	2.76	1.79	3.22	3.24	2.79
15歳	13.76	10.15	11.41	8.51	12.07	7.30	1.98	2.22	2.35	2.43	4.24	3.13
16歳	12.45	9.46	10.25	7.74	11.54	6.59	1.61	1.50	1.89	2.12	4.07	3.24
17歳	12.9	9.67	10.91	8.18	12.48	7.63	1.39	1.23	1.64	1.85	3.57	2.82

（文部科学省：学校保健統計調査結果から作成）
黄色（男児）ピンク（女児）2020年度において2006年度・2012年度に比して肥満・痩身割合の増加した年齢

の筋力低下が起こること）のリスクを高めることがわかっている[17].

　小学高学年以降の第二次性徴期は，子どもの意思によらず身長が伸び，筋肉が発達したり皮下脂肪が蓄積したりして体格の変化する時期である．子どもはいままでとは異なる新しい身体を，いままでの自分で受け止めていく過程で身体像の揺らぎを経験する．これら肥満・痩身は，思春期の健康課題であると同時に発達課題でもある．

　わが国は，健やか親子21（第1次・第2次）の学童期・思春期から成人期に向けた保健対策の健康水準の指標として肥満・痩身傾向児の割合を取り上げている．学校教育として子どもの望ましい食習慣の形成のため，栄養教諭制度を設け，学校教育として子どもの望ましい食習慣の形成のため，学校給食法において「学校における食育の推進」を明確に位置づけ，食に関する指導にあたっている．子どもが真剣に自分自身の身体の変化に関心を寄せるとき，彼らが孤立せぬよう家庭と学校，保健・医療機関などの連携がより必要とされている．

（4）家族との食事にかかわる健康課題

●「共食」と「孤食」

　共食とは，生活や社会活動を一緒にしているだれかと食行動を共有することと定義されている[19].　わが国は，冠婚葬祭や地域の神事や祭りの場に儀礼的な「共食」の場を設定してきた食文化を有する．こうした共食の場では，いつ，どのような順番で，どのような食べ物を，どのように食べるのかなどといった，食事作法も重視され伝承されてきた[20].

　乳幼児栄養調査[4]の結果，2〜6歳児の朝食は「家族そろって食べる」「大人の家族のだれかと食べる」が約75%であった（**図3-10**）．また家族そろって食べる子どもでは朝食を必ず食べる子どもが約97%であるのに対してひとりで食べる子どもでは約76%と少なく，朝食をひとりでとることは朝食の欠食につながるリスク要因と考えられる．

　児童生徒の食生活実態調査[13]の結果では，朝食を「家族そろって食べる」「大人の家族のだれかと食べる」と答えた小学生が約55%であるのに対して，中学生は約40%であった．また小学生の約15%，中学生の約30%は「ひとりで食べる」と答えており，小学生

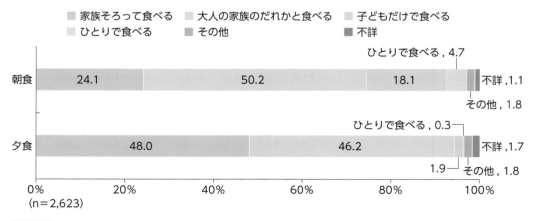

図3-10 子どもの共食（朝食・夕食）の状況（回答者：2〜6歳児の保護者）
（厚生労働省（2015）：乳幼児栄養調査結果の概要．p18.）

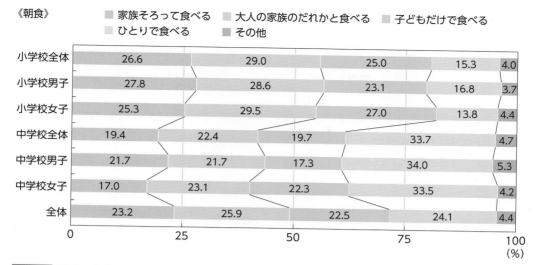

《朝食》 家族そろって食べる　大人の家族のだれかと食べる　子どもだけで食べる
ひとりで食べる　その他

	家族そろって食べる	大人の家族のだれかと食べる	子どもだけで食べる	ひとりで食べる	その他
小学校全体	26.6	29.0	25.0	15.3	4.0
小学校男子	27.8	28.6	23.1	16.8	3.7
小学校女子	25.3	29.5	27.0	13.8	4.4
中学校全体	19.4	22.4	19.7	33.7	4.7
中学校男子	21.7	21.7	17.3	34.0	5.3
中学校女子	17.0	23.1	22.3	33.5	4.2
全体	23.2	25.9	22.5	24.1	4.4

図 3-11 朝食の共食状況
（日本スポーツ振興センター（2010）：平成 22 年度児童生徒の食生活実態調査【食生活実態調査編】．p316．）

よりも中学生の方がひとりで食べる子どもの割会は高かった（**図 3-11**）．

　食事は，人が人間らしく育つうえで大切な営みである．第 4 次食育計画においても共食は取り上げられている．わたしたちは「新しい生活様式」に対応しつつ，食事のあいさつ，食事の姿勢，食器や食具の使い方，一口量を知りこぼさず奥歯で噛んで食べること，味覚を磨きおいしく食べること，食卓で食を話題にできる力や気持ちよくなれるような会話など，「共食」から気づき，学ぶことの多くあることを共有し，大切に育んでいきたい．

2）子どもの生活習慣にかかわる健康課題

　子ども時代に「健康の 3 原則（調和のとれた食事，適切な運動，十分な休養・睡眠）」を生活習慣として形成していくことは，生涯にわたる健康生活において重要である．
　ここでは，①子どもの身体活動，②睡眠習慣の観点からとらえていく．

（1）子どもの身体活動にかかわる健康課題

　乳幼児の生活と育ちに関する調査 2017-2020（0〜3 歳児期）（2021 年）[21] の調査結果では，外遊び時間は 1 歳児期に比して 2 歳児期・3 歳児期と減少傾向を示し，3 歳児期の約 30％は平日（保育園や幼稚園以外で）外遊びをしないと回答していた（**図 3-12**）．またテレビや DVD の視聴時間は，年齢が上がるにつれて「1 時間くらい」以上の回答が増えることに加え，保育園児より未就学児や幼稚園児の視聴時間が長い傾向にあった．
　WHO は 5 歳以下の子どもの身体活動・座位行動ガイドラインを作成しており，「5 歳以下の子どもは，身体的発育，認知的発達の急速な時期であり，乳幼児期の生活習慣形成は家族の生活習慣に影響され，かつこの時期に獲得した生活習慣行動は生涯にわたって影響を受ける．子ども時代とその後の健康の維持に加え，体重増加や肥満予防，粗大運動や認知発達の向上，心理社会的健康や情緒的な調整能力の向上のためにも，乳幼児期の生活習慣を見直す」ことを推奨している[22]．

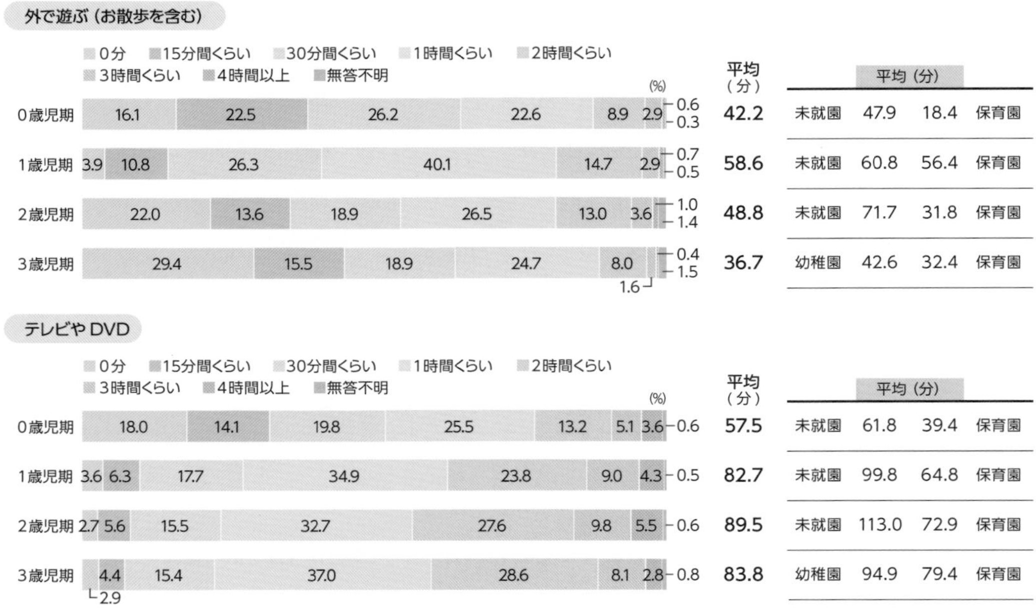

外で遊ぶ（お散歩を含む）

■0分 ■15分間くらい ■30分間くらい ■1時間くらい ■2時間くらい
■3時間くらい ■4時間以上 ■無答不明 (%)

							平均(分)	平均（分）		
0歳児期	16.1	22.5	26.2	22.6	8.9	2.9 / 0.6 / 0.3	42.2	未就園 47.9	18.4	保育園
1歳児期	3.9 / 10.8	26.3	40.1	14.7	2.9 / 0.7 / 0.5		58.6	未就園 60.8	56.4	保育園
2歳児期	22.0	13.6	18.9	26.5	13.0	3.6 / 1.0 / 1.4	48.8	未就園 71.7	31.8	保育園
3歳児期	29.4	15.5	18.9	24.7	8.0 / 0.4 / 1.5 / 1.6		36.7	幼稚園 42.6	32.4	保育園

テレビやDVD

■0分 ■15分間くらい ■30分間くらい ■1時間くらい ■2時間くらい
■3時間くらい ■4時間以上 ■無答不明 (%)

							平均(分)	平均（分）		
0歳児期	18.0	14.1	19.8	25.5	13.2	5.1 / 3.6 / 0.6	57.5	未就園 61.8	39.4	保育園
1歳児期	3.6 / 6.3	17.7	34.9	23.8	9.0 / 4.3 / 0.5		82.7	未就園 99.8	64.8	保育園
2歳児期	2.7 / 5.6	15.5	32.7	27.6	9.8 / 5.5 / 0.6		89.5	未就園 113.0	72.9	保育園
3歳児期	4.4 / 2.9	15.4	37.0	28.6	8.1 / 2.8 / 0.8		83.8	幼稚園 94.9	79.4	保育園

図 3-12　乳幼児の生活と発達（生活時間）
（東京大学大学院教育学研究科附属発達保育実践政策学センター（Cedep）・ベネッセ教育総合研究所（2021）：乳幼児の生活と育ちに関する調査（2017 － 2020）0～3 歳児期．p8．）

　　5 歳以下の子どもの身体活動・座位行動ガイドラインでは，1 歳以下の乳児は 1 日に複数回，少なくとも合計 30 分の身体活動を行うよう勧めている．身体活動とは，養育者との相互作用を通じて，床の上での遊び，まだ自力で動けない子どもは起きている時間に腹臥位（タミータイム）をとることなどである．腹臥位をとることは，粗大運動の発達を促し頭位性斜頸の可能性を減ずるとされている．また，テレビ・ビデオを観るといったスクリーンタイムではなく，絵本を読んだり，お話をしてあげたりすることを推奨している．1～4 歳の子どもは，1 日に約 180 分，さまざまな機会に，汗をかいたり少し息切れする程度の身体活動を行ったりすることを推奨している．座った姿勢でテレビやビデオを観る時間は，1 歳児は避け，2 歳児以上は 60 分以内にして，かつ養育者と一緒に絵本を読んだり，読み聞かせをしたりする時間にすることを勧めている．

　　これらの推奨時間とわが国の調査結果を比較すると，1 歳から 3 歳児の身体活動時間や絵本の読み聞かせ時間の少ないこと，テレビや DVD 視聴時間の長いことがわかる．

　　学童期以降については，全国体力・運動能力，運動習慣等調査の結果（2021 年度）[23]，体力合計点は 2019 年度調査と比べ，小・中学生の男女ともに低下していた．

　　低下要因として，運動時間の減少，スクリーンタイムの増加，肥満である児童生徒の増加があげられ，さらに新型コロナウイルス感染症の影響を受けたものとされている．

　　また，小学生・中学生の学習以外のスクリーンタイムは，視聴時間が 2 時間以上の割合が増加し，とくに男児において長時間化している（図 3-13）[23]．

　　WHO の身体活動・座位行動ガイドライン[24] によると，5～17 歳の子どもは，身体活動により体力の向上（心肺体力・筋力），心血管代謝の健康（血圧，脂質異常症，血糖値，

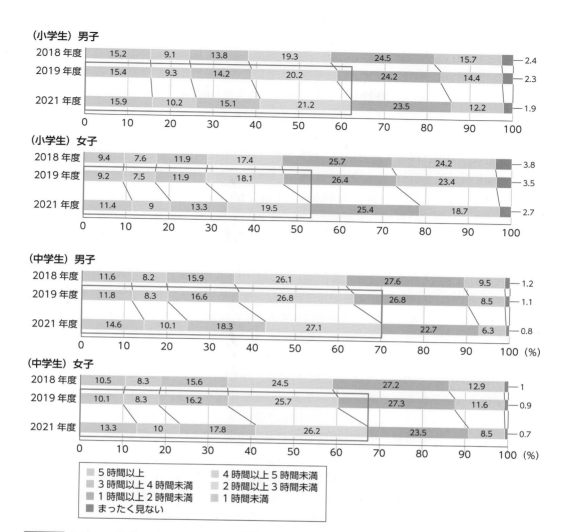

図 3-13 児童・生徒のスクリーンタイムの状況
（スポーツ庁（2021）：令和3年度　全国体力・運動能力，運動習慣等調査の結果（概要）について．p7.）

インスリン抵抗性），骨の健康，認知機能の健康（学業成績，実行機能），精神的健康（うつ症状の軽減），および肥満の減少といった健康効果が得られる，としている．また座りすぎは肥満の増加，心血管代謝の悪化，体力の低下，向社会的な行動の低下，および睡眠時間の減少といった健康課題を招くことから，できるかぎり減らすことをも推奨している．そこで，少なくとも1日平均60分，汗をかいたり少し息切れがしたりする程度の身体活動を週3日ほど行うこととしている．ここでいう身体活動とは，家族，学校，地域での遊び，ゲーム，スポーツ，レクリエーション，体育などを通して行うことである．

　児童・生徒の生活実態から，小中学生の男女子ともに体力得点が低下していることや約10%の子どもで5時間以上のスクリーンタイムがあることは，教育上の課題に加え健康課題にもなると懸念される．

(2)子どもの睡眠にかかわる健康課題

　子ども時代の睡眠習慣，とくに遅い就寝，睡眠不足，不規則な睡眠は，肥満，成長障害や情緒調整機能の低下，行動面では座っている時間の延長やけがのリスクを高めることに影響を及ぼす．これらの背景をふまえ，2006年に文部科学省は，「子どもの生活リズム向上プロジェクト」を立ち上げ，「早寝早起き朝ごはん」全国協議会を設立し国民運動として生活習慣の改善に取り組んでいる．

　睡眠は，発達に伴って変化する．新生児期は昼夜の区別なく1日を通じて睡眠が出現する多相性睡眠を示し，生後2〜3カ月頃に睡眠と覚醒のリズム性がみられ，概日リズムが形成される．生後3カ月頃には約50％，1歳で80〜95％の子どもの主睡眠が，夜間睡眠となる．幼児期は夜間の主睡眠と1回の午睡で二相性睡眠となり，5歳頃に午睡は減少・消失し，単相性睡眠へと移行する[25]．この発達プロセスには，朝に光を浴びること，昼間明るく夜暗いことが規則的に交代すること，食事や日中の活動などが影響する．

　乳幼児の生活と育ちに関する調査2017-2020（0〜3歳児期）[21]の起床時刻についての調査結果では，0歳児期には約20％であった「無答不明」は，生活リズムが不規則で回答できなかったと考えると，2歳児期には生活リズムが整ってきていると考えられている．また3歳児の約70％は朝7時頃には起床し，21時半頃に就寝をしていることから，睡眠時間は約10時間と考えられる（図3-14）．

　「睡眠を中心とした生活習慣と子供の自立等との関係に関する調査」（2014年）[26]では，小学校第5学年から高等学校第3学年までの睡眠状況を把握している．その結果，小学生は学校のある日は午前7時より前に約80％が起床し，午後11時までには約85％が就寝していた．この結果，小学生の約80％は睡眠時間7〜9時間程度と推測される．中学生になると午前7時より前に起床する子どもは約70％，7時から8時に起床する子どもが約30％と，小学生よりも遅く起きる割合が高くなっている．中学生の多くは，睡眠時間は長くて7時間程度，高校生になると6〜7時間の睡眠時間と考えられる（図3-15）．

　National Sleep Foundation（2021年）[27]の推奨睡眠時間は，生後4〜11カ月児は12〜15時間，1〜2歳児は11〜14時間，3〜5歳児10〜13時間，6〜13歳児9〜11時間，14〜17歳児8〜10時間としている．

　わが国の子どもたちは，幼児期から睡眠時間が短く，とくに中学生・高校生は著しく短

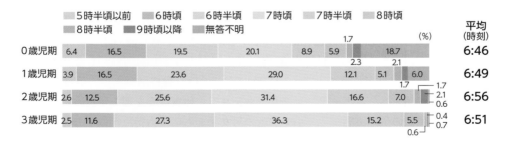

図3-14 起床時刻
（東京大学大学院教育学研究科附属発達保育実践政策学センター（Cedep）・ベネッセ教育　総合研究所（2021）：乳幼児の生活と育ちに関する調査（2017-2020）0〜3歳児期．p7．）

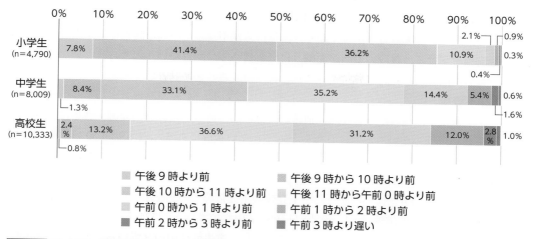

図 3-15　次の日に学校がある日の就寝時刻
（文部科学省（2014）：平成 26 年度「家庭教育の総合的推進に関する調査研究」―睡眠を中心とした生活習慣と子供の自立等との関係性に関する調査―．p9.）

い傾向にあり，健康面・安全面でのリスク要因を有することがわかる．

3) こころの健康課題

(1)小児うつ病

　小児うつ病について，小学 4 年生から中学 1 年生における気分障害の有病率は，大うつ病性障害 1.5％，小うつ病性障害 1.4％，気分変調性障害 0.3％，双極性障害 1.1％という調査結果がある．とくに，大うつ病性障害については中学 1 年生で 4.1％と高いことが報告されている[28]．また，18 歳までの累積頻度は 20％といわれ，5 人に 1 人の子どもがうつ病を経験するとある[29]．

　一方で，子どものうつ病に気づくことの難しさが指摘されており，その理由は子ども自身がうつ病の症状を直接的に訴えることがほとんどないことにある[30]．子どものうつ病は，成人の中核症状となる「抑うつ気分」の代わりに，しばしば「いらいら」が中心の症状となることがあり，思春期の大人への反抗ととらえられることがある．さらに，たとえば不登校，他者への暴力，自傷行為，ゲームや携帯電話，インターネットへの依存，成績の低下といった，子どもの行動上の問題として現れたり，全身倦怠感，頭痛や腹痛といった身体症状として現れたりすることもある[30]．

　子どもは「気持ちが落ち込む」という程度ではなく，長く多様な強い症状を経験するなかで，「きちんとしよう」「努力が足りない」などと考えて，自分を責め，だれにも相談できず，話すことも苦しく，無力感を抱き，自信がなく，不安や焦りなどの感情を抱いている場合がある[30]．うつ病は脳の疲労から起きるものであって，子どもの責任ではないこと，休養が最優先であることの病気理解が重要となる．養育者も子どもと同様に，無力感や罪責感を抱いている場合が少なくない．親の育て方や愛情の問題として考えないように支えていく必要が指摘されている．

　小児うつ病はその後の自殺企図や社会不適応などの危険因子となることや，約 30％で

双極性障害に進展することなどが報告されており，予後は楽観できない[30]．子どもの生活で，いらいらすることが多くなった，気持ちが不安定で些細なことで涙が出る，友だちや家族を避ける，普段の生活が面倒，自分を責める，眠れない，起きられないなどがみられたら，医師（小児科や児童精神科）に相談をすることを勧める．

(2)不登校

不登校とは，何らかの心理的，情緒的，身体的，あるいは社会的要因・背景により，児童生徒が登校しないあるいはしたくともできない状況にあるために年間30日以上欠席した者（ただし，病気や経済的理由，新型コロナウイルスの感染回避によるものを除く）と定義されている[31]．

令和2年度児童生徒の問題行動・不登校等生徒指導上の諸課題に関する調査結果[31]は，不登校の児童は小学校で63,350人（1.0％），中学校では132,777人（4.1％）であり，わが国の就学児童生徒数が減少するなかで不登校児童生徒は増加している．

また不登校児童生徒数について，国立教育政策研究所は，小学5年生から中学3年生まで学年を追って増えること，小学6年生から中学1年生，中学1年生から中学2年生への進級時に不登校数が急激に増加することを明らかにしている（図3-16）．

不登校の要因は無気力・不安（46.9％）が最も多く，不登校児童生徒の約半数がその要因をあげている．次いで生活のリズムの乱れ・あそび・非行（12.0％），そしていじめを除く友人関係をめぐる問題（10.6％）などがあげられている[31]．

不登校の好発年齢は，思春期にある．思春期の発達課題と不登校は密接に関係する．思春期の子どもは，自分のいる家庭・学校・地域の現実世界のなかで，どれほど努力をしても理想に至らない自分やクラス・学年のなかでの自分の位置に気づく過程で，劣等感や，将来展望をもって自分を見つめても確かさのない不安を経験する．そういった自分自身の内面と向き合う自己中心性という発達課題を達成する過程で，孤独感（発達危機）を強く感じる．不登校は，このような思春期の発達課題を乗り越えていく過程での発達危機のひ

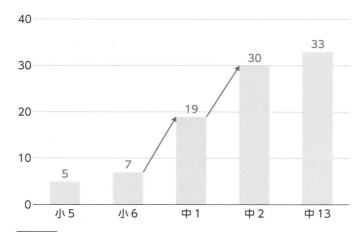

図3-16 学年別不登校数の平均（2008〜2014年）千人率
（文部科学省（2021）：令和2年度児童生徒の問題行動・不登校等生徒指導上の諸課題に関する調査結果．p2.）

とつの表現とも考えられる．そのため児童生徒のなかには，不登校が有意味な休養やきっかけとなり，自分を見つめ直し，自分を発見するといった積極的な意味を見出すこともある．

　不登校児童生徒への支援は，不登校の時期や時間が学業の遅れや進路選択上の不利益となったり，社会的自立へのリスクとつながったりしない予防対策が重要とされている．その予防対策として「居場所感」という概念が注目されている[32]．居場所感とは，子ども自身に居場所があるという感覚であり，自分がそこにいてよいと感じる場，自分らしくいられる場，尊重されていると認識できる場，自分の役割が実感できる場であり，そこでは自分が「ありのままでいられる」自分が「役に立っている」と思える，この2つを認知し得る感覚である．子どもが物理的な空間としての居場所，自分と他者とのつながりが存在している居場所，集団のなかに自分の位置や役割など社会的位置づけのある居場所を見出せるよう，家庭・学校・地域が連携して取り組むことが求められる．

(3) 自殺

　国際的にも若年者の自殺は重要な健康課題であり，とくにわが国は先進国のなかでも10〜30歳代までの若年者の死因第1位が「自殺」であることは最重要健康課題である．

　「令和2年度児童生徒の問題行動・不登校等生徒指導上の諸課題に関する調査結果」[31]では，小・中・高等学校から報告のあった自殺した児童生徒数は415人と報告され，10年前に比して過去最多の2.7倍となった．自殺した子どもたちのおかれていた状況（原因）は，いずれの学年においても不明が最も多かった．小学生では不明に次いで，友人関係での悩み・父母等の叱責・いじめの問題があがった．中学生は父母等の叱責・家庭不和，高校生は精神障害・家庭不和・進路問題が次いで多かった．小学生・中学生までの子どもにとっては，家族の支えが非常に大切であることがわかる．また高校生は，成人の自殺原因と同じく健康課題としての精神疾患の割合が増えてくることが特徴であった．また2020年における月別の自殺者数は，6月，8月，11月に自殺者数が増えていた[33]．この状況は，新型コロナウイルス感染症の予防対策で学校の休校，夏季休業の短縮，一時的な分散登校の実施，修学旅行や文化やスポーツ大会の中止などが同時期と重なっていることが指摘されている．また学校での教師や友人との接触が極端に減ったことや，もともとリスクのあった「家庭の不和」や「親からの叱責」などが悪化したことも考えられている．

　WHOは「自殺は予防可能である」として，「地域は自殺予防において重要な役割を果たす．地域は脆弱性の高い個人への社会的支援を提供し，フォローアップケアに取り組み，スティグマと闘い，自殺で遺された人々を支援することができる」としている[34]．またWHOとUNICEF（2021年）は若者（10〜19歳）のメンタルヘルスの向上のために，「若者を力強く育成することを支援するためのツールキット（Helping Adolescents Thrive Toolkit；HAT）」を作成している[35]．そこで4つの方略，①政策と法律の制定と施行，②若者のメンタルヘルスを促進・保護するための環境，③養育者（家族など）の支援，④若者への心理社会的介入，を提示している．またこのなかで，若者の精神保健の意識向上や，逆境となるライフイベント，ストレス，自殺関連行動に対処するために必要なスキルを強化するうえで，学校における介入が効果的であることを示している．

　わが国では「自殺対策基本法」で，学校における自殺予防に係る取り組みが規定され，「自殺総合対策大綱」では，児童生徒を対象にさまざまな困難・ストレスへの対処方法を

身につけるための教育（SOS の出し方に関する教育等）が推進され，実施されている．

「子どもの自殺の前兆は大人よりもわかりにくい」といわれるが，自殺の警告サインは直接的に観察可能であり，自殺を考える若者は，その初期段階に友だちを頼ることが多い．そのため学校でピアサポートを含む自殺予防プログラムを受けることで，友だちの警告サインに気づいたときの対処法（たとえば，き（気づいて），よ（寄り添って），う（受け止めて），し（信頼できる大人に），つ（つなぐ）こと），電話相談への連絡の仕方，カウンセラーなどへの紹介の仕方等の知識を増やし，自殺予防に生かすことにつながるとしている．

今後は，学校・地域でのメンタルヘルスリテラシー教育や，学校内のチーム（管理職・学級担任・生徒指導主事・教育相談担当・養護教諭・スクールカウンセラー・スクールソーシャルワーカーなど）での支援，養育者との協力体制，地域のチーム（保健所や医療機関・自治体の民生・児童委員，弁護士など）が期待されている．

〈文献〉

1) UNICEF（2017）：NUTRITION IN THE FIRST 1,000 DAYS, A Foundation for Brain Development and Learning. pp1-6.
https://thousanddays.org/wp-content/uploads/1000Days-Nutrition_Brief_Brain-Think_Babies_FINAL.pdf［2022/6/7 閲覧］

2) 安田直史（2019）：子どもの栄養〜人生最初の 1000 日の意味〜. WHO Association of Japan, 2019 Summer, pp1-5.
https://japan-who.or.jp/wp-content/themes/rewho/img/PDF/library/061/book6902.pdf［2022/6/7 閲覧］

3) 赤川友布子・他（2021）：抗菌薬投与が小児の腸内細菌叢に及ぼす影響. 日本小児泌尿器科学会雑誌，30（1）：21-25.

4) 厚生労働省（2015）：平成 27 年度乳幼児栄養調査結果の概要.
https://www.mhlw.go.jp/stf/seisakunitsuite/bunya/0000134208.html［2022/6/7 閲覧］

5) 戸谷誠之監訳，柳澤美香，多田香苗訳（2006）：補完食　母乳で育っている子どもの家庭の食事. 日本ラクテーション・コンサルタント協会.
https://apps.who.int/iris/bitstream/handle/10665/66389/WHO_NHD_00.1_jpn.pdf［2022/6/7 閲覧］

6) 厚生労働省（2019）：日本人の食事摂取基準（2020 年版）策定検討会報告書. pp389-410.
https://www.mhlw.go.jp/content/10904750/000586577.pdf［2022/6/7 閲覧］

7) 厚生労働省（2019）：授乳・離乳の支援ガイド（2019 年改訂版）.
https://www.mhlw.go.jp/content/000640086.pdf［2022/1/11 閲覧］

8) 作田亮一（2021）：摂食障害と自閉症スペクトラム症. 臨床精神医学，50（1）：27-32.

9) 神奈川県立こども医療センター（2021）：偏食外来パンフレット　漫画編.
http://www.kanagawa-syounihokenkyoukai.jp/cat111194/［2022/6/7 閲覧］

10) 国立教育政策研究所（2021）：令和 3 年度全国学力・学習状況調査報告書　質問紙調査. p11.
https://www.nier.go.jp/21chousakekkahoukoku/report/data/21qn.pdf［2022/6/7 閲覧］

11) 厚生労働省（2020）：「健やか親子 21（第 2 次）」の中間評価等に関する検討会報告書.
https://www.mhlw.go.jp/content/11901000/000614300.pdf［2022/1/4 閲覧］

12) 桧垣淳子（2017）：幼児期の間食における保護者の意識と現状，中村学園大学・中村学園大学短期大学部研究紀要，49：35-39.

13) 日本スポーツ振興センター（2010）：平成 22 年度児童生徒の食生活実態調査【食生活実態調査編】.
https://www.jpnsport.go.jp/anzen/kankobutuichiran/tyosakekka/tabid/1490/Default.aspx［2022/1/9 閲覧］

14) 厚生労働省（2021）：誰一人取り残さない日本の栄養政策〜持続可能な社会実現のために〜.
https://www.mhlw.go.jp/content/000587162.pdf［2022/6/7 閲覧］

15) 厚生労働省（2005）：国民健康・栄養調査報告（平成 15 年）.
https://www.mhlw.go.jp/bunya/kenkou/eiyou-chosa2-01/index.html［2022/6/7 閲覧］

16) 厚生労働省（2020）：国民健康・栄養調査報告（令和元年）.
https://www.mhlw.go.jp/stf/seisakunitsuite/bunya/kenkou_iryou/kenkou/eiyou/r1-houkoku_

00002.html［2022/6/7 閲覧］

17) 日本学術会議臨床医学委員会・健康・生活科学委員会合同生活習慣病対策分科会（2020）：生活習慣病予防のための良好な成育環境・生活習慣の確保に係る基盤づくりと教育の重要性.
https://www.scj.go.jp/ja/info/kohyo/pdf/kohyo-24-t293-3.pdf［2022/6/7 閲覧］

18) 文部科学省（2021）：令和2年度学校保健統計調査—結果の概要.
https://www.mext.go.jp/b_menu/toukei/chousa05/hoken/kekka/k_detail/1411711_00004.htm［2022/6/7 閲覧］

19) 足立己幸（2014）：共食がなぜ注目されているか—40年間の共食・孤食研究と実践から. 名古屋学芸大学健康・栄養研究所年報,（6特別）：43-56.
https://www.nuas.ac.jp/IHN/report/pdf/06-2/05.pdf［2022/6/7 閲覧］

20) 原田信男（2013）：料理・共食の意義と日本食文化の歴史. 日本人の長寿を支える「健康な食事」のあり方に関する検討会資料.
https://www.mhlw.go.jp/file/05-Shingikai-10901000-Kenkoukyoku-Soumuka/0000026845.pdf［2022/6/7 閲覧］

21) 東京大学大学院教育学研究科附属発達保育実践政策学センター（Cedep）・ベネッセ教育総合研究所（2021）：乳幼児の生活と育ちに関する調査（2017−2020）0〜3歳児期.
https://berd.benesse.jp/up_images/research/2017-2020_Nyuyouji.pdf［2022/1/9 閲覧］

22) WHO（2019）：Guidelines on physical activity,sedentary behaviour and sleep for children under 5 years of age.
https://apps.who.int/iris/bitstream/handle/10665/311664/9789241550536-eng.pdf?sequence=1&isAllowed=y［2022/1/4 閲覧］

23) スポーツ庁（2021）：令和3年度全国体力・運動能力，運動習慣等調査の結果（概要）について.
https://www.mext.go.jp/sports/content/20211222-spt_sseisaku02-000019583_111.pdf［2022/6/7 閲覧］

24) 日本運動疫学会・他（2021）：WHO 身体活動・座位行動ガイドライン（日本語版）.
http://jaee.umin.jp/doc/WHO2020JPN.pdf［2022/6/7 閲覧］

25) 北村真吾（2017）：子どもの眠りの生理的変化〜新生児から小学生まで. チャイルドヘルス，20（10）：6-10.

26) 文部科学省（2014）：平成26年度「家庭教育の総合的推進に関する調査研究」—睡眠を中心とした生活習慣と子供の自立等との関係性に関する調査—.
https://www.mext.go.jp/a_menu/shougai/katei/__icsFiles/afieldfile/2015/04/30/1357460_02_1_1.pdf［2022/1/9 閲覧］

27) National Sleep Foundation（2020）：How Much Sleep Do You Really Need?
https://www.thensf.org/how-many-hours-of-sleep-do-you-really-need/［2022/1/9 閲覧］

28) 傳田健三（2008）：児童・青年期の気分障害の診断学— MINI-KID を用いた疫学調査から—. 児童青年精神医学とその近接領域，49（3）：286-292.

29) 国立成育医療研究センター（2010）：子どもの心の問題・診療に関する研究・報告書 子どものうつ病（修正）.
https://www.ncchd.go.jp/kokoro/medical/pdf/03_h20-22guide_11.pdf［2022/1/9 閲覧］

30) 牛島洋景（2019）：小児うつ病. 小児科診療，（10）：1341-1345.

31) 文部科学省（2021）：令和2年度児童生徒の問題行動・不登校等生徒指導上の諸課題に関する調査結果について.
https://www.mext.go.jp/content/20211007-mxt_jidou01-100002753_1.pdf［2022/1/9 閲覧］

32) 菅谷智一，森 千鶴（2020）：難しい精神的問題をもつ子どもへの看護支援 居場所感がもてるようなかかわりをするために. 小児看護，43（1）：76-80.

33) 文部科学省児童生徒の自殺予防に関する調査研究協力者会議.（2021）：令和3年度 児童生徒の自殺予防に関する調査研究協力者会議審議のまとめ（案）.
https://www.mext.go.jp/content/20210625-mext_jidou01-000016243_001.pdf［2022/1/10 閲覧］

34) 全国精神保健福祉連絡協議会・WHO 世界自殺レポートの活用を勧める会（2018）：自殺を予防する地域の取り組みを促進するためのツールキット.
https://apps.who.int/iris/bitstream/handle/10665/272860/9789241513791-jpn.pdf?sequence=5&isAllowed=y&ua=1［2022/6/7 閲覧］

35) WHO（2021）：Helping Adolescents Thrive Toolkit.
https://www.who.int/publications/i/item/9789240025554［2022/1/11 閲覧］

4）学童期・思春期の健康問題

(1)飲酒・喫煙

　厚生労働省の報告[1]では，2017年度の中高生の飲酒経験率は，中学1年生で13.5％，中学2年生で16.4％，中学3年生18.7％，高校1年生25.6％，高校2年生29.5％，高校3年生33.5％であり，学年が上がるにつれ，飲酒経験率は上昇している．子どもたちが飲酒する場面では，冠婚葬祭が最も多く，次いで家族と一緒の場面である．さらに，酒類の入手先は，月に1，2回飲酒する子どもの60％以上が家庭である．家庭内での未成年者の飲酒が容認されがちであり，保護者自身が未成年の飲酒は法に反するという意識が乏しい現状である[2]．

　月に1，2回飲酒する子どもがよく飲む酒の種類は，男女ともくだもの味の甘い酒が多く，また，「アルコール飲料よりもノンアルコール飲料を飲んだのが先だった」と回答した割合が増加している[1]．ノンアルコール飲料や甘いアルコール飲料が好奇心旺盛な思春期の子どもたちにとって飲酒につながる場をより身近にしている．興味本位での飲酒は，発達過程にある身体に悪影響を与え，さらに海外では早く飲み始めれば飲み始めるほど，将来アルコール依存症になる可能性があると報告されている[3]．さらに，飲酒に伴う事故や事件に巻き込まれる危険性も考えられ，身体的にも未熟であり，社会性や自己コントロール力が身についていないうちの飲酒は避けなければならない（表3-4）．

　未成年の飲酒禁止について，中学生では60％以上が「当然」と回答しているが，学年が上がるにつれ，飲酒が禁止になるのは「仕方ない」と回答する者が増え，高校3年生

表3-4　未成年の飲酒による影響

- ・アルコール分解能力が低く，急性アルコール中毒になりやすい
- ・海馬の体積が小さくなることによる記憶障害，学力低下
- ・女性ホルモンの減少による月経不順や不妊などになる可能性
- ・男性ホルモンの減少による性機能の低下
- ・本来すべき勉強や有意義や活動の時間を飲酒に用いてしまう

（公益社団法人アルコール健康医学協会（2009）：未成年者飲酒防止に向けて―身体的・社会的な影響―．NEWS&REPORTS，14(3)．より著者作成）

TOPIC　未成年喫煙禁止法・未成年飲酒禁止法

　未成年喫煙禁止法は明治時代，未成年飲酒禁止法は大正時代に制定された法律であり，満20歳未満の者の喫煙・飲酒を禁止している．その後も改正を重ね，保護者には未成年の飲酒を止める義務，販売業者には未成年に販売してはならないことが定められた．2022年より成人年齢は18歳に引き下げられたが，「未成年」から「20歳未満の者」とし，喫煙禁止および飲酒禁止の年齢は20歳のまま維持されている．

では未成年の飲酒禁止について「当然」と回答する者が50％未満である．同様に，飲酒の害に関する調査結果でも，中学生は「害がある」との回答が60％以上に対して，年齢が上がるとともに「たいしたことはない」に割合が増加し，高校3年生では「害がある」との回答は50％未満である[1]．

　紙巻きたばこの喫煙経験は，中学生で2～3％であり，学年が上がるにつれて増え，高校3年生で6.8％である．近年，たばこの形態も電子たばこや加熱式たばこなど多様であるが，使用頻度は紙巻きたばこが最も多い[1]．飲酒同様に成長期である10代からの喫煙はニコチンによる依存症，肺がんへのリスクを高める．喫煙の害に関して，中学生・高校2年生で90～91％，高校3年生においても88.5％周知されている．しかし，それでも高校3年生では6.8％が喫煙経験があり，入手先が家庭ではなく，「もらった」が27.7％，「ネット購入」が1.7％である[1]．喫煙はインターネットや友人関係の影響が大きく，大麻使用のきっかけになる場合がある．

(2) 薬物

　薬物乱用とは，薬物や薬品を本来の医療目的から外れて使ったり，医療目的でない薬物を不正に使ったりすること[4]であり，乱用される薬物は，覚せい剤や大麻，コカイン，有機溶剤，危険ドラッグ，MDMA・幻覚剤，処方薬と幅広い．とくに，近年では市販薬の占める割合が大きくなっている（図3-17）[5]．

　覚せい剤や大麻の依存者は，家庭や学校に居場所がないが非行集団内では人とのつながりがある．一方，非行集団に属さず，家庭や学校にも居場所がない子どもが容易に入手できるのが市販薬である[5]．乱用される市販薬には鎮咳・感冒薬があり，それらには中枢神経興奮薬の成分が含まれる．当初は頭痛などの身体的苦痛を緩和する目的で服用しているうちに，心理的苦痛の緩和を目的として乱用するケースが多い[5]．大量摂取により重篤な腎機能障害や肝機能障害を呈する成分もあり，薬物乱用に至らぬように，適切な薬剤使用や健康管理の教育，心理面に対する支援が求められる．

　2020年の大麻事犯の検挙人数は過去最多であり，6割以上が30歳未満である．とくに20歳未満の大麻事犯検挙人数は899名であり，7年前の82名と比較して約11倍となっ

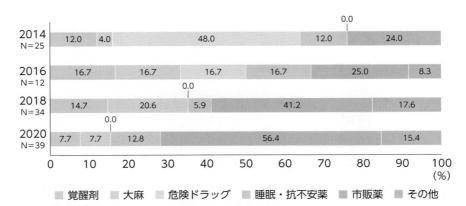

図3-17 10代における「主たる薬物」の比率の推移
（松本俊彦（2021）：10代の薬物乱用・依存．こころの科学，217：45.）

② 子どもと家族に起きている健康課題　49

ている．「第五次薬物乱用防止五か年戦略フォローアップ」のもと，学校などにおいて薬物乱用防止教室や各種啓発資料の配布などが取り組まれている[6]．小学校・中学校・高等学校と子どもの発達段階の応じた指導参考資料には，生活習慣の見直しからストレスへの対処方法，薬物を断る方法など具体的な指導の展開例が示されている．飲酒や喫煙に対する好奇心が高い児童生徒は，薬物乱用のリスクが高くなることが示唆されている[7]．薬物乱用に対する効果的かつ重要な防止策として，薬物へのゲートウェイドラッグとなりうる飲酒・喫煙の防止があげられる．

(3) ネット依存

●青少年の利用状況

2020 年の調査では，10〜17 歳の 95.8％がインターネットを利用している．2014 年から利用率は増加しており，小学生では約 1.7 倍である（表 3-5）[8]．

利用内容では，高校生はコミュニケーション 93.4％，動画視聴 92.1％，音楽視聴 85.9％，中学生では動画視聴 86.2％，ゲーム 79.0％，コミュニケーション 77.2％，小学生ではゲーム 82.5％，動画視聴 78.3％であった[8]．年齢が上がるとインターネットは他者とつながる媒体となっている．会ったことがある友人とのやりとりに限らず，インターネット上だけの顔の見えない相手とのやりとりも少なくはない．

また高校生を対象とした調査結果から[9]，SNS の利用目的には，友だちや知り合いとのコミュニケーション 95.7％，学校・部活動などの事務的な連絡 80.6％以外に，暇つぶし 67.6％やストレス解消 19.1％，現実逃避 16.8％という回答もあった．SNS は他者とつながるためのものである一方で，他者から疎外される不安がつきまとうものであり，同時に気持ちを落ち着かせる役割をもつと指摘されている[9]．

●低年齢層の状況

9 歳以下の子どものインターネット利用率は 2020 年度 64.0％，2019 年度 57.2％であり増加傾向である（表 3-6）[8]．インターネットを利用する機器は，スマートフォンが 32.3％と最も多く，次いでタブレット 30.6％，インターネット接続テレビ 21.4％であった．また利用内容では，どの年齢でも動画視聴が 90％前後と最も多く，次いでゲームや勉強・学習・知育アプリやサービスであった．平日 1 日の平均利用時間は，2020 年度 102.9 分であり，2 時間以上の割合は 39.1％を占め，前年度より増加している[8]．

表 3-5　インターネット利用率の経年比較

(%)

	総数	小学生	中学生	高校生
2020 年度	95.8	90.5	97.4	98.9
2018 年度	93.2	85.6	95.1	99.0
2016 年度	80.2	61.8	82.2	96.6
2014 年度	76.0	53.0	79.4	95.8

（内閣府（2021）：令和 2 年度青少年のインターネット利用環境実態調査報告書．https://www8.cao.go.jp/youth/youth-harm/chousa/r02/net-jittai/pdf-index.html ［2021/12/30 閲覧］より著者作成）

表 3-6 低年齢層の子どものインターネット利用率の経年比較

	総数	通園・通学前 （0〜6歳）	通園中 （0〜6歳）	小学生 （6〜9歳）
2020年度	64.0%	28.2%	57.8%	82.4%
2019年度	57.2%	22.5%	54.8%	73.3%

（内閣府（2021）：令和2年度青少年のインターネット利用環境実態調査報告書.
https://www8.cao.go.jp/youth/youth-harm/chousa/r02/net-jittai/pdf-index.html
［2021/12/30 閲覧］より著者作成）

表 3-7 インターネット利用による生活や健康の変化

(%)

項目	全体	小学校	中学校	高等学校
寝不足になった	18.8	11.9	25.1	38.0
夜なかなか眠れなくなった	10.6	9.3	10.4	16.0
家の仕事を手伝う時間がなくなった	6.7	6.7	7.3	5.6
宿題など（家での勉強）をする時間がなくなった	12.4	8.0	18.4	21.7
家の人と話す時間が減った	10.1	9.3	10.8	11.2
メールやブログなどのサイトを見ないと落ち着かなかったり，不安になったりするようになった	3.0	1.9	4.0	5.5
学校に遅刻したり，欠席したりすることが増えた	2.4	2.0	1.7	4.8
人と話したり，外出したりするのが面倒に思うようになった	6.4	5.6	7.1	8.0
部活動や放課後の活動に参加しなくなった	1.4	1.3	1.3	2.4
本や新聞を読む時間が減った	18.9	15.1	24.9	25.4
目が悪くなった	23.5	16.4	33.0	37.7
手や指が痛くなった	4.9	5.6	3.4	4.7
使えるお小遣いが減った	2.2	2.3	1.7	2.4

（社会福祉法人恩賜財団母子愛育会 愛育研究所編（2020）：日本子ども資料年鑑. KTC 中央法規, p325 より
著者作成）

●インターネット利用による影響

インターネットトラブルには，「チェーンメールを受け取った」「架空請求やワンクリック詐欺にあった」「掲示板やSNSに悪口やいやなことを書かれた」「個人情報や写真が流出した」などがある．また，子どもたち自身には，インターネット利用に伴う生活や健康の変化を生じている[10]．寝不足や自宅での学習時間の減少という生活の乱れ，活字離れや視力低下は年齢を問わない（表3-7）．

インターネット利用によるトラブルや生活・健康への悪影響を防ぐために，インターネットに関する啓発や学習が進められている．実際に，小学生では75.6％，中学生90.8％，高校生92.2％が学習を受けた経験があると回答している[8]．しかし，実際にはト

ラブルや生活・健康への変化がなくなることはない．反抗期を迎えたり，仲間集団での行動を重んじたりする時期の子どもたちにとって，インターネットを通じた人間関係が重要となっている．

●ゲーム障害

WHOの国際疾病分類第11版（ICD-11）に「ゲーム障害（Gaming disorder）」が認定された（表3-8）．ゲーム障害に対する治療の基本は，本人が自分の意志で行動を変えていくように援助することであり，認知行動療法などの心理社会的治療と薬物療法を行う．ゲーム障害を予防するには，ゲーム・スマートフォンの使用開始を遅らせること，使用時間を少なくさせること，まったく使用しない時間をつくること，また本人だけでなく家族も使用を減らすこと，そしてゲーム以外の生活を豊かにすることである[11]．

(4) 性の問題

性には3つの側面がある．①性ホルモンの影響を大きく受ける「性欲」としての側面，②非言語的コミュニケーションのひとつとして互いに存在を確認するための「コミュニケーション」としての側面，③妊娠・出産を目的とする「生殖」の側面である[12]．

表3-8 ICD-11の「Gaming disorder」の説明

持続的または再発性のゲーム行動パターン（インターネットを介するオンラインまたはオフライン）で，以下の特徴を満たす
❶ ゲームのコントロール障害（たとえば，開始，頻度，熱中度，期間，終了，プレイ環境など）
❷ 他の日常生活の関心事や日々の活動よりゲームが先に来るほど，ゲームをますます優先
❸ （ゲームにより）問題が起きているにも関わらず，ゲームを継続，またはさらにエスカレート
❹ ゲーム行動パターンは重症で，個人，家族，社会，教育，職業や他の重要な機能分野において著しい障害を引き起こしている

(出典著者らによる暫定訳)

ゲーム行動パターンは持続的かつ反復的で，通常，ゲーム行動および他の症状が12カ月続いた場合に診断する．しかし，すべての特徴が存在しかつ重症な場合には，それより短くとも診断可能である
(ゲーム依存相談対応マニュアル作成委員会（2022）：ゲーム依存相談対応マニュアル．p35.
https://kurihama.hosp.go.jp/research/pdf/tool_book_gaming.pdf ［2022/10/14 閲覧］)

TOPIC　**オンライン授業と学習格差**

新型コロナウイルス感染症の感染拡大によって，2020年3月2日より全国の小中高等学校と特別支援学校に対して臨時休校が要請された．その後，学校が再開となったが，全面再開は約半数，その他は短縮授業，分散登校となり，学校教育に大きな影響を与えた．学習面に対して学校や教育委員会は，インターネットを通じた学習保障を試みた．しかし，学習に使用する端末は，本人専用のものがあるのは小学生で26.6％，中高生で42.0％であり[13]，兄弟がいる場合，一人ひとりの環境を用意することは難しい状況である．これは経済格差が学習格差となる可能性があることを示す結果であった．

日本性教育協会は6年ごとに青少年の性行動全国調査を実施しているが，近年の調査結果では，性行動や性に対する「関心あり・経験あり」の割合は2005年をピークとして低下し続けている．近年では，性行動や性に対して「関心なし・経験なし」の割合が増加している．さらに，「関心あり・経験なし」「関心なし・経験あり」が存在し，「活発—不活発」や「早い—遅い」のような二極化を示さなくなっている[14]．また，初交経験率の年次推移では低年齢化が進んでいる結果[14]が示され，青少年の性行動は複雑に分極化している現状である．

　10代の妊娠の現状は，人工妊娠中絶・出産数ともに減少している（図3-18）[15]．しかし，決して少ない数字ではない．現在，思春期の子どもたちは，インターネットによる出会いや飲酒を伴う場が身近にあり，希望しない妊娠や性感染症（表3-9）などにつながる環境におかれている．

　世界では2009年に性教育のあり方に対する指針が示された．包括的性教育（comprehensive sexuality education；CSE）とは，性（セクシュアリティ）の認知的，情緒的，身体的そして社会的側面に関してカリキュラムに基づいて教え学ぶプロセスである[16]．性教育とは，知識だけでなく，性にかかわる自己決定態度や行動の形成を促すことを目的としなければならない[16]．そのため，思春期の子どもにとって最も身近で信頼できる存在である"仲間：ピア"が行うピアカウンセリングや，ピアエデュケーションが行われている[17]．

　今後は，わが国でも「性」について正しく理解し，その人らしく生きるための性教育となることが期待されている．

　また，性同一性障害の問題もクローズアップされるようになってきており，今後は性に関する健康問題として重要になる．

　文部科学省は全国の小・中・高等学校および特別支援学校を対象に，学校における性同一性障害に係る状況調査[18]を実施した結果，自身の性別に違和感を抱きながら診断を有

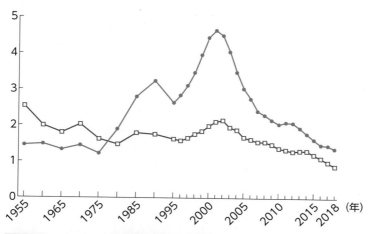

図3-18　10代の人工妊娠中絶と出生の推移
（社会福祉法人恩賜財団母子愛育会　愛育研究所編（2021）：日本子ども資料年鑑．KTC中央法規，p110.）

　　自殺念慮の割合などが高いことが指摘されている性的マイノリティについて,無理解や偏見などがその背景にある社会的要因のひとつであるととらえて,教職員の理解を促進する必要性が明らかになった.学校生活において,服装・髪型・更衣室・トイレ・呼称の工夫・授業・水泳・運動部の活動・修学旅行などについて支援の事例が示されている[19].

表 3-9　性感染症とその特徴

疾患名	特徴
性器クラミジア感染症	Chlamidia trachomatis による感染であり,多くが無症状であるため,検査をしないと判明しないことが多い.初期には子宮頸管炎であり,その後,骨盤内に波及する.治療は抗生剤の投与である.不妊の原因になりうることもあるので速やかな治療が必要である.
梅毒	Treponema pallidum による感染であり,初感染の多くは抗生剤を4〜6週間程度投与すれば治療でき,慢性化を防ぐことができるが,適切な治療を早期に行うことが重要となる.
性器ヘルペスウイルス感染症	単純ヘルペスウイルスによる感染で,抗ウイルス薬の経口投与と外用療法が行われるが,再発を繰り返しやすいので注意が必要である.
エイズ	HIV ウイルスによる感染であり,性交渉の他,血液などの体液を介しての感染もある.発症予防のための抗ウイルス薬の投与が必要とされ,服薬指導を含めた生活全体への指導を要する.発症すれば数年以内に指導する.

(平岩幹男（2008）：いまどきの思春期問題—子どものこころと行動を理解する—.大修館書店,p121.より作成)

さずに学校生活を送っている子どもたちがいることが明らかになった.文部科学省は,2015 年に,性同一性障害に限らず「性的マイノリティ」とされる子どもたちへの具体的な配慮事項などを提示した[19].

(5)ヤングケアラー

　　ヤングケアラーとは,2014 年に英国で成立した「子どもと家族に関する法律」において「他の人のためにケアを提供している,または提供しようとしている 18 歳未満の者(ただし,ケアが契約に従って行われている場合や,ボランティア活動として行われている場合は除く)」と定義された[20].わが国においては,法令による定義はないが,「本来大人が担うと想定されている家事や家族の世話などを日常的に行っている子ども」とされている[21].

　　全国の公立中学校・高等学校を対象とした調査結果[22]では,「ヤングケアラー」の定義に該当すると思われる子どもは中学校で 46.6%,全日制高校 49.8%,定時制高校 70.4%,通信制高校 60.0%であった.別の調査では,小学校の高学年から増えているともいわれ

る[23]．子どもたちの状況は，幼いきょうだいの世話が 70％以上，また家事は中学生でも約 30％，高校生では 60〜70％であった．さらに高校生になると家計を支えるためのアルバイトは 70〜80％を占めていた[22]．

ヤングケアラーと思われる子どもは学校生活において影響（**表 3-10**）[22] がみられ，要

表 3-10 ヤングケアラーと思われる子どもの学校生活の状況

(%)

子どもの状況	要保護児童対策地域協議会に通告	学校以外の外部の支援を要請
学校を休みがちである	57.4	62.6
遅刻や早退が多い	38.0	39.5
保健室で過ごしていることが多い	16.7	10.5
精神的な不安定さがある	51.9	39.5
身だしなみが整っていない	18.5	21.1
学力が低下している	30.6	35.3
宿題や持ち物の忘れ物が多い	14.8	15.8
保護者の承諾が必要な書類等の提出遅れや提出忘れが多い	26.9	29.5
学校に必要なものを用意してもらえない	19.4	15.3
部活を途中でやめてしまった	6.5	8.4
修学旅行や宿泊行事等を欠席する	11.1	7.9
校納金が遅れる，未払い	24.1	21.1
その他	4.6	12.6

（三菱 UFJ リサーチ＆コンサルティング（2021）：ヤングケアラーの実態に関する調査研究報告書．https://www.murc.jp/wp-content/uploads/2021/04/koukai_210412_7.pdf［2022/4/1 閲覧]）

表 3-11 ヤングケアラーへの支援

早期発見・把握	学校においてヤングケアラーを把握する取り組み 医療機関・福祉事業所のかかわりがある場合に，ヤングケアラーを把握する取り組み 児童委員や子ども食堂など地域や民間の目でヤングケアラーを把握する取り組み 地方自治体における現状把握の推進
支援策の推進	ピアサポートなどの悩み相談や，福祉サービスへのつなぎなど相談支援の推進 スクールソーシャルワーカーなどを活用した教育相談体制の充実や，NPO 等と連携した学習支援の推進 ヤングケアラーが子どもであることをふまえた適切な福祉サービスなどの運用の検討 幼いきょうだいをケアするヤングケアラーへの支援
社会的認知度の向上	広く国民に対する広報・啓発の推進 福祉や教育分野など関係者の理解促進 社会的認知度を高めるような当事者活動の推進

（ヤングケアラーの支援に向けた福祉・介護・医療・教育の連携プロジェクトチーム（2021）：ヤングケアラーの支援に向けた福祉・介護・医療・教育の連携プロジェクトチーム報告．https://www.mhlw.go.jp/content/000780549.pdf［2022/4/1 閲覧］より著者作成）

保護児童対策地域協議会もしくはソーシャルワーカーや養護教諭等の支援を受けられるように対応されている．子どもたちはその年齢に応じた子どもらしい生活が送ることができず，子どもの権利を脅かされている．ヤングケアラーの問題は，家庭状況の把握の難しさ，保護者の理解が得られにくい，子ども本人の自覚がない，学校で対応の時間が十分にとれない[22]ことから現状の把握や支援が難しい．そのため福祉・介護・医療・教育が連携してヤングケアラーの支援に取り組んでいかなくてはならない（表 3-11）[24]．

〈文献〉

1) 尾崎米厚・研究者代表（2018）：飲酒や喫煙等の実態調査と生活習慣病予防のための減酒の効果的な介入方法の開発に関する研究．
https://mhlw-grants.niph.go.jp/project/27105［2021/12/30 閲覧］
2) 平岩幹男（2008）：いまどきの思春期問題—子どものこころと行動を理解する—．大修館書店，pp 158-164.
3) 公益社団法人アルコール健康医学協会（2009）：未成年者飲酒防止に向けて—身体的・社会的な影響—．NEWS&REPORTS，14(3).
4) 公益財団法人麻薬・覚せい剤乱用防止センター：薬物乱用と心身への影響．
https://dapc.or.jp/kiso/index.html［2021/12/30 閲覧］
5) 松本俊彦（2021）：10 代の薬物乱用・依存．こころの科学，217：43-49.
6) 厚生労働省（2021）：「第五次薬物乱用防止五か年戦略」フォローアップの概要．
https://www.mhlw.go.jp/stf/houdou/0000212475_00022.html［2021/6/10 閲覧］
7) 文部科学省スポーツ・青少年局学校健康教育課（2010）：学校における飲酒防止教育．
https://www.mhlw.go.jp/topics/bukyoku/kenkou/alcohol/sympo/dl/sympo09-0318d.pdf
［2022/6/10 閲覧］
8) 内閣府（2021）：令和 2 年度青少年のインターネット利用環境実態調査報告書．
https://www8.cao.go.jp/youth/youth-harm/chousa/r02/net-jittai/pdf-index.html［2021/12/30 閲覧］
9) 濱田祥子（2021）：思春期とインターネット—SNS の利用を中心に—．こころの科学，217：37-42.
10) 社会福祉法人恩賜財団母子愛育会 愛育研究所編（2020）：日本子ども資料年鑑．KTC 中央法規，p326.
11) 樋口　進：ゲーム障害について
https://www.mhlw.go.jp/content/12205250/000759309.pdf［2022/6/10 閲覧］
12) 前掲 2）．pp112-123.
13) 社会福祉法人恩賜財団母子愛育会 愛育研究所編（2021）：日本子ども資料年鑑．KTC 中央法規，p32.
14) 日本性教育協会・編（2019）：『「若者の性」白書～第 8 回青少年の性行動全国調査報告』，pp10-46.
15) 前掲 13）．p110.
16) 前掲 14）pp90-103.
17) 高村寿子（2011）：思春期の性の健康を支えるピアカウンセリング・ピアエデュケーションの現状．現代性教育研究ジャーナル，(3)：1-5.
18) 文部科学省（2014）：学校における性同一性障害に係る対応に関する状況調査について．
https://www.mext.go.jp/component/a_menu/education/micro_detail/__icsFiles/afieldfile/
2016/06/02/1322368_01.pdf［2022/6/10 閲覧］
19) 文部科学省（2015）：性同一性障害や性的指向・性自認に係る，児童生徒に対するきめ細やかな対応等の実施について（教職員向け）．
https://www.mext.go.jp/b_menu/houdou/28/04/__icsFiles/afieldfile/2016/04/01/1369211_01.
pdf［2022/6/10 閲覧］
20) 澁谷智子（2018）：ヤングケアラー—介護を担う子ども・若者の現実—．中公新書，p25.
21) 厚生労働省：ヤングケアラーについて．
https://www.mhlw.go.jp/stf/young-carer.html［2022/4/1 閲覧］
22) 三菱 UFJ リサーチ＆コンサルティング（2021）：ヤングケアラーの実態に関する調査研究報告書．
https://www.murc.jp/wp-content/uploads/2021/04/koukai_210412_7.pdf［2022/4/1 閲覧］
23) 前掲 20）．p41.
24) ヤングケアラーの支援に向けた福祉・介護・医療・教育の連携プロジェクトチーム（2021）：ヤング

ケアラーの支援に向けた福祉・介護・医療・教育の連携プロジェクトチーム報告.
https://www.mhlw.go.jp/content/000780549.pdf［2022/4/1 閲覧］

5）児童虐待とその背景

（1）児童虐待を取り巻く社会的背景

●家族の多様化

核家族世帯数の経年変化を追うと，約 50 年前（1970 年）には 17,028 世帯であったのが，2019 年には 30,973 世帯と約 1.8 倍に増加している[1]．核家族化と同時に単独世帯の数も急速に増加しており，1970 年は 5,542 世帯だったのが，2019 年は 14,907 世帯となり，50 年で約 2.7 倍増加している[1]．結婚せずに単身で生涯を過ごす人，高齢期になり配偶者と離婚，もしくは先立たれて単身生活に戻る人などが増えている．その他にも家族の形態は多様化しており，結婚しても子どもをもたない人，離婚してひとりで子どもを育てる人（母子家庭・父子家庭），再婚して血縁関係のない 2 つの家族がひとつの世帯となる場合など，さまざまな価値観のもと，それぞれの家庭を形成している．子育て世代に目を向けると，女性の社会進出が進み，いままで家で専業主婦として家事・育児を一手に担ってきた女性が家事・育児に加えて仕事も担うことになり，ますます地域で過ごす時間が減り，地域とのつながりが薄くなっている．家族が地域から孤立し，親たちの子育て不安が高まっている．親の行き場のない不安は家庭内の一番弱い立場にある「子ども」に向けられ，それは時に「体罰」や「虐待」という形で現れる．

●子どもの貧困

高度経済成長期を経て，一定の生活水準を維持できるようになった一方で社会における経済格差は広がり，そのしわ寄せが子どもにも及んでいる．わが国は OECD 諸国のなかでも相対的貧困率が高い．「貧困」には「絶対的貧困」と「相対的貧困」がある．絶対的貧困とは人間として最低限の生活を維持することが困難な状況を指す．たとえば飢餓状態にあったり，必要な医療を受けたりすることができないといった状況を意味する．一方，相対的貧困はその国の文化水準，生活水準と比較して困窮した状態を指す．「相対的貧困率」は世帯の年間の手取り所得が，全世帯の中間の値の半分（約 130 万円）に満たない者の割合である．2019 年の国民生活基礎調査によると，OECD の所得定義の新基準をもとに算出した結果，わが国における「相対的貧困率」は 15.7％，18 歳未満の子どものいる世帯の相対的貧困率は 14.0％であり，7 人に 1 人が貧困状態にあるといえる[2]．相対的貧困下にある子どもは社会で多くの人が享受している「標準的な生活」を送ることに支障が出てくる．たとえば，金銭的な理由で大学進学を断念したり，家計を支えるために毎日アルバイトを行い，勉強に割く時間がなかったりするといった状況が起こる．近年，そういった貧困下にある子どもたちを支える動きが活発になり，食べることに困っている子どもをはじめ，その家族に食事を提供する場所として「こども食堂」が地域に増えてきている．成長期における子どもにとって適切な栄養を摂取することは言うまでもなく重要であり，こども食堂は栄養摂取の場であると同時に，家に居づらい子どもにとっての居場所ともなっている．そして，2020 年 1 月から流行の始まった新型コロナウイルス感染拡大を受け，親の経済状況はダイレクトに子どもの食生活に影響している．厚生労働省が 2021 年に実施した調査では，世帯所得の少ない集団や自身の食生活の状況が悪くなったとする

集団で栄養・食生活に問題が生じ，栄養格差が広がっている可能性が示唆された[3]．こういった状況を受け，今後ますます地域におけるこども食堂が担う役割の重要性が増加することが予測される．

●しつけと体罰

児童虐待の防止等に関する法律（以下，児童虐待防止法）が2020年に改正され，家庭内での体罰が禁止されたが，いまだに体罰容認論は根強く存在し，家庭内でのしつけと称した体罰などが虐待へ発展し，死に至るケースが後を絶たない．公益社団法人 セーブ・ザ・チルドレン・ジャパンの行った「子どものしつけにおける体罰等に関する調査」によると，体罰を容認する大人が，前回調査時（2017年）では約6割であったのが，2021年の調査では約4割まで減少していた．体罰が虐待につながる事例を見聞きしたこと，体罰などが子どもの成長・発達にもたらす影響などを知ったことがおもな理由としてあげられた[4]．

しつけとは「子どもの自己調節機能の形成を促進するための養育者の行為」であり[5]，体罰などとは「身体に何らかの苦痛を与え，又は不快感を意図的にもたらす行為（罰）」[6]と示されている．体罰などによってもたらされた恐怖や苦痛が子どもを凍りつかせ，一時的に子どもは親の指示に従ってもそれによって子どもの自己調節機能が促進されているわけではない[5]．したがって，しつけと体罰などはまったく別次元のものでありしつけと称して体罰などを行うこと自体が間違っていることを認識しておくことが重要である．

1979年に世界ではじめてスウェーデンが家庭内における体罰禁止を法律で規定して以来，42年が経ち，スウェーデンに続いて法律で体罰を禁止している国は2021年現在，世界で63カ国に達する[7]．これらの国々においては法律制定後，国をあげて体罰禁止に関する啓発が行われた[8]．法律が制定されて数年後から数十年後時点での親の体罰に対する意識を調査したところ，有意に体罰容認意識が低下していることが確認されている[8]．わが国でも，法律で家庭内における体罰が禁止されたことを受け，今後の児童虐待発生数の変化を注視していく必要がある．

(2)児童虐待の発生状況

児童虐待防止法が2000年に制定されてから20年あまりが経つが，児童相談所が受理する児童虐待相談件数は減少することなく増加の一途をたどっている．2000年には17,725件であった相談件数が2020年には205,029件と約11.5倍となっている（図3-19）[9]．児童虐待防止法施行以降，社会における虐待の認識や対策は進んできているが，いまだ児童虐待によって子どもの生命が奪われるという重大事件は後を絶たない．そこに加えて，2020年1月から新型コロナウイルス感染が拡大しはじめ，地域における子どもに対する見守りの頻度が減少することで，虐待の発見の遅れが危惧されている．こういった社会情勢が，今後の児童虐待相談件数にどのような影響を及ぼすか注視が必要である．

2020年においては，被虐待者の年齢別対応件数では，「小学生」が最も多く70,111件，次いで「3歳～学齢期」が52,601件，「0～3歳未満」が39,658件と続く[10]．また，2020年における，おもな虐待者は「実母」が47.4％と最も高く，次いで「実父」が41.3％である（図3-20）[10]．2011年と比べると「実母」による虐待は11.8％減少し，その分，「実父」による虐待が14.1％増加している[11]．虐待による死亡事例数（心中による虐待死を除く）は2003年から2019年において，若干のデータのばらつきがあるものの，近年は

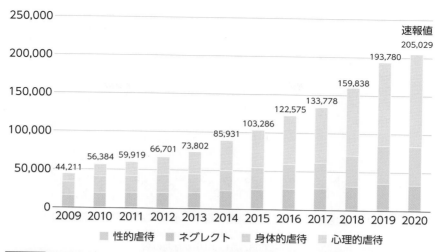

図 3-19 児童相談所における「種類別」児童虐待相談対応件数の推移

（厚生労働省：令和 2 年度　児童相談所での児童虐待相談対応件数（速報値）をもとに著者が作成）

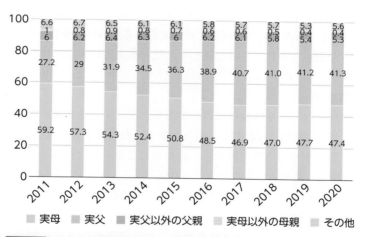

図 3-20 児童虐待相談のおもな虐待者別構成割合

（厚生労働省：令和 2 年度福祉行政報告例の概況および厚生労働省：平成 27 年度福祉行政報告例の概況をもとに著者が作成）

年間 50 件前後で推移している（**図 3-21**）[12]．

（3）児童虐待の種類

　児童虐待とは，親や親に代わる養育者などが子ども（18 歳未満の者）に対して行う行為で，一般的に「心理的虐待」「身体的虐待」「ネグレクト」「性的虐待」の 4 つに分類される．

●心理的虐待

　児童虐待防止法では，心理的虐待とは「児童に対する著しい暴言又は著しく拒絶的な対

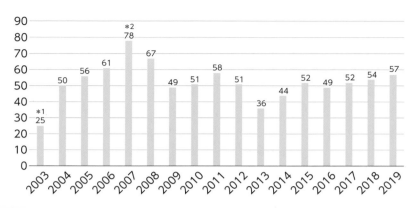

図 3-21　児童虐待による死亡事例数の推移（心中による虐待死を除く）

＊1　2003 年は 2003.7.1〜2003.12.31 の 6 カ月間の数
＊2　2007 年は 2007.1.1〜2008.3.31 の 15 カ月間の数
（厚生労働省：子ども虐待による死亡事例等の検証結果（第 17 次報告）をもとに著者が作成）

応，児童が同居する家庭における配偶者に対する暴力，その他の児童に著しい心理的外傷を与える言動を行う」と定義されている．配偶者への DV（ドメスティックバイオレンス）を目の前で見せられた場合も心理的虐待ととらえる．身体的虐待などと比べると目に見えにくいという点から発見するのが難しく，精神的発達に大きな影響を及ぼす可能性がある．

●**身体的虐待**

身体的虐待とは「児童の身体に外傷が生じ，又は生じるおそれのある暴行を加えること」と定義され，具体的には殴る，蹴る，叩く，投げ落とす，激しく揺さぶる，やけどを負わせる，溺れさせる，首を絞める，縄などにより一室に拘束するなどがそれに相当する．他の虐待より外見的に発見しやすい特徴がある．以下にあげる点に留意し，虐待が疑われる場合は早期に対応を開始しなければ死に至ることもあるため注意が必要である．

・新旧の外傷が混在している
・転んだりして起こる外傷とは異なり，衣服で隠れた部位に傷が多発している（図3-22）[13]
・通常では考えられないような箇所に創傷が認められる（乳幼児の肋骨・大腿骨・頭蓋骨折，乳幼児揺さぶられ症候群など）

●**ネグレクト**

ネグレクトとは「児童の心身の正常な発達を妨げるような著しい減食又は長時間の放置，保護者以外の同居人による心理的虐待や身体的虐待，性的虐待と同様の行為の放置その他の保護者としての監護を著しく怠ること」と定義されている．具体的には家に閉じ込める，食事を与えない，ひどく不潔にする，自動車の中に放置する，重い病気になっても病院に連れて行かないなどが含まれる．ネグレクトも身体的虐待同様，発見が遅れると死に至るケースもあるため，早期発見・早期対応が重要である．

項　　目		虐待の可能性が高い		
皮膚損傷	挫傷	多発性 新旧混在 不自然な分布 感染合併	手形・物の形	挫傷・熱傷の存在部位
	熱傷		辺縁明瞭で深い	
頭部損傷	頭蓋内出血	硬膜下血腫，新旧血腫の併存		
	頭蓋骨骨折	多発性，両側性，骨折線離開 頭頂部陥没		
骨折	部位	骨幹端骨折，肋骨・棘突起骨折 胸骨骨折，肩甲骨骨折		
	形態	らせん状骨折，鉛管骨折		
	年齢	2歳未満		
その他		CPA-OA 治療奏功しない慢性頭痛・腹痛等		■ 虐待の可能性が高い ■ 虐待の可能性は低い ＊被服部位，手背，足底，大腿内側に存在した場合も 　虐待を考慮

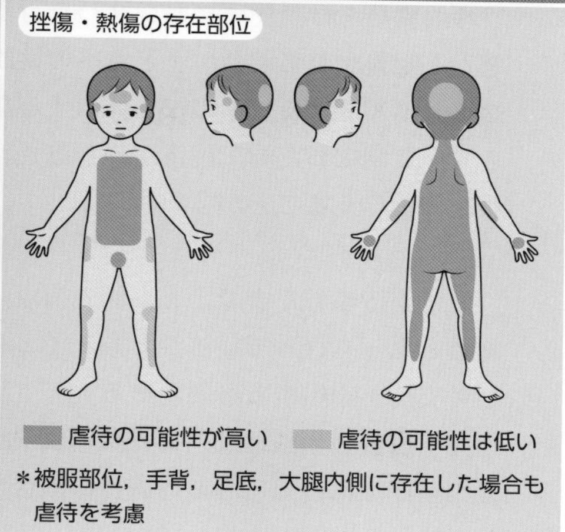

図 3-22　身体症状や部位と虐待の可能性

（奥山眞紀子・他：一般医療機関における子ども虐待初期対応ガイド．厚生労働科学研究虐待対応連携における医療機関の役割（予防，医学的アセスメントなど）に関する研究．）

TOPIC　乳幼児揺さぶられ症候群

　乳幼児揺さぶられ症候群というのは，周りからみれば「あんなことをしたら，子どもが危険だ」とだれもが思うほどに激しく，乳幼児が揺さぶられたときに起こる重症の頭部損傷のことである．乳幼児は頭が重たくて頸の筋肉が弱いので，揺さぶられたときに頭を自分の力で支えることができない．その結果，速く強く揺さぶられると，頭蓋骨の内側に脳が何度も打ちつけられて，脳は損傷を受け，命を落とす乳幼児は少なくない．また，乳幼児揺さぶられ症候群の結果，命が助かっても次のような症状を起こすこともある．

・脳の周りの出血（硬膜下血腫など）や脳の中の出血
・失明，視力障害
・言葉の遅れ，学習の障害
・後遺症としてのけいれん発作
・脳損傷，知的障害
・脳性麻痺

（日本小児科学会：乳幼児揺さぶられ症候群防止パンフレット[14]）

●性的虐待

性的虐待とは「児童にわいせつな行為をすること又は児童にわいせつな行為をさせること」と定義されており，子どもへの性的行為，性的行為を見せる，性器を触るまたは触らせる，ポルノグラフィの被写体にするなどが含まれる．子ども自身が被害に気がついておらず，長期にわたって虐待が繰り返されている場合もあり，その後の子どもの人生に大きな影響を与えることが多い．

児童虐待はあくまで子ども側の視点に立ってとらえることが重要である．親がしつけのためと思って行っていることも，子どもにとってそれが有害な事象であればそれは虐待として支援を開始する必要がある．

児童虐待の相談種別対応件数は図 3-19 に示した通りである．近年の特徴として，全体の相談件数に占める心理的虐待の割合が，2010 年は 26.7％であったのに対し，2020 年は 59.2％と倍以上に増加している[9]．この背景として児童が同居する家庭における配偶者に対する暴力がある事案（面前 DV）について警察からの通告が増加していることが一因と考えられている[15]．

(4) 児童虐待発生要因

児童虐待はさまざまな要因のもと発生している（表 3-12）[16]．とくに近年では地域社会の関係希薄化，孤立して育児を行っている家庭の増加，家庭内の事情・課題も多様化してきており，児童虐待の発生要因も複雑化している．

表 3-12 児童虐待に至るおそれのある要因（リスク要因）

保護者側の リスク要因	① 妊娠そのものを受容することが困難（望まぬ妊娠，10 代の妊娠） ② 子どもへの愛着形成が十分に行われていない（妊娠中に早産など何らかの問題が発生したことで胎児への受容に影響があったり，長期入院をしていたりする場合など）． ③ マタニティーブルーズや産後うつ病など精神的に不安定な状況 ④ 元来性格が攻撃的・衝動的 ⑤ 医療につながっていない精神障害，知的障害，慢性疾患，アルコール依存，薬物依存 ⑥ 被虐待経験 ⑦ 育児に対する不安やストレス（保護者が未熟等）　　　　　　　　　　　　　　など
子ども側の リスク要因	① 乳児期の子ども ② 未熟児 ③ 障害児 ④ 何らかの育てにくさをもっている子ども　　　　　　　　　　　　　　　　　　　など
養育環境の リスク要因	① 未婚を含む単身家庭 ② 内縁者や同居人がいる家庭 ③ 子連れの再婚家庭 ④ 夫婦関係をはじめ人間関係に問題を抱える家庭 ⑤ 転居を繰り返す家庭 ⑥ 親族や地域社会から孤立した家庭 ⑦ 生計者の失業や転職の繰り返しなどで経済不安のある家庭 ⑧ 夫婦不和，配偶者からの暴力など不安定な状況にある家庭 ⑨ 定期的な健康診査を受診しない　　　　　　　　　　　　　　　　　　　　　　など

（厚生労働省：子ども虐待対応の手引き　第 2 章．より）

(5) 児童虐待が与える悪影響

　児童虐待は早期発見・早期対応が重要であるが，対応が遅れ，激しい虐待が継続した場合，子どもの脳へ大きな影響を与えるという研究結果が出ている[17]．言葉による虐待（暴言虐待）による「聴覚野の肥大」，両親の家庭内暴力（DV）目撃による「視覚野の萎縮」，厳格な体罰による「前頭前野の萎縮」などが起こることがわかっている．こういった脳の箇所は感情や気分のコントロールをつかさどっており，ひとつのことに集中できなかったり，感情をうまく表現できなくなったりする傾向があり，精神的な問題を引き起こしやすい．被虐待児は，他者とアタッチメント（愛着）を形成することが難しく，身体的・精神的にさまざまな課題を背負っており，生涯にわたって深刻な影響が続く可能性がある．

(6) 児童虐待防止の取り組み

●児童虐待の発生予防と早期発見

　表3-12のリスク要因をみてもわかるように，虐待が起こる背景にはさまざまな問題が隠れている．児童虐待の発生予防方法は，感染症のように原因と結果が明らかで発生経路をたどって予防につなげるという方法とは質的に異なる[18]．そのため，児童虐待に至るリスクの高い家庭をいかに早く発見し，関係機関と連携しながら支援を開始するかが重要である．「予防」という点ではリスクの高い家庭のみにかかわるのではなく，「児童虐待は，どこでも，いつでも，だれにでも発生する」ということを念頭に，まったく問題のない家庭も含めて全戸的にサポート体制を構築していくことが重要である．これらのことから，国は，妊娠期から子育て期に至るまでの多様なニーズに対応するため，総合的相談支援を提供するワンストップ型の支援システム（子育て世代包括支援センター）を確立しようとしている．

●妊娠期からのかかわり強化

　妊娠がわかり，妊婦が母子健康手帳を受け取りに市区町村に行った際，最初に面談をするのは看護職である．その後，妊婦健診を受診しながら出産まで過ごす妊婦と接する機会が多いのも看護職である．看護職者には，女性と女性を取り巻く家族全体の生活実態を把握し，アセスメントすることが求められ，支援が必要な際は，妊婦とその家族を支えるため，地域の諸機関と連携する必要がある．

●子育て支援の充実

　児童虐待の予防と早期発見に努めることは重要であり，それに対して看護職の果たす役割は大きい．わが国では母子保健法で乳幼児健診の実施が定められており，これはすべての乳幼児が対象である．そこでは，疾病の早期発見や虐待の早期発見，また保護者から育児における相談を受ける場としてもたいへん重要な機会として位置づけられている．各自治体における乳幼児健診受診率はおおむね9割前後で推移[19]しており，これはつまり，地域にいる約9割の親に健診の場で出会えることになる．健診の場以外には，地域の子育て支援センター，学童クラブ，こども園などで開催される子育て広場，ファミリーサポート，NPO法人が実施する子育てに関するイベントなど，地域には数多くの子育て支援の場があり，看護職をはじめ，多くの職種がそこに従事している．また，近年はペアレント・トレーニングも充実してきており，地域のさまざまな資源を活用し，親の育児不安の発生予防に努めることが重要である．一方で，こういった地域に開放されている子育て支援を積極的に利用しない（できない）親がいるのも忘れてはならない．そういった親た

ちのなかにも潜在的虐待リスクを抱える人たちが一定数いることを考えると，こういった親たちと出会える機会を大切にし，家庭における子育て状況を積極的に確認していくことが看護職者には求められる．とくに子育て中の約9割の親に出会える乳幼児健診の場は重要である．健診の場で，親から子育ての話を聴くなかで子育てに対する「しんどさ」が語られることも少なくない．その他にも家庭における育児方針などを聴くと「しつけのためには体罰は必要」という考え方をもっている，いわゆる体罰容認派の親も一定数いる．こういった傾向は虐待リスクにつながる可能性があるため注意が必要である．また，外来（救急/一般）などでも子どもを抱えた親が普段の育児に疲れ切った表情をみせるときなどは，看護師の積極的な声かけなどの介入が，母親の育児に対するつらさを引き出すことにつながることもある．地域の子育て支援の場を利用せず，地域から孤立しがちな親子に関しては，地域で出会ったときに看護職者が積極的に声をかけることで，彼らのSOSを拾い上げることにつながる可能性がある．

●関係機関との連携

児童虐待への対応は，都道府県（児童相談所），市町村間の連携はもちろんのこと，福祉事務所，発達障害者支援センター，児童福祉施設，里親，児童委員，児童家庭支援センター，配偶者暴力相談支援センター，社会福祉協議会など，福祉分野の機関だけでなく，保健所，市町村保健センター，精神保健福祉センター，医療機関，学校，教育委員会，警

TOPIC　ペアレント・トレーニング

ペアレント・トレーニングとは「保護者や養育者の方を対象に行動理論の技法の学習，ロールプレイ，ホームワークといったプログラムを通して，保護者や養育者のかかわり方や心理的ストレスの改善，子どもの発達促進や不適切な行動の改善を目指す家族支援のアプローチのひとつ」[20]である．1970年代から米国を中心に発達障害をもつ親子を対象にして開発された．わが国でも1990年代からペアレント・トレーニングが導入されはじめ，現在では発達障害を抱える親子だけでなく，児童虐待や子育て支援の分野も含めて多様なペアレント・トレーニングが行われるようになってきている[21]．厚生労働省の「発達障害児者及び家族支援事業」においても，都道府県・市町村にてペアレント・トレーニング事業を実施していくことが強く推進されている[22]．

さまざまな種類のペアレント・トレーニングが存在するが，多くはグループ（4〜8人）での実施が推奨されている．実施回数は複数回（多くは全5回以上）で1回の実施時間は参加者数にもよるが，90〜120分が目安といわれている．グループでペアレント・トレーニングを実施するメリットは，複数のアイデアが出て，メンバー同士，スタッフも交えて，共感したり，フィードバックしたりできることである．それらを通じて普段の自分の子どもへのかかわり方を振り返り，トレーニング終了後，自宅に戻ってからすぐに日常生活で実践できる[21]．

ペアレント・トレーニングを通じて子どもへのかかわり方が変わり，親のいらいらが減少することが，親子のよりよい関係性を育み，最終的に体罰のない子育てにつながっていくことが期待される．

察，民間団体など，さまざまな分野と連携を図ることが重要である．一言で「連携」と言ってもたやすいことではなく，現場レベルで要保護児童の適切な保護を図るため，関係機関などにより構成されているのが「要保護児童対策地域協議会」である．要保護児童およびその保護者に関する情報などの交換や要保護児童などに対する支援内容の協議を行うことを目的としている[23]．いざ支援を必要としている家庭に遭遇した場合に，看護職者が，こういった関係機関と円滑な連携を図ることが重要である．そして，これらの機関の機能や仕組みおよび関連制度などについて事前に的確に把握していることが，早期からの対応に結びついていく．

〈文献〉

1) 母子愛育会愛育研究所（2021）：日本子ども資料年鑑．中央出版，p72.
2) 厚生労働省（2019）：国民生活基礎調査 Ⅱ 各種世帯の所得等の状況．
   https://www.mhlw.go.jp/toukei/saikin/hw/k-tyosa/k-tyosa19/dl/03.pdf［2021/12/4 閲覧］
3) 社会保険実務研究所（2021）：週刊保健衛生ニュース，（2127）2-10.
4) セーブ・ザ・チルドレン・ジャパン（2021）：子どもの体やこころを傷つける罰のない社会を目指して．
   https://www.savechildren.or.jp/news/publications/download/php_report202103.pdf［2022/1/4 閲覧］
5) 西澤 哲（2020）：混乱する『しつけ』―西欧文化と日本文化における体罰をめぐって―．子どもの虐待とネグレクト，22(1)：43-49.
6) 厚生労働省（2020）：体罰等によらない子育てのために～みんなで育児を支える社会に～．
   https://www.mhlw.go.jp/content/11920000/minnadekosodate.pdf［2022/1/4 閲覧］
7) End Corporal Punishment：Progress.
   https://endcorporalpunishment.org/countdown/［2022/9/12 閲覧］
8) Therese K, et al.（2020）：Child physical abuse, declining trend in prevalence over 10 years in Sweden. Acta Paediatrica, 109：1400-1408.
9) 厚生労働省（2021）：令和2年度 児童相談所での児童虐待相談対応件数（速報値）．
   https://www.mhlw.go.jp/content/000863297.pdf［2021/12/4 閲覧］
10) 厚生労働省（2021）：令和2年度福祉行政報告例の概況 結果の概要．
   https://www.mhlw.go.jp/toukei/saikin/hw/gyousei/20/dl/kekka_gaiyo.pdf［2021/12/4 閲覧］
11) 厚生労働省（2016）：平成27年度福祉行政報告例の概況 結果の概要．
   https://www.mhlw.go.jp/toukei/saikin/hw/gyousei/15/dl/kekka_gaiyo.pdf［2021/12/4 日閲覧］
12) 厚生労働省（2021）：子ども虐待による死亡事例等の検証結果等について（第17次報告）5 個別調査票による死亡事例の調査結果．
   https://www.mhlw.go.jp/content/11900000/000822364.pdf［2021/12/4 閲覧］
13) 奥山眞紀子・他：一般医療機関における子ども虐待初期対応ガイド．厚生労働科学研究虐待対応連携における医療機関の役割（予防，医学的アセスメントなど）に関する研究．
14) 日本小児科学会：乳幼児揺さぶられ症候群防止パンフレット．
   https://www.jpeds.or.jp/uploads/files/070815_shaken.pdf［2021/12/4 閲覧］
15) 厚生労働省（2018）：平成29年度 児童相談所での児童虐待相談対応件数（速報値）．
   https://www.mhlw.go.jp/content/11901000/000348313.pdf［2022/11/6 閲覧］
16) 厚生労働省（2007）：子ども虐待対応の手引き 第2章 発生予防．
   https://www.mhlw.go.jp/bunya/kodomo/dv12/02.html［2021/12/4 閲覧］
17) 友田明美（2017）：児童虐待が児の脳発育に及ぼす影響．周産期医学，47(5)：653-660.
18) 上田玲子（2021）：家庭と地域の連携でめざす子ども虐待予防―新しい実践ストラテジ―．ミネルヴァ書房，p1.
19) 厚生労働省（2019）：令和元年度地域保健・健康増進事業報告の概況．
   https://www.mhlw.go.jp/toukei/saikin/hw/c-hoken/19/dl/R01gaikyo.pdf［2022/3/20 閲覧］
20) 日本ペアレント・トレーニング研究会：ペアレント・トレーニングとは．
   https://parent-training.jp/about.html［2022/3/20 閲覧］
21) 岩坂英巳（2021）：困っている子をほめて育てる ペアレント・トレーニングガイドブック．じほう，pp.3，4，63-67.
22) 厚生労働省（2019）：平成30年版厚生労働白書―障害や病気などと向き合い，全ての人が活躍でき

る社会に─　障害者支援の総合的な推進.
https://www.mhlw.go.jp/wp/hakusyo/kousei/18/dl/2-09.pdf［2022/3/20 閲覧］
23）厚生労働省（2007）：子ども虐待対応の手引き　第 11 章　関係機関との連携の実際.
https://www.mhlw.go.jp/bunya/kodomo/dv12/11.html［2021/12/4 閲覧］

3 小児と家族へのヘルスプロモーションと健康教育

1）ヘルスプロモーションとは

　ヘルスプロモーションとは，WHO により 1986 年にカナダのオタワ憲章にて提唱され，その後，2005 年にバンコク憲章でも再提唱された健康戦略で，QOL（Quality of Life；生活の質）の向上を目標にした健康増進のための一連の活動を指す．具体的には，①一人ひとりが自ら健康増進や病気の予防，病気や障害をコントロールする力を高めること，②人びとの健康を支援する環境づくりを行うこと，を 2 本の柱として展開している[1]．わが国では，2000 年からの「健康日本 21（第 1 次）」と，これに続く 2013 年からの「健康日本 21（第 2 次）」が戦略的ヘルスプロモーションとして実施されている．

2）子どもと家族のヘルスプロモーション

　現代社会における子どもと家族は，少子化・核家族化の進行により，幅広い人間関係のなかでの社会性やコミュニケーション能力の低下，相互扶助機能の低下，養育機能の低下など，共同社会の組織的なつながりが損なわれる傾向にあることが懸念されている．また，急速な都市化や情報化により，物質的に豊かで快適な社会環境や多くの情報に囲まれた環境は，子どものライフスタイルに変化をもたらし，便利になった反面，体力・運動能力の低下や小児期からの生活習慣病など健康に重大な影響を与えつつある．さらに，近年のわが国における子どもの貧困率の上昇は，経済格差，教育格差の拡大，ひいては子どもの健康格差の拡大につながる可能性がある[2]．

　このように子どものライフスタイルや健康は，子どもを取り巻く環境と，家庭，地域社会（コミュニティ），学校，親の職場，国などのあり方に強く規定されていることから，これらの関係機関が連携し，適切な役割分担を行いながら，社会全体で子どもの心身の健康づくりを推進していく必要がある．日本学術会議[3]では，わが国の子どものヘルスプロモーションを推進するための方策として，①健康的公共政策の推進と体制の整備を行う，②健康に関する支援的環境を創造する，③健康のための社会的ネットワークと地域活動の強化を図る，④子どもが自らの健康をコントロールする個人的スキルや能力を強化する，⑤健康開発のための研究とその組織づくりを推進する，⑥学校を核とした地域のヘルスプロモーションを推進する，という 6 つをあげている．子どもと家族のヘルスプロモーションの概念図を図 3-23 に，関連する法や制度を表 3-13 に示した．

　ヘルスプロモーションの主体は，地域で生活する個人である．子どものヘルスプロモーションについて具体的に取り組むには，子どもの健やかな成長・発達につながる健康づくりの土台となる乳幼児期の子どもへのかかわりが大切であるといえる．子どもが自らの手で健康を守るという意識を培っていくのである．また，乳幼児期の子どもを育てているの

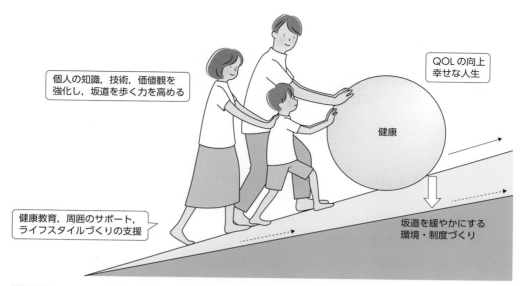

個人の知識，技術，価値観を
強化し，坂道を歩く力を高める

QOL の向上
幸せな人生

健康

健康教育，周囲のサポート，
ライフスタイルづくりの支援

坂道を緩やかにする
環境・制度づくり

図 3-23 子どもと家族のヘルスプロモーション
（日本ヘルスプロモーション学会：ヘルスプロモーション活動の概念図．（http://plaza.umin.ac.jp/〜jshp-gakkai/intro.html）をもとに著者作成）

表 3-13 子どもと家族のヘルスプロモーションに関連する法や制度

法律・制度	年	内　　容
健やか親子 21	2001 年（第 1 次） 2015 年（第 2 次）	「すべての子どもが健やかに育つ社会」を目指し，母子の健康水準を向上させるための国民運動計画
食育基本法	2005 年	国民一人ひとりが食への意識を高め，健全な食生活で心身を培い，豊な人生を育むことを目的
学校保健安全法	1958 年 2009 年 4 月改題	学校における児童生徒の健康の保持増進を図るため，保健管理・安全管理に関し，必要な事項を定めたもの
次世代育成支援 対策推進法	2003 年時限立法 2014 年改正	急速な少子化の進行などをふまえ，次世代の社会を担う子どもが健やかに生まれ，かつ，育成される環境の整備を図る
成育基本法	2019 年	成育過程にある者およびその保護者，妊産婦に対し成育医療などを切れ目なく提供し，健やかな心身の成育を確保するために施策を総合的に推進することを目的

　は保護者（養育者）であることから，子どもの健やかな成長・発達に向け，保護者（養育者）への健康教育も重要となる．したがって，子どものヘルスプロモーションとは，子どもを含めた家族全体のヘルスプロモーションとして考えていく必要がある．
　保護者（養育者）が朝食を欠食する生活習慣をもっている家庭では，子どもも朝食を食べずに保育園や幼稚園で活動することになる．空腹で元気が出なかったり，機嫌が悪くなったりすることが予想される．あるいは，保護者（養育者）に偏食があった場合，子どもへの食事の提供にも偏りが生じ，好き嫌いにつながる．栄養の過不足により肥満ややせ

など身体発育に影響を及ぼす可能性がある．また，保護者（養育者）の就寝時間が遅い場合，子どもも影響を受け就寝時間が遅くなり，睡眠時間が短くなる，または，起床時間の遅延など，生活リズムの乱れにつながる．睡眠時間の不足は，成長ホルモンの分泌にも影響を及ぼし，免疫力や身体発育に影響を及ぼすと言われている[4]．

このように保護者（養育者）の生活のあり方が，子どもの健康に大きな影響を与えることになるのである．そのため家族も含めた健康教育が重要になる．

3）子どものセルフケア

セルフケアとは，自分にとって良好な状態を維持および高めたりするために自分で行う活動のことであり，ヘルスプロモーションの考え方のなかでは重要な要素である．子どものセルフケアは発達途上にあり，自分でセルフケアを十分に果たせない状態にある．そのため，保護者（養育者）が欠けているところや不十分なところを補って完全なものにする（補完する）ことが必要になる．

たとえば，新生児は，保護者（養育者）により多くが支えられている．乳児期になると心身の発達と学習により，セルフケア能力が増えていくが，まだ保護者（養育者）から補完されるセルフケアを必要としている．学童期は生活範囲の拡大とともに学習能力が増し，社会生活を送るうえでの基本的なセルフケア能力を獲得し，補完されるセルフケアは少なくなっていく[5]．図 3-24 では，子どものセルフケア能力を黄身部分，保護者（養育者）からの補完を白身部分とし，成長とともに子どものセルフケア能力が拡大していくことで，保護者（養育者）からの補完の必要な割合が少なくなっていく変化の様子を示している．また，子どものセルフケアは，子ども自身の状況やおかれた環境などにより，一時的に停滞や後退することが生じることも特徴である．そして，セルフケア能力の発達に遅れや障害がある場合は，子どもにとって補完される必要があるケアにより補完されなが

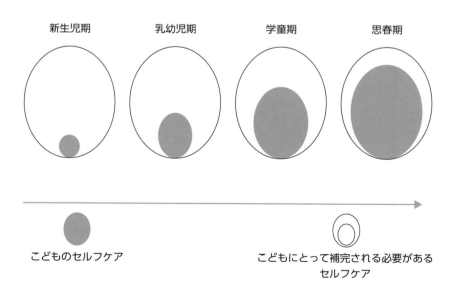

図 3-24 こどものセルフケアとこどもにとって補完される必要があるセルフケアとの関係
（片田範子（2019）：子どもセルフケア看護理論．第 1 版，医学書院，p48．）

ら，セルフケアの学習と能力の発達を続けるようになる．

4) 健康教育・患児教育

　看護の役割・機能は，対象者の健康と生活の調整を図り，人びとがその個人や家族にとってより健康な状態を目指すことを援助することである．そのなかのひとつである教育的援助活動は看護の役割として重要なものである．この教育的な援助活動の目指すところは，対象者が健康という問題に対して環境との調整を図り，自己決定し行動できるようになることである．

　小児看護領域では，健康教育・患児教育の対象は子どもとその家族である．その理由として，子どもは成長・発達の途上にありその後のライフスタイルに大きな影響を与える時期であること，またその家族は，子どもの健康の考え方や態度，行動に影響を与えることが大きいためである．看護者は子どものセルフケア能力と，補完される能力とのバランスをアセスメントし子どもに適した形で援助していくことが必要となる．

(1) 健康教育・患児教育のプロセス

　健康教育の目的は，①健康の意義の理解，②健康生活に対する意欲を高める，③健康生活の能力を高める，④健康生活を実践する，ことである．生涯を通じて自らの健康を保持・増進する，健康教育はそれを実現するための教育であるということになる[6]．また，患児教育とは，患児が病気の治療と社会生活（学校生活）の回復のために，必要な知識を獲得し，回復に必要な能力を身につけること，および自ら病気の治療と回復に積極的に取り組む態度と実行力を身につけることを援助することである．

　健康教育・患児教育は，系統的にアプローチされていくものであり，看護過程と類似したプロセスをたどる（図 3-25）．

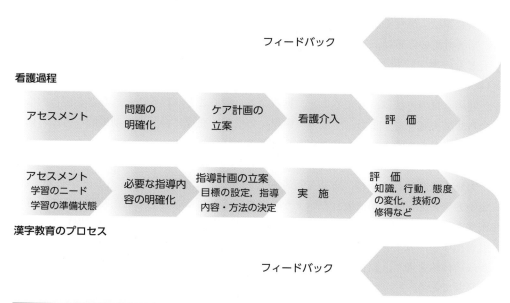

図 3-25 看護過程と患児教育のプロセス

（岡田洋子（2001）：小児看護　2小児の主要症状とケア技術．医歯薬出版，p225．）

表3-14 アセスメントの視点

アセスメントの視点	
学習のニード	対象者が知りたいと思っていること 現在の健康状態，疾病の段階，状態 健康や疾病に対する考え方，価値観
学習の準備状態	成長・発達段階：身体能力，認知・思考，言語，情緒的，社会的動機づけ 過去の経験 ライフスタイル 家族のライフスタイル 家族の健康や疾病に対する考え，信念 本人および家族の社会文化的，宗教的背景 医療者への態度，思い

（岡田洋子（2001）：小児看護　２小児の主要症状とケア技術．医歯薬出版，p228．）

● **アセスメント**

アセスメントは，子どもが自分の健康や身体に起こっていることなど何を知りたいと思っているのかという学習のニードに関することと，学習者の学習の準備状態を明らかにしていく段階である．子どもの病気の理解は認知発達段階によるところが大きいことから，特徴を知り，それぞれに適したかかわりをする．また，学習を進めていくうえで身体的・知的・心理情緒的な状態がどのような状況にあるかを明らかにすることも必要である（表3-14）．

● **指導計画**

アセスメントの結果，学習目標を明らかにする．そのときの学ぶ時間や必要度，子ども（患児）や家族の関心も含め，①認知領域：知識の学び，②精神運動領域：技術の習得，③情意領域：態度や価値観の変化，などから考える．

指導計画の内容は，①単純なものから複雑なものへ，②過去の経験に基づいたもの，③子どもの集中時間などを考慮し，タイミングも考える，④一度に多くのことを行わない（新しい情報は間隔をおく），ということを考慮する．

健康教育の方法は，考えること，見ること，聞くこと，行うこと，などを複合的に組み合わせて実施する．また，子ども（患児）の成長・発達に合わせた効果的な方法は何かという視点からも考えていく必要がある（表3-15）．

● **実施**

実施する際には，いつ，どこで行うかということに十分に配慮することが必要である．集中力や興味・関心が拡散しないような場を設定し，ゆとりをもった時間があるときに実施することが大切である．また，よかったところを認めるなど子ども（患児）のやる気を引き出すようなかかわりを大切にする．実施中の言動や進め方に配慮し，子ども（患児）が成功体験を通し，自己効力（セルフ・エフィカシー）を強めるような働きかけ方の工夫も必要である．

● **評価**

評価は，学ぶ内容（認知，精神運動，情意領域）が目標からみてどうであったかをアセ

表 3-15 各時期のおもな学習方法と使用される教材

	学習方法	使用されるもの
幼児期 （就学前）	人形遊び 器械，器具に実際に触れる 話を作る，話を聞く 工作など自分でしてみる，作ってみる 見学ツアー	人形，指人形 実際の診療，検査器具 絵本，絵カード，紙芝居 ビデオなど視聴覚教材 ゲーム，パズル形式のもの 玩具，ぬり絵，フィンガーペイント
学童期	器械，器具に実際に触れる 簡単なデモンストレーション，実技 ロールプレイ 話を聞く，映画，ビデオを見る グループ学習	人形 本，パンフレット，リーフレット ビデオなどの視聴覚教材 実際の診療，検査器具 ゲーム，パズル形式のもの
思春期	話を聞く 映画，ビデオを見る デモンストレーション，実技 ロールプレイ グループ学習，ディスカッション 体験の分かち合いのようなセッションの参加	身体モデル，図 本，パンフレット，リーフレット ビデオなどの視聴覚教材 実際の診療，検査器具 ゲーム，パズル形式のもの

（岡田洋子（2001）：小児看護　2 小児の主要症状とケア技術．医歯薬出版，p230．）

スメントすることをいう．子ども（患児）に質問を繰り返したり，技術は実際に行う場面を観察したりすることを通し習得状況を確認していく．不十分と思われる点は，繰り返し説明したり，実施場面を設けたりするなどフィードバックすることになる．態度や価値観に関する評価は，子ども（患児）や家族の言動や反応，行動の変化などから判断するが，長期的展望でみていくことが大切になる．

　また，看護者が計画，実施した健康教育・患児教育そのものについて，目標の設定や内容，方法の選択，教材の用い方，実施時間，場所などについて子ども（患児）と家族の反応や理解度，習得状況の結果などからも評価を行うことも必要であり，健康教育・患児教育が継続されている場合は修正し，フィードバックしていくことが重要である．

〈文献〉

1）八重垣　健，吉田貴彦（2008）：子どものヘルスプロモーション 食育と健康支援．医歯薬出版，pp2-16.
2）秋山千枝子・他（2021）：グランドデザインから考える小児保健ガイドブック．診断と治療社，pp2-18.
3）日本学術会議 健康・生活科学委員会 子どもの健康分科会（2010）：日本の子どものヘルスプロモーション報告書．https://www.scj.go.jp/ja/info/kohyo/pdf/kohyo-21-h99-1.pdf
4）倉石哲也，伊藤嘉余子（2018）：子どもの保健．ミネルヴァ書房，pp2-10.
5）片田範子（2019）子どもセルフケア看護理論．医学書院，pp2-73.
6）宮坂忠夫・他（2021）：最新保健学講座別巻1　健康教育論．メジカルフレンド社，pp2-84.

4 子どもの不慮の事故

1）子どもの特性

（1）身体の特性

　子どもは月齢・年齢が小さいほど，頭部の割合が大きく，身体のバランスを崩しやすい．また，急激な成長・発達の過程にあり，昨日まで寝返りできなかった6カ月の乳児がある日，寝返りができるようになる．8カ月頃には，はいはいを始め，やがてひとり歩きができるようになる．そこから驚くほどのスピードで運動能力も発達し，行動範囲が広がっていく．しかし，その行動力に認知・判断力が追いつかないのが子どもの特徴である．運動機能が発達するにつれ，大人が思いもよらない行動をとり，それが「事故」につながることがある．

（2）こころの特性

　乳児期は，泣くことで欲求を訴え，親から養護を受けることで，親への信頼や依存心が生まれる．その後も知能や情緒は，周囲との相互作用のなかで発達し，自我も芽生えていく．何にでも興味をもち，何でも自分で試したいという好奇心が先立つ．しかし，経験値も低く，まだ危険を予測して行動することはできない．そのため「事故」につながりやすい．

2）わが国における不慮の事故の特徴

　2020年の死因では，不慮の事故は1〜19歳までの小児死亡原因の2〜3位を占めている（p28 表 3-1 参照）[1]．全死亡数と比較するとおおよそ1〜4歳での23.6％，5〜9歳は26.3％，10〜14歳26.8％，15〜19歳28.1％が不慮の事故による死亡である．国際比較では，乳児死亡率は低いにもかかわらず，1歳以降の不慮の事故による死亡率は先進国のなかでも高い値を示している．

3）事故の種類（図 3-26）

（1）窒息

　窒息とは，気道のどこかが，何らかの原因で閉塞し，呼吸ができなくなった状態である．0歳児では，不慮の事故は死因の第5位であるが，2019年の年齢階級別にみた不慮の事故による死亡状況では，「窒息」が事故死の78.2％を占めている（表 3-16）[2]．原因としては，吐乳や誤飲，布団などによる機械的な窒息が圧倒的に多い．新生児は運動機能が未熟なため，腹臥位になると窒息することもある．また顔の上に何かが覆いかぶさっても払いのけられず窒息することもある．

（2）誤飲・誤嚥

　誤飲は，危険性を認識できない子どもが物質を誤って消化管に経口摂取することにより生じる．誤嚥は，同じく危険性を認識できない，あるいは嚥下機能が不完全な子どもが物質を誤って気道に吸引することにより生じる．日本中毒情報センターの報告によれば，子どもの事故のなかでも誤飲・誤嚥の頻度は高く，とくに手に触れたものを何でも口に入れる生後6カ月頃から5歳以下の乳幼児の頻度が高い[3]．子どもが興味をもつようなきれい

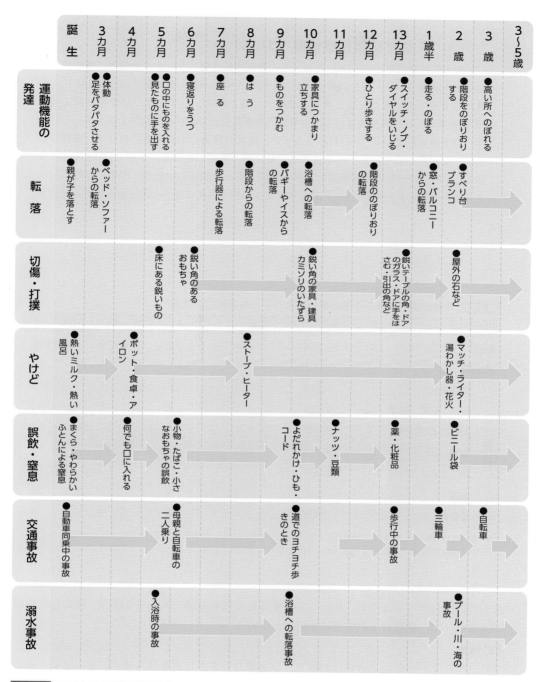

図 3-26 子どもの発達と事故例

（国立保健医療科学院：事故防止支援サイト～子どもに安全をプレゼント～．https://www.niph.go.jp/soshiki/shogai/jikoboshi/public/pdf/mono-checklist-all.pdf)

表 3-16 年齢階級別にみた不慮の事故による子どもの死亡の状況

		総数	0歳	1〜4	5〜14	15〜24
総数		39,184	78	72	109	515
死亡率		31.7	9	1.9	1.1	4.4
死亡数	交通事故	4,279	8	27	33	319
	転倒・転落・墜落	9,580	1	3	15	39
	溺死および溺水	7,690	3	14	36	61
	窒息	8,095	61	23	13	19
	煙，火および火災	1,004	―	―	2	11
	中毒	545	1	1	1	38
	その他	7,991	4	4	9	28

注　総数は年齢不詳も含む．0歳児の死亡率は出生10万対，他の年齢階級は人口10万対である．
（厚生労働統計協会（2021）：国民衛生の動向 2021/2022．p69．）

なもの，きらきらしたもの，いい匂いがするものなどを口に入れてしまう．摂取した異物の大きさ，形，構造により緊急性や処置が異なる．

（3）溺水

　乳幼児はプールや池あるいは浴室で，目を離したすきに足を滑らせて，あっという間に溺れてしまう．乳児が前方に倒れた場合，水深が2.5cmあれば口と鼻を塞ぎ，事故につながる．

　1歳以上の子どもの不慮の事故による死亡のなかで最も多い原因は交通事故であるが，溺水による死亡は5〜14歳では最も多く，1〜4歳においても2位となっている[2]．とくにわが国では，幼児の溺水は浴室で発生することが多いのが特徴である．

（4）転倒・転落

　転倒・転落事故は，骨折や脱臼，擦傷などさまざまな外傷につながる．子どもは，身体

に比べて頭が大きくて重いことに加え，大人と比べて視野が狭い．また危険を予測する，バランスをとる能力は幼児期後期になっても未熟であるため，転倒・転落のリスクが高い．

(5) 熱傷

熱傷は，熱湯など高熱のものや低圧の電気刺激，化学物質によるものがある．子どもの熱傷は乳児期後期から2歳児にかけて多くみられ，ほとんどが熱湯など高熱のものを誤ってかぶった，ストーブなどに触れたなど，家庭内で受傷したものである．

熱傷の重症度は，熱傷の深度と受傷面積で決定される（表3-17）．

受傷深度は4段階に分類され，Ⅰ度は表皮まで，浅達性Ⅱ度は真皮浅層まで，深達性Ⅱ度は真皮深層まで，Ⅲ度は真皮全層，皮下組織まで受傷が及んでいる（図3-27）．他にも年齢や受傷部位，基礎疾患や気道熱傷の有無などの要素もあわせて評価される．小児は成人よりも皮膚が薄く，熱傷の深度が深くなりやすく，同量の熱湯であっても広範囲に受傷することになる．とくに細胞外液の占める割合が多い乳幼児はショックを起こしやすいのが特徴である．

受傷面積の算定で，小児の場合によく用いられるのは5の法則である．これは身体の表面積に対して，頭部であれば15%，片腕は10%，片足は15%，体幹前面は20%，後面は15%というように，5の倍数で各部位の占める面積の割合を定め，熱傷の受傷面積を算定するものである．幼児であれば10の法則，成人であれば9の法則が同様に用いられる（図3-28）．

表3-17 受傷深度と症状

熱傷深度	皮膚の状況	症状
Ⅰ度	軽度の発赤	熱感・疼痛
浅達性Ⅱ度	発赤・水泡形成	灼熱感・強度疼痛
深達性Ⅱ度	桃〜白色水泡形成	疼痛・知覚鈍麻
Ⅲ度	灰白色・壊死	無痛

TOPIC　中毒110番・電話サービス

中毒110番は化学物質（たばこ，家庭用品など），医薬品，動植物の毒などによって起こる急性中毒について，実際に事故が発生している場合に限定し情報提供をしている．なお，一般専用電話に医師および医療機関から問い合わせをした場合，情報提供料は有料（1件につき2,000円）となる．

■大阪中毒110番（365日24時間対応）：072-727-2499
■つくば中毒110番（365日9時〜21時対応）029-852-9999

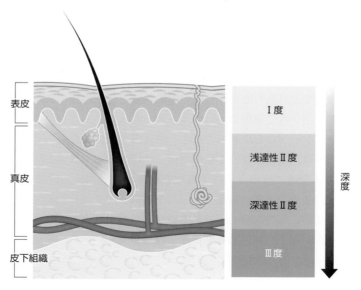

図 3-27 皮膚の解剖と深度

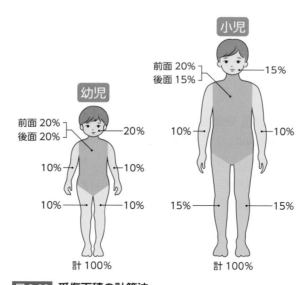

図 3-28 受傷面積の計算法

(6)交通事故

　厚生労働省の人口動態統計によれば，2019年度における子どもの不慮の事故死では，1
〜14歳の交通事故死が33.1%で最も多い．1〜4歳では不慮の事故死の37.5%，5〜14
歳では30.3%を占めている[2]．

　幼児期では，遊びに夢中になってボールを追いかけたり，親や友人を見つけて，あるい

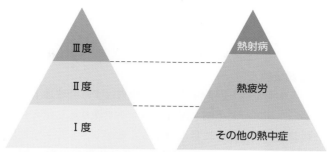

Ⅰ～Ⅲ度の熱中症新分類（左）と国際的な分類（右）による患者の分布
それぞれのステージの面積は患者数を表し，上にいくほど少なくなる．
熱疲労にはⅡ度を中心にⅠ度，Ⅲ度の患者も含まれる．

図 3-29 熱中症の診断
（日本救急医学会：熱中症診療ガイドライン 2015．p8.）

は気になるものが目に入って道路に急に飛び出したりすることで起こる．子どもは視界も狭く車に気がつかず，また身長が低く小さいため車からも認識されにくい．保護者が子どもの関心や動きについて常に気を配り，できるだけ事故の危険の少ない遊び場を選ぶことも大切である．

(7) 熱中症

　熱中症とは，暑熱環境における身体適応の障害によって起こる状態の総称である．すなわち「暑熱による諸症状を呈するもの」のうちで，他の原因疾患を除外したものを熱中症と診断する．子どもは成人に比べて熱中症を起こしやすい．その理由として，汗腺をはじめとした体温調整機能が未熟であること，体重あたりの体表面積が大きいため外界からの熱の影響を受けやすいこと，体表面積あたりの熱産生量が多いこと，乳幼児ほど腎臓の尿濃縮能が弱いこと，体重あたりの水分率が成人より大きく，1 日あたりの水分出納が大きいことなどがあげられる．日本救急医学会は，「熱中症診療ガイドライン（2015）」[5] を発表し，Ⅰ～Ⅲ度の重症度で分類することを推奨している（図 3-29）．熱中症は予防が最も重要であるが，早期診断，早期治療で重症化を防げれば，死に至ることを回避できる．

4）事故防止（院内の事故防止については p171「事故防止における環境づくり」参照）

　事故はかつては偶然の出来事で制御不可能とされていたが，近年，子どもの正常な行動の発達過程を十分に理解し，的確に対応することにより，大部分の事故は防止可能であることが明らかになってきている．米国においても，1992 年に疾病対策センター（CDC）内に国立事故防止センターが設立され，事故防止に積極的に取り組んでいる．米国では偶然が支配し，制御不可能な意味合いの accident という用語より，injury という用語を使用するようになっている[6]．

　子どもの事故は子どもの健全育成を妨げる大きな要因である．とくにわが国の子どもの事故による死亡率は先進国のなかでは高い．このため，厚生労働省の「健やか親子 21」ではすべての家庭および市町村が事故防止対策を実施すべき[7] としている．また，国立保健医療科学院は，啓蒙活動の一環として市町村や一般の方を対象として「事故防止支援

サイト〜子どもに安全をプレゼント〜」[8] を立ち上げている.

5) 安全教育

(1)子どもへの安全教育

　乳幼児期は，危険を予測し回避する事故防止力はまだ発達途上であり，ほとんど備わっていない．しかし，家庭や幼稚園・保育園のなかで繰り返し伝えられる「危険物には近づかない」などの禁止行為は徐々に身につけることができる．学童期以降は，学校教育の一環として，たとえば「交通安全プログラム」や「危険な場所や危険な遊び」，「熱中症対策」などの指導がなされる．成長・発達が進むにつれて子ども自身の事故防止力は増強する.

(2)保護者への安全教育

　子どもの事故の多くは，最も安全と思われる家庭内で発生している．子どもの事故を経験した保護者の大半が，少しの気配りで事故は防げたと回答している．保護者が事故防止の必要性を理解し，適切な環境調整や対応ができれば，子どもの事故件数は減少させることができる．各自治体は乳幼児健診などの場を通じて，子どもの事故予防のための啓発を進めている.

(3)社会に向けた安全教育

　子どもの事故は家庭だけの問題ではない．社会全体に対して子どもの事故防止の必要性を啓発することが大切である．見通しの悪い道路や子どもが落ちやすい側溝，崩れそうな外壁等，子どもの身近な環境に危険は潜んでいる．環境の改善だけでなく子どもの安全を

TOPIC　予防のための子どもの死亡検証 (Child Death Review；CDR)

　予防のための子どもの死亡検証 (Child Death Review；CDR)[9] は，子どもが死亡したときに，複数の機関や専門家（医療機関，警察，消防，行政関係者など）が，子どもの既往歴や家族背景，死に至る直接の経緯などに関するさまざまな情報をもとに死因調査を行うことにより，効果的な予防対策を導き出し予防可能な子どもの死亡を減らすことを目的としている.

　その背景には，これまで蓄積されてきた研究や法律の制定がある．2018 年，成育基本法第 15 条第 2 項において「国及び地方公共団体は，成育過程にある者が死亡した場合におけるその死亡の原因に関する情報に関し，その収集，管理，活用等に関する体制の整備，データベースの整備その他の必要な施策を講ずるものとする」と提示された．また，2019 年に成立した死因究明等推進基本法の同法附則第 2 条で「国は，この法律の施行後三年を目途として，死因究明等により得られた情報の一元的な集約及び管理を行う体制，子どもが死亡した場合におけるその死亡の原因に関する情報の収集，管理，活用等の仕組み，あるべき死因究明等に関する施策に係る行政組織，法制度等の在り方その他のあるべき死因究明等に係る制度について検討を加えるものとする」と提示され，2020 年より一部の都道府県において CDR モデル事業が行われている.

考慮した商品開発など事故防止のための技術開発も必要である．そのためには，チャイルドシートの着用の義務化のような法整備も進めていかなければならない．メディアや政策決定にかかわる人びとに対して子どもの事故防止対策の必要性の啓発が重要である．

〈文献〉

1) 厚生労働省（2020）：令和2年（2020）人口動態統計月報年計（概数）の概況．死亡数・死亡率（人口10万対），性・年齢（5歳階級）・死因順位別．
https://www.mhlw.go.jp/toukei/saikin/hw/jinkou/geppo/nengai20/dl/h7.pdf〔2021/10/20 閲覧〕
2) 厚生労働統計協会（2021）：国民衛生の動向 2021/2022．p69.
3) 日本中毒情報センター（2020）：2020年受診報告．https://www.j-poison-ic.jp/jyushin/2020-2/〔2021/10/20 閲覧〕
4) 田中哲郎（1998）：乳幼児死亡の防止に関する研究—総括研究報告．平成9年度厚生省心身障害研究，p5.
5) 日本救急医学会（2015）：熱中症診療ガイドライン．
https://www.jaam.jp/info/2015/pdf/info-20150413.pdf〔2021/12/20 閲覧〕
6) 田中哲郎（2007）：新 子どもの事故防止マニュアル　改訂第4版．診断と治療社，p4, p50.
7) 厚生労働省（2001）：健やか親子21．
http://sukoyaka21.jp/〔2021/11/21 閲覧〕
8) 国立保健医療科学院（2005）：事故防止支援サイト〜子どもに安全をプレゼント〜．
https://www.niph.go.jp/soshiki/shogai/jikoboshi/〔2021/11/21 閲覧〕
9) 厚生労働省（2021）：都道府県 Child Death Review モデル事業の手引き（第2版）．
https://www.mhlw.go.jp/content/000761009.pdf〔2022/3/27 閲覧〕

5　子どもと災害

1）災害とは

災害とは，災害対策基本法第2条において「暴風，竜巻，豪雨，豪雪，洪水，崖崩れ，土石流，高潮，地震，津波，噴火，地滑りその他の異常な自然現象または大規模な火事もしくは爆発その他その及ぼす被害の程度においてこれらに類する政令で定める原因により生ずる被害をいう」と定義されている．つまり，自然災害だけでなく，テロや大規模火災のような人為的な災害も含まれる．

災害は，災害発生→超急性期（発災から2〜3日）→急性期（1週間程度）→亜急性期（2〜3週間）→慢性期（数カ月〜数年）→平穏期（復興終了・次の災害への備え）→災害発生，というサイクルをたどり，それぞれの時期をフェーズという．また，災害時の保健活動と医療救護活動においてもそれぞれ5段階のフェーズがあり（**表 3-18**），互いに密接している．ただし，保健活動のフェーズは一律に時間で決まるものではなく，災害の種類や希望を考慮し，被災者の生活状況により判断するものとなっている．

2）災害医療と災害看護

災害医療とは，災害によって，対応する側の医療供給能力を上回るほどの多数の医療対象者が発生した際に行われる，災害時の急性期・初期医療のことを指す．災害現場は建物の火災や倒壊，地盤の崩落などによって安全に医療を提供できる環境が限られ，また電力などのライフラインも途絶しているなど医療機器の使用が困難な状況である．その時点で

表3-18 災害発生後の保健活動および医療救護活動のフェーズ

発災からの 時間経過		医療救護活動のフェーズ			保健活動のフェーズ	
〜6時間	0	発災直後	発災により傷病者が多数発生し，救出救助活動が開始	0	初動体制の確立	
6〜 24時間以内	1	超急性期	救出された多数の傷病者が医療機関に搬送されるが，ライフラインや交通機関が途絶し，被災地外からの人的・物的支援の受け入れが少ない			
24〜 72時間以内				1	緊急対策期	住民の生命・安全の確保を行う
72時間〜 1週間	2	急性期	被害状況が徐々に把握でき，ライフラインなどが復旧し始めて，人的・物的支援の受け入れ態勢が確立	2	応急対策期	避難所の対策が中心
1週間〜 1カ月	3	亜急性期	地域医療やライフライン機能，交通機関などが徐々に復旧	3		避難所から仮設住宅などの住まいへ移行
1〜3カ月	4	慢性期	避難生活が長期化しているが，ライフラインがほぼ復旧して，地域の医療機関や薬局が徐々に再開	4	復旧・復興対策期	仮設住宅対策や新しいコミュニティづくり
3カ月以降	5	中長期	医療救護所がほぼ閉鎖され，通常診療がほぼ再開	5	復興支援期	コミュニティの再構築と地域との融合，復興住宅への移行

可能なかぎりの医療をより多くの人に提供し，防ぐことのできる災害死をなくすことが災害医療の目的である．

そのためには，災害初期においては3T（Triage：選別，Treatment：治療，Transport：搬送）を円滑に進めることが重要である．まず Triage を行い，多数の傷病者の傷病の緊急度や重症度に応じて治療優先度を4段階で決定し（表3-19），トリアージ・タッグ（図3-30）を装着する．

災害医療を支える公的医療チームとして，DMAT や DHEAT，DPAT，JMAT があり（表3-20），災害時に活動するための専門的な訓練を受けている．いずれも1班あたり医師や看護師など5名程度で構成され，1週間程度現地で活動し，交替しながら活動する．その他，病院のような医療機関で結成されている災害医療チームも存在する．

一方，災害看護とは「国の内外において災害により被災した多数の人々の生命，健康生活の被害を最小限にとどめるために，災害に関する看護独自の知識や技術を適用し，他の専門分野の人々と協働して，災害サイクルすべてに関わる看護活動を展開すること」[1] であり，災害初期のみならず中長期にわたってもそのフェーズに応じた役割がある．災害初期はおもに災害医療チームの一員として救急看護に従事することが多いが，中長期には避難所における感染予防などの保健活動が中心となっていく．

表 3-19 トリアージの実施基準

順位	分類	トリアージ・タッグの識別色	傷病状態および病態
第1順位	最優先治療群（重症群）	赤色	生命を救うため，ただちに処置を必要とするもの．窒息，多量の出血，ショックの危険のあるもの
第2順位	待機的治療群（中等症群）	黄色	多少治療の時間が遅れても生命には危険がないもの．基本的にはバイタルサインが安定しているもの
第3順位	保留群（軽症群）	緑色	上記以外の軽易な傷病で，ほとんど専門医の治療を必要としないものなど
第4順位	無呼吸群	黒色	気道を確保しても呼吸がないもの
	死亡群		既に死亡しているもの，または明らかに即死状態であり，心肺蘇生を施しても蘇生の可能性のないもの

（東京都福祉保健局（2019）：トリアージ ハンドブック．https://www.fukushihoken.metro.tokyo.lg.jp/iryo/kyuukyuu/saigai/triage.files/handbook.pdf ［2022/10/5 閲覧］より抜粋）

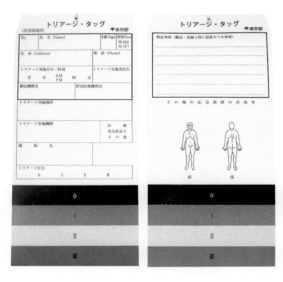

図 3-30 トリアージ・タッグ
（東京都福祉保健局：トリアージ．https://www.fukushihoken.metro.tokyo.lg.jp/iryo/kyuukyuu/saigai/triage.html ［2022/6/22 閲覧］）

3）災害を受けた子どもへの影響

（1）災害時に子どもが受ける身体的影響

　子どもの身体的特徴として大人と異なる点は，災害時に受ける影響の大きさにもかかわる．災害時に発生した空気より重い有毒ガスは低い位置に溜まるため，身長が大人よりも低い子どもはそれらの有毒ガスを吸い込みやすい状況にある．加えて，子どもは呼吸機能が未熟であるため呼吸数が多いことも有毒ガスを多量に吸い込んでしまうことにつながる．また，子どもの身体は大人に比べて水分含有量の割合が多く，細胞内液よりも細胞外液の割合が多いため，熱傷を負った際には脱水やショックを起こしやすい．体温調節機能が未熟で皮膚も薄いため，火災などによる熱の影響を受けやすいということも脱水につな

表 3-20 災害時に派遣される医療チーム

医療チーム	活動内容
DMAT（Disaster Medical Assistance Team） 災害派遣医療チーム	発災から 48 時間以内に被災地で活動を開始する医療チーム．日本 DMAT と都道府県 DMAT がある
DHEAT (Disaster Health Emergency Assistance Team) 災害時健康危機管理支援チーム	発災後迅速に被災地に入り，被災者の飲料や食料，衛生環境，感染症の把握，妊産婦や要介護者などの把握などの役割を担う公衆衛生チーム
DPAT (Disaster Psychiatric Assistance Team) 災害派遣精神医療チーム	被災地で精神科医療および精神保健活動を行う医療チーム．被災によるストレスや PTSD に対するケアを行うため，活動が数カ月間など長期にわたることもある
JMAT (Japan Medical Association Team) 日本医師会災害医療チーム	日本医師会による組織で，おもに避難所や救護所において医療や健康管理の側面から活動支援を行う．DMAT は発災直後に派遣される一方，JMAT は DMAT の後を引き継ぐ形で活動する

がる要因となる．そして，大人に比べて循環血液量も少ないため，熱傷や負傷などによって出血を起こすとショックを起こしやすい．

このように，大人と異なる身体的特徴をふまえたうえで迅速な 3T を行うことが必要である．

（2）災害時に子どもが受ける心理的影響

●被災時における家族の存在

子どもは心理社会的にも発達途上であり，家族の存在が不可欠である．災害に遭遇した際に家族と一緒にいるか否かで PTSD（心的外傷後ストレス障害）の発症頻度が大きく異なるといわれている．たとえば，1995 年の阪神・淡路大震災は発生時刻が早朝であったため，家の中で就寝中あるいは家族と一緒に過ごしていた．一方，2011 年の東日本大震災は日中に発生したため，子どもは学校や幼稚園・保育園など家族と離れている時間帯であった．そのため避難先も家族と別々の場所となり，移動手段がなく 1 週間以上家族に会えないという状況がしばしばみられた．加えて下校や降園の時間帯でもあったため，負傷者や死亡者に遭遇したり，人や家屋などが津波に飲み込まれる様子を目の当たりにしたりということを経験した子どもも多かった．このような体験をしたときに家族と一緒にいないということは子どもにとって非常につらいことであり，その後の PTSD 発症にかかわる大きな要因となった．

●子どもの生活環境の変化

災害が起こると，避難生活を送らなければならない状況になることが多い．家が倒壊したり，二次災害が起こる危険性が高かったりする状況では，親戚や知人などの家，避難所などに避難し，その期間は数カ月以上に及ぶこともある．東日本大震災では放射性物質の漏出による環境汚染が広範囲にわたって発生し，県外など遠方に避難せざるを得ない状況が生じた．

避難所は体育館のような広い空間に設置されることが多く，多数の家族が区切られた狭いスペースの中で生活を送る．そのため，他の家族の物音や生活騒音にさらされている環

境で生活しなければならず，夜間も静かな環境で睡眠をとることが困難なことがある．また，狭い空間のため自宅から避難所に持ち込める物の量には限りがあり，子どもが使い慣れたおもちゃもさほど持ち込むことができず，ペットなどとの別離を体験しなければならないこともある．

　このように，子どもの生活環境は大きく変化しストレスが生じやすい状況であるが，避難所周辺は救援物資や炊き出しの設備などで遊ぶことが可能な場所がない，友達と避難所が離れているなど，遊ぶことによってストレスを発散することが難しい状況にある．

●発達段階による子どものストレス反応の違い

　前述のように，災害を受けた子どもはさまざまなストレスを抱えているが，その反応は発達段階によってさまざまである（表3-21）．

　感覚運動段階にある乳幼児は，ストレスや不快感をまだ言語で表現することができないため，不機嫌や啼泣で表現し，普段以上に泣いたり過敏な反応がみられたりする．幼児期や学童期には，食欲低下や落ち着きのなさ，怒りやすい，突然暴れる，赤ちゃん返りをするなど，感情のコントロールが困難な様子がみられたりする．逆に，学童期や思春期では，大人や年少の子どもたちに気を使ってよい子すぎたり頑張りすぎたりするなど，ストレスを受けていても内に抑え込んで表出できない子どももいる．

　このようにいつもと異なる様子や反応がみられた場合は，まずは子どもに寄り添って見守り，長く続いたりエスカレートしたりする場合には専門職に相談・連携することが大切である．

(3)災害以前から支援を必要とする子ども

　災害時に特異的な体験をしてPTSDを発症した子ども以外にも，災害以前から慢性疾患を抱えていたり医療的ケアを受けていたりするなど，支援が必要な子どもがいる．

　在宅で医療的ケアを受けている子どもは，たとえば人工呼吸器のような医療機器を使用している場合，自宅から避難所への移動もサポートが必要であったり，避難できたとしても医療機器を使用するための電源を確保したりするなどの課題がある．気管切開をしている子どもの場合は吸引チューブやガーゼなどの滅菌衛生材料の入手も困難になる．てんかんや気管支喘息など薬物療法を継続する必要のある疾患では，薬剤の処方を受けることが難しくなり，発作のコントロールができなくなることもある．とくに小児の内服は年齢や体重によって薬剤量が決定されるため，錠剤を粉砕して調剤するなどの対応が必要であり，医療機関も被災している状況下ではさらに薬剤の処方も困難となる．加えて気管支喘息では，避難先でアレルゲンとなるものに接触する可能性もあり，加えて災害後は砂ぼこ

表 3-21 被災後の子どもの言動／反応

気になる子どもの言動／反応	☑	解説
乳児 夜泣き，寝つきが悪い，少しの音にも反応する，表情が乏しくなる，【発熱，下痢，食欲低下，哺乳力低下】	☐	生活の違いや大人の反応などによって，子どもの生活行動などに反応が出る場合がある．大人が落ち着いた時間をもち，話しかけたり，スキンシップをとることが大切になる．
幼児～学童（低学年） ●赤ちゃん返りがみられる（退行：指しゃぶり，夜尿，失禁，だっこの要求，親から離れない，など） ●食欲低下，落ち着きがない，無気力，無感動，無表情，集中力低下 ●爪かみ，チック，頻尿，夜尿，自傷行為 ●泣く，怒りやすい，聞き分けがなくなる，突然暴れるなど，"いつもの"子どもの行動とは異なった行動 ●震災ごっこ，積み木崩し，暴力的遊びなど ●フラッシュバックのようなパニック行動	☐ ☐ ☐ ☐ ☐ ☐	避難所などいつもとは異なった環境のなかで，親・家族が子どもたちの震災後の行動に戸惑うこともあるが，このような状況下では通常見られる反応であり，生活への影響が見られていない場合には様子をみる． 子どもの反応の意味を親・家族へも説明し，一緒に遊んだり，話をしたり，抱きしめて「大丈夫」と伝える方法などを伝える．無理に親・家族から引き離すようなことは，子どもにとっても，また親・家族にとっても不安となることがあるので，注意する． どの項目でも頻回に生じたり，長く続く場合には医療専門職が介入する必要性が生じることもあるので，注意深く経過を観察し，必要時には専門機関への依頼などの調整を行う．
学童期以降 ●食欲低下，落ち着きがない，無気力，無感動，無表情，集中力低下 ●爪かみ，チック，頻尿，夜尿，遺糞 ●睡眠障害，疲労感 ●感情失禁（泣きやすい，怒りやすい），聞き分けがなくなる，突然暴れるなど，"いつもの"子どもの行動とは異なった行動 ●幼児返り（指しゃぶり，幼児言葉） ●ケンカ，ものを破壊する ●フラッシュバックのようなパニック行動 ●ぜんそく発作，蕁麻疹，円形脱毛，吃語，一過性自律神経失調徴候 ●よい子すぎて気になる子，頑張りすぎる子，無口な子	☐ ☐ ☐ ☐ ☐ ☐ ☐ ☐ ☐	この年齢は，言葉による気持ちの表出やコミュニケーションがとれるようになるが，低学年では幼児と同様の反応がみられることもある． 大人たちが忙しく働いている傍らで手伝えない子どもたちは，孤立した感覚をもったり，落ち着かない状況に陥ることがある．子どもたちにできる仕事作りなど，家族の一員あるいは避難先での生活のなかで，子どもたちも役割を見出すことができるような参画の仕方を計画的に実施する．子どもたちが安心して，安全に果たせる仕事を見出すことが必要である． 子どもは何も知らなくてもよいというのではなく，何がどのような状況になっているのか，大人たちがしていることを説明することも大切である．周りの状況についてある程度理解できるため，我慢したり迷惑をかけないように気を遣い，過剰適応する子どもたちもいる． どの項目でも，頻回に生じたり長く続く場合には医療専門職が介入する必要性が生じることもあるので，注意深く経過を観察し，必要時には専門機関への依頼など，調整をとる．

（片田範子代表（2004）：被災地で生活するこども達―看護職ができること―．兵庫県立大学 21 世紀 COE プログラム―ユビキタス社会における災害時看護拠点の形成―．兵庫県立大学地域ケア開発研究所．）

りなどによって空間が汚染されていることもあり，喘息発作を誘発しやすい状況にある．自閉症の場合は，新しい環境に順応することが難しく，避難所のような大人数が集まる場所でさまざまな音などの感覚刺激を受けることでパニックを起こすことがある．

このように，これまで受けることができていた医療やサポートが受けられなくなる可能性があるため，日頃から災害に遭遇した際の対処方法について検討しておく必要がある．

4）親を亡くした子どもへの支援

震災孤児とは両親とも死亡ないしはひとり親家庭の場合は片親が死亡した子どものこと，震災遺児とは両親のどちらかが死亡した子どものことである．阪神・淡路大震災は早朝に発災したため，同じ場所で被災した親子が多く，震災孤児・遺児は 573 人であった．それに対して，東日本大震災では日中に発災したため，子どもは学校，父親や母親は仕事や自宅など，家族が離れている時間帯であった．よって，この震災で親を亡くした震災孤児・遺児は岩手・宮城・福島 3 県で 1,778 人（2015 年 10 月時点）にのぼった[2]．

親を亡くした子どもの多くは親族に引き取られるが，親族にとっては子どもの養育費などの負担が生じることとなる．

そこで，東日本大震災後に里親制度が改正され，従来は親族里親の要件は 3 親等以内であったが祖父母や兄姉へと狭められ，生活費が支給されることとなった．それに伴い，それまでは親族里親であったおじやおばは養育里親となり，生活費に加えて里親手当も支給されることとなった．

また，災害によって突然親を亡くした子どもの悲しみは計り知れず，大きな心の傷を抱えることとなる．東日本大震災後にはそのような子どもたちに対する心のケアとして，児童精神科医等の巡回相談やスクールカウンセラーの派遣などが実施された．

〈文献〉
1）小原真理子，酒井明子監修（2012）：災害看護—心得ておきたい基本的な知識．改訂 2 版，南山堂，p54．
2）復興庁（2015）：震災で親を亡くした子どもへの支援の状況について．
https://www.reconstruction.go.jp/topics/main-cat2/sub-cat2-7/20151007_iji-koji_shienjoukyou.pdf ［2022/9/16 閲覧］

第4章
子どもの成長・発達

1 成長・発達の概念

　子どもは，大人への成長・発達の過程にあり，絶えず変化していく存在である．子どもを看護するうえで，対象となる子どもがどのような成長・発達の過程にあるかを理解することは重要である．なぜなら，運動や知能，コミュニケーション，情緒，社会性などの諸機能は，成長・発達の過程によってその能力が大きく異なり，健康の基盤となる食事，排泄，睡眠，清潔，衣服の着脱などの基本的生活習慣すべてに影響を与えるためである．

　子ども一人ひとりの成長・発達の過程を正しく理解し，身体－心理－社会と分けた視点ではなく，また同時に個人－環境をも分けずに，子どもを全体的（holistic）な視点でとらえていくことが必要である．

1）成長・発達に関する用語
　「成長」「発達」という用語には，さまざまな類似あるいは関連した用語がある．

(1)成長（growth）
　成長とは，一般的に身体の形態的変化を指す．つまり身体全体あるいは部分の形や量の変化を意味する．身長の伸びや体重の増加など長さや重さが増えるときに用いられ，測定が可能である．

(2)発達（development）
　発達とは，一般的に身体や精神の機能的変化を指す．つまり身体や心の働きが，分化，多様化，複雑化していく過程に経験や練習などによる学習が加わった現象を意味する．言語機能や運動機能，食行動の獲得などをいう．

　成長が量的な変化を示しているのに対して，発達は質的な変化を示している．形態と機能の変化は相互に関連して分離して考えられないため「成長・発達」のように2つの用語を並列して用いることが多い．

(3)発育（growth and development）
　発育は，成長とほぼ同じ意味で用いられるが，多くは「成長」と「発達」を統合した言葉の意味で用いられる．

(4)成熟（maturation）
　成熟とは，身体や個々の器官が形態的，機能的に大人として完成していく過程を指す．

生殖機能の成熟，骨成熟，脳成熟などはその代表である．成熟は，環境要因を比較的に受けにくく遺伝的要因に基づく変化の過程である．

2）成長・発達の原則

子どもの成長・発達は，周囲の人びとや環境と相互に関連し合いながら進んでいくが，その進行にはいくつかの原則が存在する．

(1)発達の方向性・順序性 （図4-1）

●頭部から脚部へ （頭→尾方向）

乳児期から幼児期には頭部が大きく，次第に手や足が形態的にも成長する．機能的にも立つより前に座ることができ，足よりも先に手を使えるようになる．

●身体の中心部から周辺部へ （中心→末梢方向）

粗大運動では首がすわり，お座り，つかまり立ち，歩行へと進む．また，手よりも先に肩が使えるようになり，指が使えるようになる前に手首や手掌全体を使うようになる．

●全体から特殊へ （単純→複雑）

乳児期の初期には不快，快，興奮という単純な感情が中心であるが，次第に怒り，恐れ，嫌悪という複雑な感情が表出できるようになる．

(2)発達の連続性

子どもの成長・発達は，器官や臓器，また時期により急速に発達する時期と緩やかに発達する時期がある．スキャモンの臓器別発育曲線 （図4-2）は，リンパ系，神経系，一般器官，生殖器の4つの器官について，それぞれの成人レベルを100％とした場合の成長度合いをグラフにしたものである．リンパ系型とは，胸腺，リンパ腺などの組織であり，

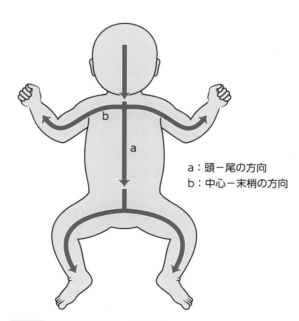

図4-1 発達の方向性・順序性
（Goodenough FL （1959）：Developmental Psychology. 3rd ed, Appleton-Century-Crofts, p137. を参考にして作成）

a：頭－尾の方向
b：中心－末梢の方向

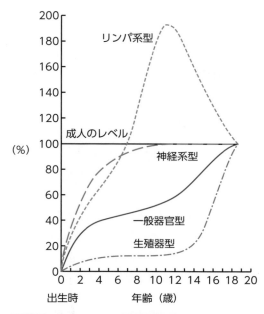

図 4-2　スキャモンの臓器別発育曲線

12歳前後で最高に達し成人の約2倍の水準に発達するが，その後低下し20歳で成人レベルとなる．神経系型とは，脳，脊髄などであり，8歳でほぼ成人レベルに達する．一般器官型とは，身長，体重，呼吸器，消化器などであり，乳幼児期に急速に増加し，学童期には緩やかな曲線となり，思春期にまた急速に増加する．生殖器型は，卵巣，精巣などであり，思春期以降に急激な増加を示す．このように，発達には連続性はあるが，その過程には急激に発達する時期と緩やかに発達する時期がある．

(3) 臨界期の存在

　器官や機能の成長・発達には，決定的に重要な時期（臨界期）が存在する．臨界期の例としては，胎生期の3カ月までの臓器の基礎がつくられる時期に母体が風疹に罹患した場合，風疹ウイルスが胎児に感染し出生児に先天性心疾患や先天性白内障の発生率が高いことがあげられる．このように，器官や機能の成長・発達への影響が決定的となる時期がある．

(4) 発達の個人差

　子どもの成長・発達は，身体的，精神的，社会的な側面にそれぞれ個々に異なる影響を受けることから個人差がある．同じ1歳であっても歩行できる子どももいれば，1歳を過ぎてから歩行する子どももいる．また，同じ中学1年生でも成人並みの体格の子どももいれば，小学生のような体格の子どももいる．このように，個人差があることも発達の共通性といえる．

3) 成長・発達に影響を与える要因

　子どもの成長・発達は，遺伝やホルモン分泌などの内部環境とそれに影響を与える外部環境によって複合的に影響を受ける．

(1)遺伝的要因

　遺伝は，成長・発達に影響を与える要因として重要な位置にある．身長，体重などは，親と子どもの間には相関が高い．ただし，子どもの身長は遺伝的に100%決定されるものではない．

(2)環境的要因

●内部環境

●ホルモン

　ホルモンは子どもの成長・発達に重要な役割を担っている．成長ホルモンの過不足によって小人症，巨人症が生じるように，甲状腺ホルモン，インスリンなどのホルモンの過不足は成長を低下，あるいは促進させる．

●疾患

　成長障害を起こす疾患としては，循環器系，呼吸器系，消化器系などの先天性疾患あるいは慢性疾患がある．また，内分泌異常，染色体異常，骨系統疾患も同様である．疾患に伴う機能障害や症状の影響の他，治療や薬物療法などさまざまな要因が関与して成長・発達に影響を与える．

●外部環境

●家庭環境

　親の食生活習慣の偏りが子どもの肥満に影響を与えるように，養育者の食事，睡眠，運動に代表される生活習慣は子どもの成長・発達に影響を与える．とくに栄養は，成長・発達に大きな影響を与える．適度な運動は，食事で得た栄養素を骨，脂肪，筋肉にするために必要であるが，やりすぎは成長を阻害する．睡眠は，「寝る子は育つ」と言われる通り寝ると成長ホルモンが分泌される．また，親や家族とのコミュニケーションやふれあいが子どもの心や情緒の安定に影響を与える．心の状態が不安定になると身体の変調をきたし，不眠となりホルモンの分泌低下を招く．そのため活動量，運動量が低下し，食欲不振から成長・発達へ支障をきたすこととなる．また，両親の離婚，身内の死，友人との別れ，いじめなどライフイベントが引き金となり，不登校，虐待，拒食症など子どもの成長・発達へ大きな影響を与える場合もある．

●社会環境

　乳児死亡率に示されるように，その国の生活，医療水準，政治・経済・文化は子どもの成長・発達に影響を与える．さらに，地域活動，学校生活での仲間との関係や活動なども成長・発達に影響を与える．

●自然環境

　一般的に春や夏に身長が伸び，秋や冬に体重が増加するといわれるように，季節，気候，風土も成長・発達に影響を与える．

4) 小児期の区分と発達段階 （図4-3）

　発達段階（developmental stage）とは，発達が進むなかで確認できる身体や心の働きの特徴によって発達の過程をいくつかのまとまりのある段階に区分したものである．子どもである時期（小児期）は，新生児期，乳児期，幼児期，学童期，思春期にある対象を指し，人間のライフサイクルでは最も変化に富んだ多様な時期といえる．

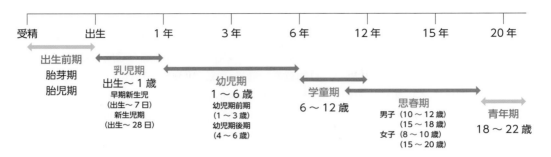

図 4-3 小児期の区分と発達段階

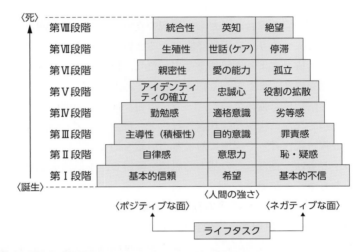

図 4-4 人間性の発達段階とライフタスクおよび人間の強さ

この図は，エリクソンの著作をもとにして，視覚的理解が可能なように工夫してつくったものである．人間の強さと倫理性を中心にすえ，左右にポジティブな課題とネガティブな課題を配置し，しかも，等しい長さにしなかったのは，重みの違いを表わしたものである．(岡堂哲雄・他（1978）：患者ケアの臨床心理；人間発達学的アプローチ．医学書院，p37.)

5) 発達理論

　子どもの成長・発達の過程を正しく理解し，適切な時期に適切な支援を実践するために必要な知識として小児看護で活用するおもな理論について述べる．

(1) エリクソンの自我発達理論

　エリクソン（Erikson EH）は，人間の生涯（ライフサイクル）を8つの漸成的な発達段階に区分した．漸成（epigenesis）とは，あるものの上に生じるという意味をもつが，人間の発達も順序を飛ばすことなく，前のものを土台として次のものが発達すると考えられている．ライフサイクルの各段階には，固有の課題ライフタスク（life task）がある．

　ライフタスクとは人間の生涯にとっての課題であり，**図4-4** に示すように対極する2つの概念で表している．この2つの概念は各発達段階で出会う回避することができない課題であり，この危機へ対処する努力が人格の健康な成長を促すとみている[1]．たとえば，

第Ⅰ段階の乳児期の固有の課題は「基本的信頼」を獲得し，「基本的不信」を克服することであるが，信頼感だけを得ればよいというのではなく不信の経験もまた大切な課題であり，2つのバランスが望ましいと考えている．各段階の固有の課題を達成することで人間的な強さとしての希望，意思力，目的意識，適格意識，忠誠心が獲得されるとしている．このように，エリクソンが唱える発達課題（developmental task）とは，「信頼と不信」のように，ポジティブな面とネガティブな面の対立，あるいは葛藤を重視している．

各発達段階において，その時期固有の発達課題を達成し，発達危機を克服するために支援することは，小児看護の重要な役割である．

●基本的信頼の獲得と不信感の克服（0歳〜1歳3カ月）

この時期の子どもは，「基本的信頼を獲得」し，「不信感を克服」することが重要な課題となる．乳児は，母親や家族との情緒的きずなを結ぶことで人との信頼関係を形成する基盤を築く．この時期多くの場合，子どもは母親の養育や環境への配慮によって身体的安全と情緒的安定を得る．つまり，乳児は空腹になると泣いて知らせ母乳やミルクを与えてもらうことで満足し，排泄による不快感をぐずったり，泣いて伝えたりしておむつを替えてもらうことで快感を得る．また温かく抱っこされて心地よく眠るなど快の経験を積み重ねることで母親への信頼感を強めていく．一方，母親が何らかの理由で子どものニーズを適切に満たすことができない状況が繰り返されると，母親と子どもの関係は不安定なものとなり，乳児は母親（養育者）や環境に対する不信感を抱くようになる．

この時期の子どもは，養育者との基本的信頼を獲得し，不信感を克服することで人間の強さ「希望」をもつことができる．

●自律感の獲得と羞恥心・疑惑の克服（1歳3カ月〜3歳）

この時期の子どもは，「自律感を獲得」し，「羞恥心・疑惑を克服」することが課題である．幼児期前期は，言語の発達が著しくさまざまな身体機能も発達し，行動範囲が広がる時期であり，自分でいろいろなことをやってみようとする時期でもある．しかし，親は基本的なしつけを開始するため子どもと親のコントロールが心理的に対立することになる．トイレットトレーニングに代表されるしつけにおいて羞恥心・疑惑を経験しながら，親がタイミングよく適切な手助けを行うことで子どもは自分でできることを体感し自律感を獲得していく．真の自律感を達成すると自尊心が育ち，達成しかねると自分に対する疑惑を深め劣等感を抱くようになる．

この時期の子どもは，自律感を獲得し，羞恥心・疑惑を克服することによって人間の強さ「意志力」が育まれていく．

●積極性の獲得と罪悪感の克服（3歳〜5・6歳）

この時期の子どもは，「積極性を獲得」し，「罪悪感を克服」することが課題である．

幼児期後期は，運動機能や言語の発達から自分の意思で自由に活動できる時期であり，周囲への興味・関心が増し，環境に対して積極的に行動する時期である．とくに，自発的な"遊び"を通して目的意識をもち積極性を身につける．また，同年代の仲間との衝突や競争により自分の欲求をコントロールしていくことを学習する．この経験が不足したり，周囲が干渉しすぎたりすると，幼児は自分の行動に対して不安や罪悪感を抱くようになる．

この時期，積極性を獲得し，罪悪感を克服することで子どもは，人間の強さ「目的意識」をもつことができる．

● **勤勉感の獲得と劣等感の克服（5・6歳〜思春期）**

この時期の子どもは，「勤勉感を獲得」し，「劣等感を克服」することが課題である．

就学とともに生活の中心は，家族や家庭から友人や学校へと移行する．さまざまな課題や役割に取り組むなかで成果があがることを認識し，"できた"ことで他者から褒められる喜びと努力することで"できる"自信をもち勤勉感を獲得していく．一方で，同年代の友人との比較，競合から劣等感を味わう．

この時期に形成される人間の強さは，勤勉と劣等という対立する感情を乗り越えていく過程において，子どもが社会人としての「適格意識」を見出し，自分のものにしていくことである．

● **アイデンティティの獲得とアイデンティティの拡散の克服（思春期〜青年期）**

この時期の固有の課題は，「アイデンティティを獲得」し，「アイデンティティの拡散」を克服することである．アイデンティティは，エリクソン理論の中核をなす概念であり自我同一性と訳されている．つまり，自分とは何か，自分は何に向かって生き，何になりうる存在であるのかを見出す過程である．この時期は，第二次性徴に伴う身体的変化が自分自身の内面への関心を抱くきっかけとなり，さまざまな体験を通して自己を見つめ，社会に存在する意味や将来を考え自分の価値観を築いていく．

アイデンティティが形成されないと自分がわからない，社会で果たすべき役割がわからないといった混乱を生じる恐れがある．

この時期に肯定的なアイデンティティを確立することで「忠誠心」を身につける．ここでいう「忠誠心」とは，何か行動するときに規則に対して公正であろうとする態度や，何か発言するときに真実を言おうとする態度をいう．この人間としての強さを獲得することで，自分自身の信じる道を見出していく．

(2) ピアジェの認知発達理論

ピアジェ（Piaget J）は，子どもの認知発達を個体が環境と相互作用するなかで構成されるものであるととらえ，4段階に分類した．子どもを看護するうえでは，対象となる子どもが自分の病気や治療をどのように受け止めているのか，また処置や検査をどのように理解しているのか，思考・認知の発達段階を考慮し，その子どもの理解度に対応したケアを行うことが求められる．

● **感覚運動段階（誕生から2歳頃まで）**

子どもは，この時期を通して身近な環境にかかわり，吸う，つかむ，叩くなど身体的な活動を体制化していく．子どもは，胎内にいるときから口唇に触れる物をくわえ，吸う行動様式（シェマ）をもっている．出生により，このシェマを用いて外界にある物（乳）を取り入れる（同化）が，乳房または哺乳びんの乳首の形に合わせて自分のシェマを変化させること（調節）も必要である．認知の発達は，まずこの同化と調節が可能になることから始まる．その後，自分の身体に関して経験した反応を繰り返しながら，外界に対して働きかけ，その結果をみようとする行為へ変化していく．さらに，活動に移る前に状況を考えるようになっていく．

この時期は，以下の6つの段階に区別される[3]．

● **第1段階（誕生〜生後1カ月頃）反射の練習**

誕生から生後1カ月くらいまでは吸啜反射など反射的な行動により外界との接触をも

ち，シェマの土台をつくる．この時期は，まだ自分と他者の区別はない．

●第2段階（生後1〜4カ月頃）第1次循環反応（最初の習慣）

乳児は偶然に指が口に触れ，指をしゃぶるなど新しい体験に出くわしそれを繰り返す．乳児は反射であった吸うというシェマに，自発的に口に手をもっていくという運動を結びつける．自分の手の運動を興味深く見るようになる．

●第3段階（生後4〜9カ月）第2次循環反応（見ることと把握との協応）

乳児は，興味ある現象を見つけ出すとその現象を繰り返し再現させようとする．たとえば，ベッド柵にぶら下がっているおもちゃを動かすために足でける，同じおもちゃを何度もベッドから落とす，など興味ある光景を持続させるために行う．"繰り返し"，"持続させる"ことにより，シェマを統合しながら活動の範囲を広げていく．

●第4段階（生後9〜12カ月）2次的シェマの協応

この段階では，目的と手段の協応が可能となる．これまで獲得したシェマを適応しながら新しい現象や対象に対して行動していく．たとえば，生後4カ月以降，目の前にあった物がなくなったとき，見えなくなった方向を見るようになる．また，障害物を取り除いて欲しい物を手に入れることが可能となる．母親が，トイレに入るなど目の前から見えなくなると「いなくなった」と感じてしまう．しかし，生後10カ月頃になると物の永続性の理解が進み，ドアの向こうに「存在する」という理解が可能になる．この時期の乳児が「いないないばあ」を喜び，繰り返し行うのは，物が見えなくなってもそこにあると理解しているため，再び現れるのを待てるようになるためといえる．

●第5段階（生後12〜18カ月）第3次循環反応と新しい手段の発見

第4段階の乳児は，目の前のおもちゃに布をかぶせて隠してしまっても，その布を取り除いておもちゃを獲得することが可能となる．つまり，物が隠されても，そこにおもちゃがあることを確信できる．このような発達を前提に第5段階では，さまざまな結果を観察するために能動的に多様な活動を用いる．たとえば，手の届かないところにある物を手に入れるために棒や台を用いるなどの手段を試行錯誤で発見する．

●第6段階（生後18〜24カ月）心的結合による新しい手段の発明

この段階に入ると子どもは，活動に入る前にその状況を考えるようになる．

これまでの段階のように試行錯誤的ではなく，表象によって目的を達成するための新しい手段を考え出すことができる．たとえば，手の届かない物を手に入れるために新しい手段として棒や台を用いることを見通して問題解決をする．思考のはじまりである．

この時期になると，感覚や運動を内面化し，ある行動を行う前に過去の経験に関連づけて状況を考え，イメージを形成しはじめていく．象徴機能が進み，物事を象徴的にとらえ，認識することが可能となる．犬のぬいぐるみと絵本の犬の絵を見て「どちらも犬だ」と理解できる．

●前操作段階（2歳から7歳頃）

この時期は，物事を頭のなかで再現して，あるものを別のもので表す象徴機能が発達する．たとえば，幼児期の子どもは，石ころを並べて列車に見立てるなど「ごっこ遊び」が盛んとなる．言葉の発達が，さらにこの傾向を助長する．また，この時期の思考の特徴として，無生物にも自分と同じような生命があると信じているアニミズム的思考や，自分の視点からしか物事をとらえられず，他者も自分と同じように考えるとする自己中心性があ

る．物事の認識は，直感的で，目に見えるものを中心としており，目に見えないことについての理解は難しい．

　ピアジェは，前操作段階をさらに2つに分け，前半の2〜4歳を象徴的思考段階，後半の4〜7歳を直観的思考段階とした．

●象徴的思考段階

　この時期，感覚運動的に認知したことを内面化させ，物事を自分のイメージを使って区別して認識できるようになり象徴的行動を開始する．言語機能や運動機能の発達とあいまって，創造力と想像力を使い頭のなかで行為や物事を自由に思い浮かべる象徴的な遊びが活発となる．

●直観的思考段階

　4歳頃より概念化が進み，物事を分類したり，関連づけることもできるようになる．しかし，その判断は直観的で，論理的思考はみられない．この時期の子どもは，自己中心的な思考で自分の見た視点からでしか物事を考えられず，他者の立場に立って物事を見ることは難しい．また，自分の行動を振り返り反省することはできない．

　この時期，その他の思考の特徴としてはアニミズム思考がある．アニミズム思考は，あらゆるものに生命や意識，感情があると考える傾向をいう．この時期の子どもは，無生物と生物に対する認識が大人とは異なり，4歳から6歳の子どもは活動するものがすべて生きていると考える．そのため，ぬいぐるみはもちろん，椅子やテーブル，食器に話しかけたり，太陽や花の絵に目や鼻を描いたりする．

●具体的操作段階（7歳頃から11歳頃）

　この時期は，子ども自身が具体的に理解できる範囲で論理的に思考したり，推理したりできるようになる．徐々に，相手の気持ちを考えて発言，行動をとれるようにもなる．また，具体的な事象の支えを得て，複数の次元で物事を考えることが可能となる．物の長さ，高さ，幅や数などを理解できるようになり，系列化，計算や分類ができるようになる．たとえば何かを間隔を変えて列に並べたとき，長さが見かけ上異なっていても，列の要素の数は同じであることを理解する．つまり，「何もとっても加えてもいないから（同一性）」，「この列は長いけれど，間があいているから同じ（相補性）」，「近づけただけで，離せばまた前と同じになる（可逆性）」という理由をあげて，2つの列は同じであると言う．また，簡単な因果関係についての理解もできるようになる．

　この時期の子どもの思考・認知の特徴は，下記の2点である．

●保存の概念の習得

　この時期の子どもは，見た目に惑わされることなく，物事を体系的に考えることが可能となる．保存の概念が発達し，「おはじきの列の間隔を空けても数は変わらない」「1Lの水はどんな形の容器に入れても1L，4本の瓶に分けても1L」と認識できる．

●脱自己中心性

　この時期になると，自己中心的な考えから脱却しはじめる．言語の発達は意思疎通の道具として用いられ，コミュニケーション能力は発達し，相手の立場に立った考えもできるようになる．遊びも発達し，ルールを決めた集団遊びを通して良心などの道徳観も内面化していく．しかし，言葉を使った思考はまだ十分ではない．

●形式的操作段階（11 歳以降）

　形式的操作段階に入ると，子どもは物事に筋道を立て，予測しながら考える論理的思考が可能になる．また，物事を広い視点で考えることができるようになり，自分で実際に体験していなくても説明などで具体的なイメージを描くことも可能となる．これまでの経験や知識を応用して仮説を立て，結果を予測し発言や行動することができる．

(3)ボウルビィの愛着理論

　ボウルビィ（Bowlby J）は，愛着（アタッチメント）とは，「人が特定の他者との間に形成する愛情に基づく結びつき」と定義している．また，愛着行動とは，「ある特定の人への接近や接触を実現し，維持しようとして人がその時々に行う具体的な行動の形態である」と述べている．さらに，乳児期に特定の他者（養育者）と安定した愛着を形成することが，子どもの人格形成の基礎となり，その後の人格発達や社会適応にとって，きわめて重要であると主張している．愛着は，早期には，基本的に乳児の状態に敏感に気づき，近くにいて保護してくれる養育者などの存在を前提として成立するものである．したがって誕生直後からの養育者との相互作用が重要である[4]．つまり，新生児が母親を注視し（定位行動），泣いたり微笑んだり声を出す（信号行動），また後を追ったり，しがみついたりするなど乳児から親に近づいていく行動（接近行動）に，母親がタイミングよく応じることが愛着の形成には重要であると述べている．

　さらに，ボウルビィは愛着行動が，子どもの発達段階に応じて発達していく過程を次の4 段階に分けて説明している．

●第 1 段階：人物の識別を伴わない無差別な反応（誕生から約 3 カ月）

　この時期の乳児は，まだ特定の人物を識別する能力はなく，微笑みは自発的・反射的なものである．近くにいる人物に対して反応し，その人の声や顔に反応した微笑みを示す．

●第 2 段階：一人あるいは数人の識別された人物への反応（生後 3 カ月から 6 カ月頃）

　第 1 段階と同様に，人に対して親密な行動を示すが，見知らぬ人よりも，抱っこしてくれたりおむつを替えてくれたりなど不快を取り除き，心地よくかかわってくれる人物に対して愛着を抱くようになる．この段階の微笑を，ボウルビィは選択的な社会的微笑とよんでいる．

●第 3 段階：識別された特定の人物への接近の維持（生後 6 カ月から 2〜3 歳頃）

　生後 6 カ月頃から乳児では，愛着をもつ特定の人物（多くは養育者）が選択され，接近が強まる．愛着をもつ人がそばにいるのか，いないのかに関心を示すようになり，その人が離れようとすると泣いたり，後追いしたりする．一方，見知らぬ人への警戒心が強くなり人見知りをするようになる．また，養育者を安全基地として周囲の環境を探索するようになる．

　この時期は，信頼と安定感のよりどころである愛着をもつ人（たとえば母親）と引き離された場合に混乱を生じる．これを分離不安といい，ボウルビィは次の 3 段階で説明している．

●第 1 段階（抗議）

　母親が離れようとすると泣き叫び，しがみつき，後追いをして母親を追い求める．母親以外の他者のかかわりを拒否し受けつけない．

●第2段階（絶望）

抗議後，無気力で活気がなくなるが，食事や排泄，着脱などの日常生活の援助は拒否しなくなる．絶望は，悲嘆と悲哀に関連している．

●第3段階（離脱）

この時期になると子どもは，活気を取り戻し通常の状態に戻っているようにみえる．母親が来ても関心を示さず帰ろうとしても無関心な様子を示す．離脱は，防衛に関連している．

分離不安は，生後13カ月から3歳頃の乳幼児に強く現れ，母親と離される期間が長期になるほど子どもの人格形成に影響を与える．

●第4段階：目標修正的なパートナーシップ行動（3歳頃から）

この時期になると，愛着をもつ人が何を考え，何をしようとしているのか理解できるようになる．たとえば，子どもは愛着をもつ人がそばから離れていっても，その人が何をしているのかという行動をある程度予測したり，思い描いて留守番したりひとりで遊びに行ったりすることが可能となる．また，養育者に積極的に協力する行動もとれるようになる．

愛着形成が重要な時期に入院や治療により母親との分離を余儀なくされる場合もあるが，可能なかぎり子どもと母親が愛着を形成できるようにケアすること，また環境を調整することが必要である．

2 小児各期における小児の成長・発達

1）新生児期・乳児期

新生児期は，子宮内環境から子宮外環境へ適応していく時期であり，出生後28日未満を新生児という．とくに，生理的に変化が大きく不安定な生後7日未満を早期新生児という．

乳児期は，生後1年未満の時期をいう．身体的には一生のうちで最も成長・発達が著しい時期であり，知的機能においても目覚ましく発達する．また，親との相互作用により育まれた基本的信頼感は，その後の情緒や社会性の発達の基盤となる．

(1)形態的成長

●身体バランス

身長と頭部のバランスは，年齢が小さいほど身長に比して頭部が大きい．新生児では4：1，2歳児で5：1，6歳児で6：1，12歳以上では7：1から8：1となり，少しずつ成人の8頭身へ近づく（図4-5）．

●体重

出生時の体重は約3kgで，男児は女児に比べやや大きい．出生時の平均体重（2010年乳幼児身体発育調査）は，男児は2,980g，女児は2,910gである．新生児は生後3〜5日頃に，出生時体重の3〜10％減少する．これは，摂取する哺乳量が少ないのに対し，胎便の排泄や不感蒸泄によって体内の水分を失うことが原因で起こる現象で生理的体重減少という．哺乳量の増加とともに体重は増加し，生後7〜10日目には出生時の体重に戻る．

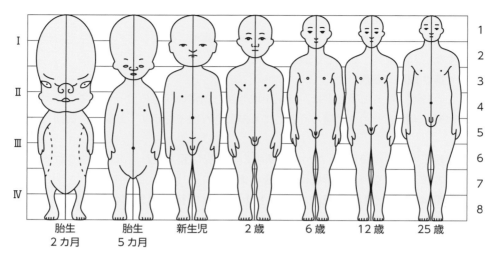

図 4-5 身体各部のつりあい

表 4-1 乳児 1 日の体重増加量

月　齢	1～3 カ月	3～6 カ月	6～9 カ月	9～12 カ月
1 日の体重増加量（g）	30～25	25～20	20～10	10～7

　新生児から乳児期にかけて体重は著しく増加し，1 日あたりの体重増加は，表 4-1 に示すように月齢が小さいほど増加量は大きい．その後，生後 3～4 カ月で，出生時体重の約 2 倍，満 1 歳で約 3 倍となる．2010 年乳幼児身体発育調査では，生後 3～4 カ月の平均体重は，男児では 6.63 kg，女児では 6.16 kg となり，生後 12 カ月の平均体重は，男児 9.09 kg，女児では 8.54 kg である．

●身長

　出生時の身長は約 50 cm で，男児は女児に比べやや大きい．出生時の平均身長（2010 年乳幼児身体発育調査）は，男児 48.7 cm，女児 48.3 cm である．その後，生後満 1 歳で出生時身長の約 1.5 倍の 75 cm となる．

●頭部

　出生時の平均頭囲（2010 年乳幼児身体発育調査）は男児が 33.5 cm，女児が 33.1 cm であり，出生時は頭囲のほうが胸囲よりも大きい．頭囲は乳児期の成長が最も著しく，満 1 歳で 46～47 cm となる．

　新生児は，頭蓋骨相互の骨縫合が完成していないため，頭頂の前後に大小 2 個の軟部が触れる．前部は前頭骨と頭頂骨で囲まれた菱形の部分で大泉門という．後部は後頭骨と頭頂骨で囲まれた部分で小泉門という（図 4-6）．小泉門は，生後間もなく閉鎖するが，大泉門は 1 歳半頃までに閉鎖する．大泉門は，以下の意味から臨床的に重要である．

　①大泉門の閉鎖が早すぎるときは小頭症を，②遅すぎるときは水頭症や骨の発育不全，③閉鎖後再び開いてきたときは脳腫瘍や水頭症などを疑う．④大泉門が膨隆すれば脳圧の亢進，つまり髄膜炎，脳膜炎あるいは脳腫瘍を，⑤大泉門が陥没すれば脱水症を疑う．

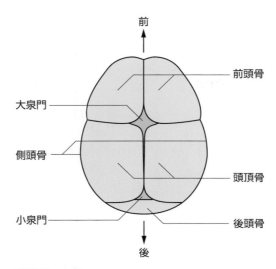

前

前頭骨

大泉門

側頭骨

頭頂骨

小泉門

後頭骨

後

図4-6 大泉門と小泉門

●胸部

出生時の平均胸囲（2010年乳幼児身体発育調査）は男児が31.6cm，女児が31.5cmである．胸郭は，胸椎，肋骨，胸骨などから形づくられ，年齢とともに変化する．胸囲は，生後1カ月を過ぎると頭囲とほぼ同じかやや大きくなる．乳児の胸部の特徴は，①前後と左右の径がほぼ同じで胸郭の断面が円形である，②肋骨がほぼ水平に走っているので呼気と吸気の容積が少なく胸式呼吸ができにくく腹式呼吸である．成長とともに，左右径が大きくなって断面が楕円形になり，肋骨も前傾する．

●骨

骨の発育は，子どもの身体的成熟度の知る指標のひとつとして重要である．X線撮影で骨化の程度を評価する．判定には，手根骨・中手骨・指節骨からなる手部の骨が用いられる．骨の成熟度から判定された年齢を骨年齢という．

骨年齢を評価するには，手部X線像を各年齢の健康な小児について作成されている標準図譜と比較し，最も類似しているものを判定する．臨床的には8個ある手根骨の化骨数が年齢に等しいか，年齢＋1であれば正常な骨年齢といえる（図4-7）．

●歯

乳歯は妊娠初期からやわらかい組織で形成が始まり，歯が硬くなる石灰化は妊娠中期から始まっている．永久歯の形成は妊娠中期に開始し，石灰化は出生時以降の乳幼児期に開始する．つまり，乳歯は胎児期に，永久歯は乳幼児期に主として形成される．歯の健康を考えるうえで，妊娠前および妊娠初期から，母体の健康，栄養状態を良好に維持することが大切となる．

乳歯の萌出にはかなり個人差があるが，生後6～7カ月頃から生えはじめ，1歳で8本，2歳半頃で上下10本ずつ計20本が生え揃う．5～6歳頃から乳歯は抜けはじめ，永久歯に生え替わる．永久歯は，最初に第一大臼歯が生え，その後は乳歯の発生順序に従って生え替わる（図4-8）．

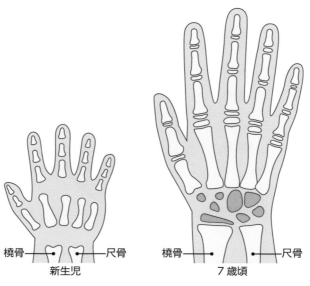

図 4-7 新生児および 7 歳頃の手根骨の X 線像模式図
（オレンジ色で示したものが手根骨）

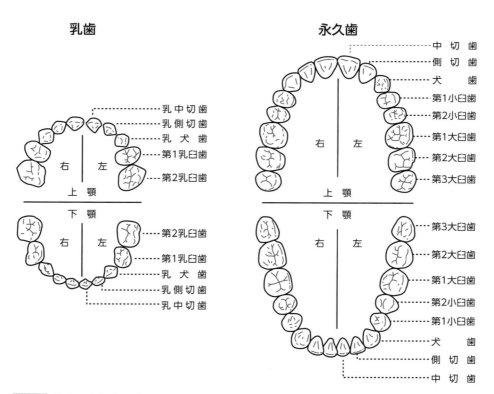

図 4-8 乳歯・永久歯の位置と名称

(2)機能的発達

●呼吸機能

呼吸器系の構造は，口・咽頭・喉頭・気管・気管支・肺（右3葉・左2葉）・肺胞・肺静脈・肺動脈などから構成されている．

新生児は出生と同時に胎児期の胎盤呼吸から肺呼吸に移行する．出生後の新生児の呼吸について表4-2に示す．

新生児期・乳児期の呼吸の特徴として，以下があげられる（図4-9，図4-10）．

①肺胞の数が少なく1つの肺胞の大きさも小さいため1回の換気量が少ない．小児は成長・発達に伴う新陳代謝が活発なため，体重あたり成人の2倍の換気量が必要となる．

表4-2 新生児の呼吸の特徴

新生児の呼吸	呼吸の特徴
一過性多呼吸	呼吸運動が不安定なため鼻翼呼吸や呻吟などの努力呼吸を一過性に認めることがある
周期性呼吸	呼吸中枢が未熟なため数秒間の無呼吸と，少し速い呼吸を交互に繰り返す周期性呼吸を認めることがある
無呼吸発作	呼吸中枢が未熟なため生後10日前後までの新生児は低酸素状態になると呼吸中枢が抑制され無呼吸発作を生じることがある
鼻呼吸	鼻呼吸のため分泌物などで鼻腔の狭窄や閉鎖により容易に呼吸困難が起こる
腹式呼吸	肋間や肋間筋が未発達なため横隔膜優位の腹式呼吸であり，哺乳による腹部膨満に伴い換気量の減少が容易に起こる

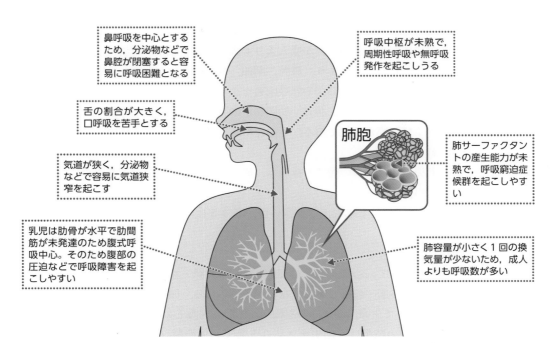

図4-9 小児の呼吸器の特徴

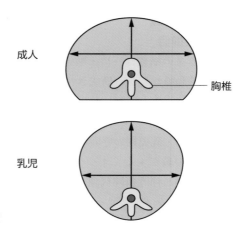

成人

胸椎

乳児

図 4-10 成人と乳児の胸郭横断面の比較

表 4-3 脈拍数，呼吸数および血圧

	脈拍数（／分）	呼吸数（／分）	血圧（mmHg）	
			最高血圧	最低血圧
新生児	120～140	40～50	60～80	60
乳児	110～130	30～40	80～90	60
幼児	90～110	20～30	90～100	60～65
学童	80～90	18～20	100～110	60～70
成人	70～75	16～18	110～130	60～80

成人と同様の形態となるのは学童期以降である．

　②肺容積に対する気管内径の比率が成人よりも大きく，病原体が容易に侵入する．

　③気道が狭くやわらかい．つまり，鼻腔，咽頭，喉頭の内腔が狭く，乳児は鼻呼吸のため鼻汁や分泌物によって容易に鼻閉や呼吸困難をきたしやすい．

　④肋骨の位置が水平位で胸骨，肋骨，肋間筋が未発達で胸郭は広がりにくい．

　⑤肝臓が大きく横隔膜が高位である．そのため腹部膨満などによる横隔膜の挙上で呼吸運動が妨げられやすい．

　このように乳児の呼吸器系の構造・機能は，成人とは異なる特徴があるため容易に呼吸困難に陥りやすい．

　呼吸数は 30～50 回/分と成人よりも多いが，表 4-3 に示したように成長・発達とともに減少する．

●循環機能

　循環器系の構造として，心臓（弁膜・心膜），血管（動脈・静脈・毛細血管），リンパ管・リンパ性器官（リンパ節・扁桃・胸腺）などがあげられる．循環器系の機能は，ガス交換（呼吸器系）と連動して生命活動に必要な輸送，調節，保護といった機能を営んでいる．

　小児の循環器機能の特徴は，出生を区切りとして胎児循環（胎盤呼吸）から成人循環（肺呼吸）に変化することである（図 4-11）．

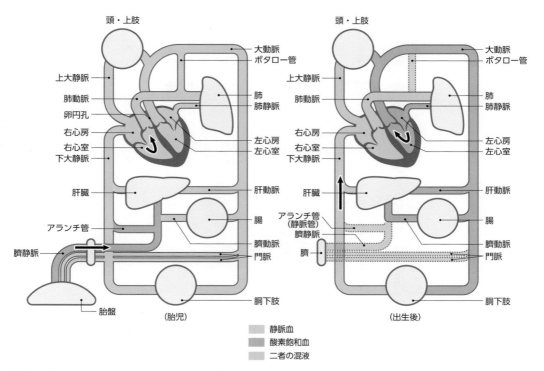

図 4-11 胎児循環と出生後の循環（成人循環）

凡例：
- 静脈血
- 酸素飽和血
- 二者の混液

● 脈拍・血圧

　小児の脈拍数は，年齢が低いほど回数が多い．これは，1回の心拍出量は少ないが，組織の酸素消費量が多いため，脈拍数を多くして対応しているためである．また，乳児では体温や啼泣，食事，入浴などにより変動しやすい．小児の血管は成人より弾力性があり，最高血圧も最低血圧も低い．年齢による脈拍，血圧の変化は**表 4-3** に示した通りである．

● 血液

　出生時の小児の赤血球数，ヘモグロビン価は著しく高く多血傾向にある．しかし，胎児循環から成人循環に変化し，肺呼吸になると過剰な赤血球は崩壊し，ヘモグロビンが破壊され血中にビリルビンが増加し，生後3日頃から生理的黄疸を示す．生理的黄疸は生後7～10日目で解消するが，生後3～4カ月頃の小児は，赤血球数とヘモグロビン量は最低となり生理的貧血状態となる．その後，造血機能は活発になり10歳頃には赤血球数約480万/μL，ヘモグロビン量約13g/dL となり徐々に成人に近づく．

　小児の白血球数は，出生時約17,000/μL で成人よりも多いが，生後1週で約12,000/μL，乳児期は約1万/μL，幼児期は約9,000/μL となり，その後，成人の値に近づく．また，出生時には好中球が60%を占めるが，生後1～2週でリンパ球の割合が多くなる．5～6歳頃に再び好中球の割合が多くなり，その状態は成人まで続く．白血球数は，思春期頃に成人と同じレベルとなる．また，血小板は出生直後やや多いが，生後3カ月頃には成人とほぼ同じ水準となる（**表 4-4**）．

表4-4 末梢血液像

	第1日	第2日	第6日	2週	1カ月	2カ月	3カ月	6カ月	1年	2年	5年	8〜12年
赤血球（100万/μL）（変動幅）	5.9 (4.1〜7.5)	6 (4.1〜7.3)	5.4 (3.9〜6.8)	5 (4.5〜5.5)	4.7 (4.2〜5.2)	4.1 (3.6〜4.6)	4 (3.5〜4.5)	4.5 (4〜5)	4.6 (4.1〜5.1)	4.7 (4.2〜5.2)	4.7 (4.2〜5.2)	5 (4.5〜5.4)
ヘモグロビン（g/dL）	19 (14〜24)	19 (15〜23)	18 (13〜23)	16.5 (15〜20)	14 (11〜17)	12 (11〜14)	11 (10〜13)	11.5 (10.5〜14.5)	12 (11〜15)	13 (12〜15)	13.5 (12.5〜15)	14 (13〜15.5)
白血球（μL）（変動幅, ×10³）	17,000 (8〜38)		13,500 (6〜17)	12,000 (5〜16)	11,500 (5〜15)	11,000 (5〜15)	10,500 (5〜15)	10,500 (5〜15)	10,000 (5〜15)	9,500 (5〜14)	8,000 (5〜13)	8,000 (5〜12)
好中球（%）	57	55	50	34	34	33	33	36	39	42	55	60
好酸球（総数）（μL）	20〜1,000				150〜1150		70〜550	70〜550				
リンパ球（%）	20	20	37	55	56	56	57	55	53	49	36	31
単球（%）	10	15	9	8	7	7	7	6	6	7	7	7
未熟白血球（%）	10	5	0〜1	0	0	0	0	0	0	0	0	0
血小板（μL）	350,000		325,000	300,000			260,000			260,000		260,000
有核赤血球/100WBC	0〜10		0〜0.3	0	0	0	0	0	0	0	0	0
網状赤血球（%）	3 (2〜8)	3 (2〜10)	1 (0.5〜5)	0.4 (0〜2)	0.2 (0〜0.5)	0.5 (0.2〜2)	2 (0.5〜4)	0.8 (0.2〜1.5)	1 (0.4〜1.8)	1 (0.4〜1.8)	1 (0.4〜1.8)	1 (0.4〜1.8)
赤血球平均直径（μm）	8.6				8.1		5〜7		7.4		7.4	
MCV（fL）	85〜125		89〜101	94〜102	90		80	78	78	80	80	82
MCHC（%）	36		35	34				33		32	34	34
MCH（pg）	35〜40		36	31	30		27	26	25	26	27	28
ヘマトクリット（%）	54±10		51	50	40		35	35	36	37	38	40

（鈴木千衣（1997）：小児の標準値および検査一覧. 小児看護, 20(4)：536-549.）

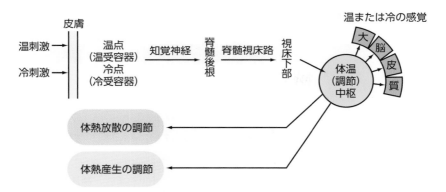

図 4-12 環境温度に対する体温調節の発現機序
（日野原重明・他：人体の構造と機能［1］—解剖生理学．医学書院，p409.）

●体温

　体温調節は，視床下部の体温調節中枢によって制御され，熱の産生と放散のバランスによって平衡が保たれている．体温調節中枢は，間脳の視床前野，前視床下部にあると考えられている（図 4-12）．

　人間の体温は，視床下部の体温調節中枢によって一定に制御されているが，年齢差，個人差，日内変動，栄養状態，睡眠や食事，啼泣などの生活状態，季節，外界の温度により影響を受ける．一般に小児の体温は，新陳代謝も激しく運動も活発なため成人よりも高めで，1 日のなかでも午後から夕方にかけて最も高くなる．

　新生児は，成人の筋肉の振戦，基礎代謝量の増加による熱産生とは異なり，肩や脊柱，腎周囲にある褐色脂肪細胞に蓄積された脂肪を分解することで熱産生を行っている．また，体温調節機能が未熟で環境温によって体温が変化しやすい．さらに，熱産性能は低い一方で，①体表面積が大きく皮膚からの熱放散が大きい，②皮下脂肪層が少なく筋肉層も薄いため熱放散が大きい，③発汗機構が未熟である，④皮膚血管の温度に対する反応が緩慢であるなど，輻射・対流・蒸発・伝導の経路による熱喪失が生じやすい．

　新生児の体温は 36.5〜37.5℃（腋窩温）である．年齢による体温の変化は，**表 4-5** に示した通りである．測定部位により腋窩温，直腸温，口腔温があるが，直腸温は腋窩温より 0.5〜1.0℃前後高い．

●消化機能

　消化器系の構造は，口，食道，胃，十二指腸，肝臓，胆嚢，小腸，大腸，直腸，肛門などからなり，機能は，消化，吸収，運搬，排泄である．小児の消化器系の特徴を**図 4-13** に示す．

　口腔内におけるおもな消化液は唾液であり，出生直後の新生児の唾液の分泌は少ない．1 歳で 150 mL/日程度となり，学童期 500 mL/日，成人は 1〜1.5 L/日といわれる．

　胃の形態は新生児期，乳児期は洋梨のような縦長であり，噴門括約筋の発達は未熟なため乳汁が逆流しやすく吐乳や溢乳（口から乳汁をダラダラ戻す）を起こしやすい．また，新生児の胃の容量は約 30〜60 mL，生後 6〜12 カ月で 200〜300 mL である．胃酸の分泌は，出生後開始し生後 2〜4 カ月でも成人の 50％前後である．胃酸は，たんぱく質消

表 4-5 体温の基準値

(数値は基準値，単位：℃)

	脇窩	直腸	口腔
新生児期	37.1	—	—
乳児期	37.1	37.5	37.3
幼児期	37.0	37.5	37.3
学童期	36.9	37.4	37.1
思春期	36.8	—	—

（山村美枝（2006）：小児看護に必要な技術．「小児看護学」．筒井真優美編，第4版，日総研出版，p280.）

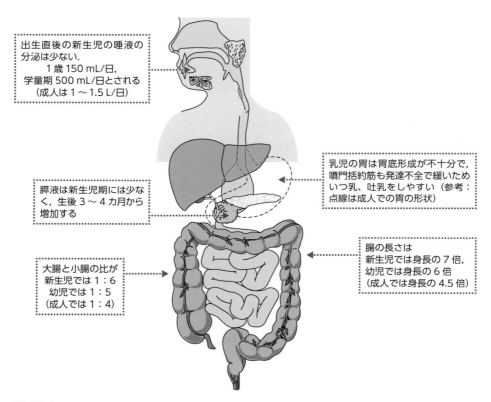

出生直後の新生児の唾液の分泌は少ない．
1歳150 mL/日，
学童期500 mL/日とされる
（成人は1〜1.5 L/日）

膵液は新生児期には少なく，生後3〜4カ月から増加する

乳児の胃は胃底形成が不十分で，噴門括約筋も発達不全で緩いためいつ乳，吐乳をしやすい（参考：点線は成人での胃の形状）

腸の長さは
新生児では身長の7倍，
幼児では身長の6倍
（成人では身長の4.5倍）

大腸と小腸の比が
新生児では1：6
幼児では1：5
（成人では1：4）

図 4-13 小児の消化器の特徴

化作用に不可欠であり殺菌作用がある．

　腸の長さは，成人では身長の4.5倍であるが，新生児では身長の7倍，幼児は身長の6倍と身長との比で成人より長い．大腸と小腸の比は，成人は1：4であるが，新生児は，1：6，幼児は1：5とやはり成人より小腸が長い．十二指腸・膵液は，消化液中で最も重要な3大栄養素の消化酵素をすべて含み，消化・吸収する．膵液は，新生時期には少なく生後3〜4カ月になって増加する．胆汁酸は，脂肪の消化には不可欠であり乳児期には

少ない．糖質分解酵素は，成熟新生児で成人と同等である．

脂質は，生後2歳でかなりの活性がある．大腸は消化液は含まず，消化は行われないで水分が吸収され糞便がつくられる．

生後2～3日の新生児は，黒緑色でネバネバした便を排泄する．これを胎便といい胎児が子宮内で飲み込んだ羊水，腸内分泌物，胆汁などからなる．母乳を飲むと黄色がかった移行便となり，生後3～4日で普通の便となる．母乳栄養児の便は，卵黄色の軟便で酸臭がある．現在の育児用粉乳成分は母乳栄養に近い内容であるため，母乳栄養児と人工栄養児との便の性状に大きな差はない．

乳歯は生後6～8カ月頃より生え始め，吸啜反射の消失に伴い，捕食・咀嚼・嚥下による食べる機能を獲得していく．

●腎機能と水分代謝

腎臓の構造は，左右一対の腎臓，腎動脈，腎静脈，尿管，膀胱などの構成要素からなる．機能は，①水・不要物質の生成・濾過（糸球体），②身体に必要な物質の再吸収（尿細管），③尿の濾過・希釈，④電解質バランス，⑤酸・塩基平衡の調節，⑥ホルモンの分泌（糸球体の血液や血圧の調節）などである．

水分は，人体の構成成分のうちで最も大きな割合を占めている．水分のおもな働きは，①重要な体構成要素，栄養素や老廃物の運搬，②体温の調節，③肋膜液，心嚢液，鞘液，関節中の滑液として存在し摩擦を軽減，各器官を保護，④細胞の浸透圧の保持である．

体液は，細胞内液と細胞外液に分かれ，細胞外液は血漿と組織液に分かれる．全体水分量は，新生児では体重の約80%と多く，成人では約60%である（表4-6）．細胞外液のうち血漿の占める割合は，全年齢を通して体重の約5%なので，新生児や乳児の体水分量が多いのは，組織液が多いためといえる．細胞内液は，体重に対する割合は新生児も成人も同様である．小児の生理的必要水分量は，表4-7に示したように，年齢が小さいほど体

表4-6 **体水分量（体重%で表す）**

	全体水分量	細胞外液	細胞内液
新生児	80	40	40
乳児（3カ月）	70	30	40
乳児（1年）〜成人	60	20	40

表4-7 **水の排泄量と必要量（mL/kg/日）**

	不感蒸泄量	尿量	水の生理的必要量
乳児	50	90	150
幼児	40	50	100
学童	30	40	80
成人	20	30	50

重1kgあたりの必要量が多い．その理由は，①日々の生活を営むために必要な物質代謝が多い，②成長に伴う代謝があるため体重あたりの代謝が大きい，③体重に比して体表面積が大きいなどである．

新生児・乳児の細胞外液量は，表4-6に示したように体重の30〜40%である．つまり，体重1kgあたり300〜400mLであるから，1日に細胞外液量の半分，約50%にあたる水分を摂取し排泄している．これに対して成人では，細胞外液量は体重の約20%であり，1日に細胞外液量の1/4，約25%にあたる水分を摂取し排泄しているに過ぎない．

新生児の腎機能は未熟で，糸球体濾過率は成人の20〜40%である．しかし，腎血流の増加に伴い生後1〜2週で急速に増加し，出生時の2倍になる．尿細管機能も未熟で，尿へのナトリウム排泄率は成人に比べて高く，カリウムの排泄率は反対に低い．尿細管再吸収能力は成人の10〜40%と低い．そのため腎機能が未熟な新生児は，脱水や電解質異常になりやすい．また小児は，年齢が小さいほど体重あたり多くの水分出納を行っているので，①経口摂取量の減少，②排泄量の増加（下痢・嘔吐・発熱）などの事態が生じると，③腎機能の未熟性（乳児の最大濃縮力は成人の1/2）とあいまって，容易に脱水に陥る．つまり，腎臓が最大濃縮力を発揮しても，腎臓に負荷された溶質を排泄しつくせず，その結果，尿素や電解質，老廃産物などが体内に蓄積されることになる．

血漿の電解質は，年齢による変化はなくほとんど一定に保たれている．乳児の排尿は，1回量は少ないが排尿回数は多い．年齢が進むに従って1回量が増し，1日あたりの排尿回数は減少する（表4-8）．

●免疫機能

免疫系は，体液性免疫系（抗体産生系）と細胞性免疫系の2つに大別される．免疫に関与する臓器は，胸腺，扁桃，脾臓，リンパ節があり，扁桃は4〜6歳，胸腺は12〜15歳頃，脾臓は20歳代で最も大きくなる．

〈体液性免疫系〉

体液性免疫系は，抗体をつくる骨髄に由来するリンパ球や免疫グロブリンがその正体である．抗体は，血清タンパク質中のグロブリン分画に属するもので，免疫グロブリンIgG，IgA，IgM，IgE，IgDがある．このうち感染防衛作用をもつ免疫グロブリンは，IgG，IgA，IgMであり，IgEは，アレルギー反応に関与する（図4-14）．

表4-8 1日の尿量と排尿回数

年　齢	尿量（mL）	排尿回数
生後1〜2日	〜　60	
新生児	100〜　300	18〜25
乳　児	300〜　500	15〜20
2　年	600〜　700	10
5　年	600〜1000	7
10　年	600〜1200	5〜7

（高石昌弘（1979）：からだと心，母子衛生研究所．）

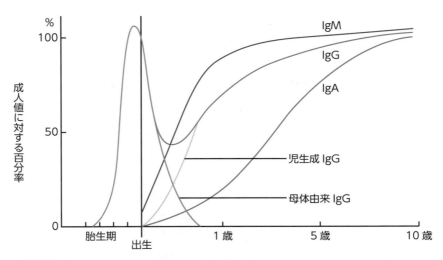

図 4-14 血清免疫グロブリン濃度の年齢による変動

（衣笠昭彦（1999）：発達．「ナースの小児科学」，大国真彦・他編，改訂第 2 版，中外医学社，p45.）

● **IgG**：妊娠後 3 カ月頃から胎盤を通って母胎から胎児に移行し，免疫グロブリンの大部分を占める．先天免疫あるいは経胎盤免疫とよばれ，新生児期から乳児期初期の感染予防に重要な役割を果たす．生後 3〜6 カ月まで継続し，次第に消失する．乳児期後半からの抗体は，感染によって乳児自身が産生する．

● **IgM**：母胎からは伝えられないが，胎生期から産生能力がある．新生児の IgM のレベルが高い場合は，母親の体内において感染を受けた可能性がある．

● **IgA**：母乳，とくに初乳中に多く含まれ，大腸菌，サルモネラ菌，ブドウ球菌などの細菌抗体やポリオなどの中和抗体を多く含み，腸管系の感染防御に役立っている．各種の感染や予防接種（生ワクチン・不活化ワクチン）は，体液性免疫系（抗体産生系）に位置づけられる．

〈細胞性免疫系〉

細胞性免疫系は，体液性免疫系を助ける胸腺に由来するリンパ球や B 細胞（B リンパ球系），T 細胞（T リンパ球系）が，その正体である．細胞性免疫系に由来する疾患として，低 γ グロブリン血症，B 細胞の欠損，B 細胞の分化障害があげられる．

● **神経系**

出生時の脳の発達は著しい．脳の重量は出生時 330〜360 g であるが，生後 1 年で約 2 倍，3 歳では出生時の約 3 倍の 1,000 g，5〜6 歳で成人の約 90 ％の 1,100〜1,300 g になる．

新生児の神経系は，大脳皮質が未熟であるために能動的な運動はできない．しかし，外部からの感覚刺激に対して脳幹−脊髄性の不随意的な運動が反射として生じる．これらは原始反射とよばれる．ほとんどの原始反射は，生後 2〜3 カ月頃に消失し，その後は大脳皮質の統制を受けた随意運動として，乳児の意志で一定の目的に沿った行動を示すようになる．これらは，髄鞘化に伴う神経系の成熟と中枢の制御が進み，行動が次第に随意的な活動へと高次化していく過程である．正常な消失時期を過ぎても消失しない場合には，神経系の異常や精神発達の遅れが疑われる．一方，中枢神経系の発達に伴って出現してくる

反射もある．乳児期後半から幼児期の初め頃まで続くものが多く，運動機能の獲得と密接に関係する．代表的な反射について表4-9と図4-15に示す．

表4-9　代表的な反射

反射		発現時期	消失する時期	反応
モロー反射		出生時	6カ月	児を背臥位にし頭部に軽い伸展刺激を与えると上腕の外転と伸展が起こり，指の伸展が起こり，続いて腕の内転屈曲が起こる
把握反射	手掌	出生時	6カ月	児の手の掌側を圧迫すると握りしめる動き
	足底	出生時	12カ月	児の足の母指球を圧迫すると，足指が屈曲する動き
吸啜反射		出生時	6カ月	口内に指や乳首を入れると下顎を動かし強い吸引力で哺乳しようとする動き
探索（ルーティング）反射		出生時	6カ月	児の口唇かそのすぐ外側を触れると，そちら側に顔を向け，哺乳しようとする動き
交差伸展反射		出生時	5カ月	一側の膝関節を抑制保持し，足底を刺激すると他側の足を伸展させる動き
非対称性緊張性頸反射		出生時	3〜4カ月	児が背臥位の状態で頭部を一方に向けると，向けた側の上下肢を伸展させ，反対側上下肢を屈曲させる動き
自動歩行（歩行反射，足踏み反射）		出生時	4カ月	児の体幹を脇から保持し，足底を軽く床につけ上体を前方にゆっくり移動させると足を交互に動かし歩行するような動き
引き起こし反射		出生時	12カ月	仰臥位から児の前腕を持ち，ゆっくり引っ張り上げるとき，上半身や頭部の立ち上がりが起こる動き
パラシュート反射	前下方	6〜12カ月	持続	前下方は，乳児の両脇を背部から保持し，垂直あるいは水平位から頭部を床に向かって下降させると，両手を前方に突き出し体を支えようとする動き
	前方	5〜6カ月	持続	
	側方	7〜8カ月	持続	前方，側方，後方の動きは，座位の姿勢からそれぞれの方向に倒そうとする動きに対して，重心が移動する方向に手を広げて体を支えようとする動き．この反射は出現後，生涯持続する
	後方	10カ月	持続	

原始反射は，胎生期から出現しているが，表では出生時にはみられるものとして発現時期を出生時とした．
反射の消失時期は，文献により若干の違いがある．
（永井利三郎（2018）：反射の発達．「ナースとコメディカルのための小児科学」．白木和夫，高田　哲編，第6版，へるす出版，pp46-50. を参考にして作成）

TOPIC　バビンスキー反射

　脳神経系の錐体路障害がある場合，現れる病的反射のひとつであり，足の裏の外側を踵から小指の方向にこすると，親指が足背方向に背屈する反応である．この反応は，小児期には2歳頃まではみられるが，この時期にみられるものは異常とはいえない．

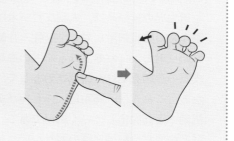

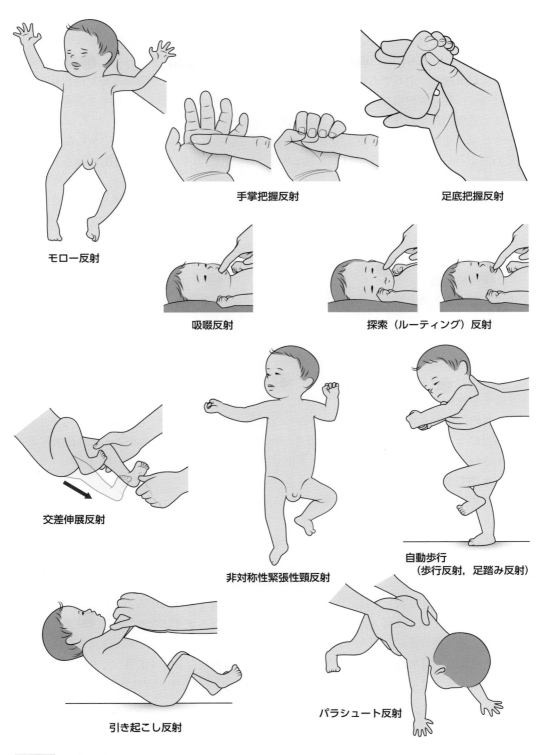

モロー反射

手掌把握反射

足底把握反射

吸啜反射

探索（ルーティング）反射

交差伸展反射

非対称性緊張性頸反射

自動歩行
（歩行反射，足踏み反射）

引き起こし反射

パラシュート反射

図 4-15 各種反射

●運動機能

●粗大運動 （図4-16）

　粗大運動とは，体幹や四肢などの大きな筋肉群を使う運動を意味し，首のすわり，座る，つかまり立ち，歩行などの身体のコントロールの面から観察される．新生児期の運動は，反射運動が中心である．その後，徐々にこの反射が消失し，随意運動が行われるようになる．乳児期初期では，寝ていて首を左右に動かす，手足をばたつかせる運動がみられる．乳児の運動機能について，2010年乳幼児身体発育調査（表4-10）では，「首のすわり」は，生後4～5カ月の乳児の90%以上が可能である．自分で仰臥位から腹臥位に変わるようになる「寝返り」は，生後6～7カ月の乳児の90%以上が可能になる．両手をつかず1分以上の「ひとり座り」，また，はって移動できる「はいはい」は，生後9～10カ月の乳児の90%以上が可能になる．長時間かかっても何かにつかまってひとりで立ち上がれる「つかまり立ち」は，生後11～12カ月の乳児の90%以上が可能である．物につかまらないで2～3歩あるく「ひとり歩き」は，生後1年3～4カ月の幼児の90%以上が可能である．これらの発達には，かなりの個人差がみられる．

●微細運動

　微細運動とは，肩や腕，手指や顔の表情など小さい筋肉群を使う運動を意味し，見た物をつかんだり，放したりすること，スプーンや箸などの道具を使用できるようになることで観察される．新生児期にみられた手掌把握反射は生後3カ月頃には消失し，その頃からガラガラをしばらく握ることができる．生後4カ月頃には手に触れた物をつかみ，生後5カ月には見た物をつかむことができる．これは，目と手の協応動作が可能になったことを意味する．

　また，生後6カ月頃には，顔にかかった布を取り払うことができるようになる．生後8カ月になると母指，示指，中指で物をつかみ，生後9～10カ月になると床に落ちている小さいものを母指と示指でつかみ，示指で指さしができるようになる（図4-17）．

●感覚機能

　感覚機能は胎児期からすでに働きはじめ，乳児期前半にかけて発達が進む．

●視覚

　生後間もなく網膜の機能が働き出し，光に対する反応として対光反射（瞳孔に光を当てると速やかに縮瞳すること）や，閉眼反射（強い光に対して目を閉じること）がみられる．出生直後の視力は，0.01程度であり，動くものがかすかに見える．生後24時間以内の新生児に対する実験では，人の顔に似た図形を選好する傾向が報告されている．生後1カ月頃の乳児は，注視（物をじっと見つめる）ができるようになり，生後2～3カ月頃には，追視（物の動きを追う）ができるようになる．生後6～7カ月頃には，人を見分けるようになり，見慣れた人には微笑むのに対して，初対面の人には緊張した表情でじっと見つめるようになる．視力は，生後1カ月で0.01～0.02，生後6カ月で0.04～0.08程度である．

●聴覚

　新生児の聴覚は最も発達している五感のひとつといわれ，胎児期から備わっており子宮内で母親の心臓の音や声を聞いている．低い音よりも高い音に敏感で，生後3週目には男性の声より女性の声に反応し，泣きをとめる効果がある．生後5～6週後になると母親

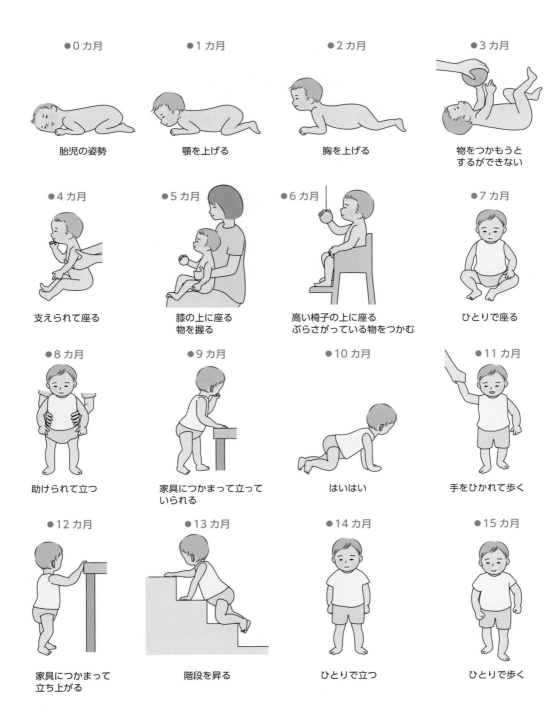

●0カ月 胎児の姿勢

●1カ月 顎を上げる

●2カ月 胸を上げる

●3カ月 物をつかもうとするができない

●4カ月 支えられて座る

●5カ月 膝の上に座る 物を握る

●6カ月 高い椅子の上に座る ぶらさがっている物をつかむ

●7カ月 ひとりで座る

●8カ月 助けられて立つ

●9カ月 家具につかまって立っていられる

●10カ月 はいはい

●11カ月 手をひかれて歩く

●12カ月 家具につかまって立ち上がる

●13カ月 階段を昇る

●14カ月 ひとりで立つ

●15カ月 ひとりで歩く

図 4-16 運動発達の順序
(Shirley, 1961 を参考に作成)

表 4-10 一般調査による乳幼児の運動機能通過率

(%)

年月齢	首のすわり	寝返り	ひとり座り	はいはい	つかまり立ち	ひとり歩き
2〜3 カ月未満	11.7	1.1				
3〜4	63.0	14.4				
4〜5	93.8	52.7	0.5	0.9		
5〜6	98.7	86.6	7.7	5.5	0.5	
6〜7	99.5	95.8	33.6	22.6	9.0	
7〜8		99.2	68.1	51.1	33.6	
8〜9		98.0	86.3	75.4	57.4	1.0
9〜10			96.1	90.3	80.5	4.9
10〜11			97.5	93.5	89.6	11.2
11〜12			98.1	95.8	91.6	35.8
1 年 0〜1 カ月未満			99.6	96.9	97.3	49.3
1〜2				97.2	96.7	71.4
2〜3				98.9	99.5	81.1
3〜4					99.4	92.6
4〜5					99.5	100.0

(厚生労働省 (2010)：乳幼児身体発育調査報告書．https://www.mhlw.go.jp/toukei/list/73-22.html［2021/10/18 閲覧］)

の声を弁別し，母親の声で乳児は泣きやむだけでなく微笑も起こさせるようになるといわれる．生後 1 カ月になると話しかけると泣きやみ，生後 2〜3 カ月頃には，話しかけに「アーウー」など喃語で応えるようになる．また，この頃，ガラガラの音の方に目を向けるなど，視覚と聴覚を関連づけて音の方向を識別する能力が発達する．生後 7〜8 カ月頃には，歌を聞くのを喜び，生後 9 カ月頃にはリズムに合わせてからだを動かすようになる．

● 味覚

新生児の味覚は敏感で，妊娠 28 週以降，順に甘味，苦味，その後，酸味が発達する．母乳の味にも敏感で，育児用ミルクとの違い，母乳の味の変化などを区別できるといわれる．味を感じる味蕾は，生後 3 カ月頃が一番多く敏感になるが，その後，徐々に減少する．離乳期以降にはさまざまなものを食べることで味覚の感受性は高まり生後 9〜10 カ月頃には甘味と塩味の好みが出てくるという．

● 嗅覚

新生児には，嗅覚はすでに備わっており，不快な臭いに顔をそむける．また，自分の母親と他の母親の母乳の匂いを弁別するといわれる．母親の母乳を嗅がせると泣きやみ，落ち着かせる鎮静効果も実験結果より報告されている．乳児期の母子相互作用には重要な要素である．

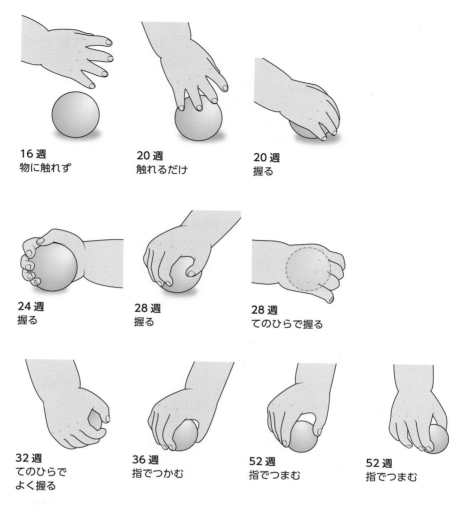

図4-17 つかみ方の発達
(Halverson HM（1931）：An experimental study of prehension in infants by means of sysmatic cinema records. Genetic Psychology Monographs, 10：107-286. を参考にして作成)

16週
物に触れず

20週
触れるだけ

20週
握る

24週
握る

28週
握る

28週
てのひらで握る

32週
てのひらで
よく握る

36週
指でつかむ

52週
指でつまむ

52週
指でつまむ

● 触覚

　新生児の口唇，舌，手掌，足底などの触覚は敏感で，原始反射の発現につながる部位で，生後3〜5カ月頃に徐々に弱くなる．一方，温度感覚，痛覚は，生後急速に発達する．

(3)言語・コミュニケーションの発達

　言語は，コミュニケーションの手段であり，子どもの言語の発達には，中枢神経系の成熟と環境の影響が大きく関与する．新生児は，言語の発達は未熟で泣き声を上げることで空腹や不快などの欲求を周囲に伝える．生後2カ月頃には，「アー」「ウー」など泣き声とは違った喉だけを使って音を出す「クーイング」が聞かれる．また，生後2〜3カ月頃になると機嫌のよいときに大人の話しかけや自発的発声に対して反応し，「アー」「ウー」など母音を中心とした喃語が始まる．これに対して大人は，乳児に「どうしたの？」「お

なかすいたの？」など言語を用いて応えることで，相互作用が生まれコミュニケーションの基礎がつくられていく．喃語は，生後5〜6カ月で盛んになり，生後9〜10カ月になると，自分以外の音声を模倣するようになる．1歳前後では，「マンマ」「ワンワン」「ブーブー」など意味のある言葉を2〜3語言うようになる．これを初語という．また，この頃の言葉には，単語であっても同時に「マンマがほしい」「ワンワンはどこ」など願望や質問の意味が含まれているため，1語文ともいわれる．

(4)思考・認知の発達

前述したように，ピアジェは出生から2歳頃までを「感覚運動段階」と表現した．つまり，乳児は，見る，聞く，触れる，なめる，叩く，嗅ぐなどの感覚や運動機能を通して外界を認識していく．

生後4カ月頃の乳児は，目と手の協応が発達し，見える物に手を伸ばして握ることができ，手に触れた物を口にもっていき，目と手と口で探索するようになる．

生後8〜12カ月頃になると，手指の微細運動が発達し，小さな物を親指と人差し指でつまんだり，小さな穴に指先を入れたりすることが可能になる．また，記憶力の発達とともに，目的を立てて，その目的を達成するための手段を選び，目的と手段を積極的に結びつけるようになる．さらに，物が視野から見えなくなっても存在し続けるという，物の永続性の理解が進む．

(5)情緒の発達

新生児は，空腹やおむつが濡れているなどの不快感を啼泣により表現し，生後1カ月の情動反応は，乳児の内的な状態と関連し，身体的な不快，覚醒，痛み，中枢神経系の緊張などが情動の主要な源である．

生後1〜6カ月頃の乳児の情緒は，自分と環境の分離とより結びつきが深くなる．

乳児は，多くの場合，世話をしてくれる母親あるいは特定の養育者の顔を見て微笑んだり，目新しい刺激に興味や関心を示したりする．授乳が中断されたり，じっと見つめていたのを妨げられたりすると怒りを示す．生後6〜12カ月頃になると，事柄の文脈に気づくようになる．つまり，喜び，怒り，恐れといった情緒は，以前の経験を思い出したり，それらを今続いていることと比較したりする能力と関連しているといわれる．これらの情緒は，環境を統制したり，目標を疎外されたときの欲求不満をコントロールしたりする能力に反映される．

乳児にとって多くの場合，おもな社会は家庭であり，情緒は日常生活の母親とのかかわりを通してさまざまな経験から発達していく．日常生活の母親との相互作用により，母親との基本的信頼を得ることで生後6〜7カ月になると見知らぬ人と特定の人（親）とを識別し，親が自分から離れると泣き，後追いをするようになる（人見知り）．

子どもの情緒は，ブリッジェス（Bridges KMB）の情緒の分化（**図4-18**）に示すように，生後3カ月頃から快・不快の区別がつくようになる．不快のほうが快よりも早く分化し，怒りや嫌悪，恐れへと分化する．また，快は得意や愛情，喜びへと分化し，2歳頃までには基本的な情緒が出揃い，5歳までには大人のもつ情緒がひと通り揃う．

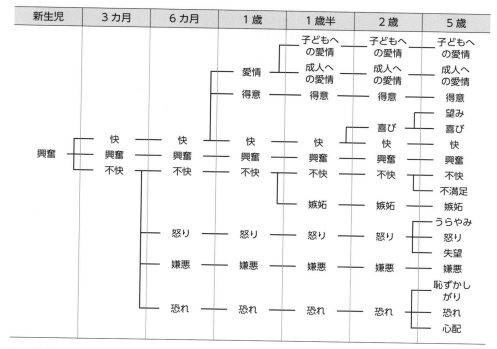

新生児	3カ月	6カ月	1歳	1歳半	2歳	5歳
				子どもへの愛情	子どもへの愛情	子どもへの愛情
				成人への愛情	成人への愛情	成人への愛情
		愛情	愛情	得意	得意	得意
		得意	得意			望み
				喜び		喜び
興奮	快	快	快	快	喜び	快
	興奮	興奮	興奮	興奮	快	興奮
	不快	不快	不快	不快	興奮	不快
					不快	不満足
			嫉妬	嫉妬	嫉妬	嫉妬
						うらやみ
	怒り	怒り	怒り	怒り	怒り	怒り
						失望
	嫌悪	嫌悪	嫌悪	嫌悪	嫌悪	嫌悪
						恥ずかしがり
	恐れ	恐れ	恐れ	恐れ	恐れ	恐れ
						心配

図 4-18 情緒の分化図式（ブリッジェスによる）

2）幼児期

　幼児期は，生後 1 年から就学前までの期間を指す．運動機能では，歩く，走るなど粗大運動の発達とともに，スプーンや箸の使用など手先の微細運動も著しく発達する．

　また，言語の獲得や思考力などの精神機能においても目覚ましく発達する時期である．この時期の特徴は，人が社会のなかで生きていくための基盤を形成することである．

　幼児期は，社会生活を営むうえで基本となる生活行動，つまり基本的生活習慣（食事・排泄・睡眠・清潔・衣服の着脱）を獲得する時期である．同時に，マナーやルールなど社会の一員として生きていく基礎を身につける時期といえる．環境や周囲の人とのかかわりが拡大するなかで情緒や社会性も目覚ましい発達をとげる．

（1）形態的成長

　幼児期は，乳児期に比較し身体発育の速度は緩やかになる．しかし，出生時から 6 歳になるまでに身長は約 2.3 倍，体重は約 7 倍となり，形態的な成長は目覚ましい．

●体重

　幼児期の体重は，1 年間に 2〜3 kg ずつ増加し，2 歳半頃には出生時の 4 倍，4 歳頃には出生時の 5 倍となる．2010 年乳幼児身体発育調査では 1 歳 0〜1 カ月未満の平均体重は，男児は 9.28 kg，女児では 8.71 kg であり，2 歳 6〜12 カ月未満の平均体重は，男児は 13.1 kg，女児では 12.5 kg である．また，4 歳 0〜6 カ月未満の平均体重は，男児は 15.99 kg，女児では 15.65 kg となる．

●身長

幼児期の身長は，1年間で1歳児は約10cm伸び，その後も5～10cm伸び，4歳頃に出生時の2倍となる．2010年乳幼児身体発育調査では，1歳0～1カ月未満の平均身長は，男児は74.9cm，女児では73.3cmであり，2歳0～6カ月未満の平均身長は，男児は86.7cm，女児では85.4cmである．また，4歳0～6カ月未満の平均身長は，男児は102.0cm，女児では100.9cmとなる．

●頭部

頭囲は，3歳までに著しく増えるが，それ以降は緩やかな増加となる．これは，脳の発育が1～3歳頃に急速に進むためで，脳の重量も3歳で1,000gとなり成人の70～80%に達するためである．また，大泉門は1歳半頃までに閉鎖し，閉鎖が早すぎる場合は小頭症，遅すぎる場合は水頭症などの可能性がある．

●胸部

胸囲は，出生時は頭囲より小さい．肺実質の成長や呼吸筋の増大により，1歳後半から増加する．

●歯

前述したように，乳歯は2歳半頃で上下10本ずつ計20本生え揃い，5～6歳頃より乳歯は抜けはじめ永久歯に生え替わる．

(2)機能的発達

●呼吸機能

呼吸は，1～3歳頃までは腹式呼吸であるが，2歳半頃より筋肉の発達，胸郭の伸び，肺重量の増加などにより胸式呼吸も加わり，3～7歳では併合型をとる．肋骨の石灰化などにつれて次第に胸式呼吸へと移行する．幼児は，肋骨や胸骨，肋軟骨がやわらかいため，胸郭の動きを利用して肺を効果的に広げる呼吸が難しいという形態的特徴がある．そのため，呼吸数を20～30/分と多くすることで対応している．

●循環機能

幼児期は，心臓の成長や心筋の発達により心臓のポンプ機能も向上して循環機能が高まり，心拍数は乳児期よりも90～110回/分と少なくなる．また，心臓の大きさが新生児期，乳児期と比べ成長することで1回拍出量は増加し，血圧は90～100/60～65mmHgと高くなる．

●血液

幼児期では，赤血球数，白血球数，血小板のいずれも成人よりも高い値を示すが，12～15歳頃には成人とほぼ同じとなる．

●体温

幼児期になると，体温調節機能の成熟，汗腺の発達に伴い，体温は35.8～36.6℃と成人の平常時体温とほぼ同じとなる．日内変動は少なくなるが，基礎代謝は高く，運動も活発となるため，環境により高温や低温になりやすい．

●消化機能

乳児期に垂直位であった胃は，幼児期になると水平位となり，胃の容量も増大し，食塊の胃での停滞時間も長くなる．唾液は生後1年で150mL/日となる．胃液のpHは，出生時中性であるが，年齢とともに酸性度が強くなる．ペプシン分泌は2歳頃で成人とほ

ぼ同じ水準となり，膵液であるアミラーゼ，トリプシン，リパーゼの活性も2〜3歳頃に成人とほぼ同じ水準となる．

●腎機能と水分代謝

幼児期になると，体重に占める体水分量は，成人とほぼ同じ60％となる．

1日の必要水分量は体重あたり100mL，1日の排泄量は不感蒸泄で体重あたり40mL，尿量は体重あたり50mLと乳児期より減少する．しかし，成人と比較し体重あたり約2倍の量を必要としており，水分摂取量の減少や排泄量の増加により脱水に陥りやすい．

幼児期の子どもの腎臓はネフロンが少なく，糸球体機能も未熟である．そのため，再吸収能は成人の10〜40％程度で，最大尿濃縮能力も低く，成人並みになるのは2歳頃である．また，糸球体基底膜の透過性が低いため，濾過率も低く，成人とほぼ同じになるのは5歳頃である．

●免疫機能

母体由来のIgGは，生後6カ月頃には消失しており，児生成のIgGも成人の50〜80％程度にとどまり感染症にかかりやすい．IgMは1歳頃に成人にほぼ近づく．

●神経系・運動機能

出生時，約400gだった脳の重量は，1歳では約800g，3歳では1,000g，5〜6歳では成人の約90％の1,100〜1,300gの重量になる．神経線維の髄鞘化も進み，3歳頃には人の基本的動作に関する髄鞘化は完成する．

1歳3カ月頃にはひとり歩きが可能となり，1歳半頃には前方だけでなく，横や後方に歩くことができる．また，1歳9カ月頃には，手すりを使って階段を昇ることができる．2歳から2歳半頃には，両足を揃えながら手すりを使わずに階段昇降が可能となり，この頃には，転ばずに走ることもできるようになる．3歳には，三輪車をこげるようになり，片足立ちもできる．4歳になると足を交互に出して階段昇降ができるようになる．また，この頃にはボールをキャッチすることや，片足とびもできるようになる．5歳では，スキップができるようになる．

微細運動も発達し，1歳半頃にはなぐり書きをしたり，2つの積み木を重ねたりできるようになる．2歳では絵本のページをめくることができる．3歳頃になると，円を描いたり，積み木を8つ重ねて塔をつくったり，はさみを使うことも可能となる．4歳になると四角形を描いたり，人の顔を描けるようになる．

●感覚機能
●視覚

視力は，1歳で0.2，3歳では0.6〜1.0程度となり，5歳頃には80％以上が1.0以上と成人と同程度となる．

●聴覚

胎児期から備わっている聴力は，乳児期の発達に引き続き，視覚と聴覚を関連づけて音の方向を識別する能力が発達し，1歳頃には音の強さやリズムなども聞き分けられるようになる．

(3)言語・コミュニケーションの発達

幼児期は，言語的コミュニケーションの発達が目覚ましい時期である．乳児期の喃語，1歳前後の1語文への変化から，さらに語彙数が増え，助詞など文法知識も発達する．

表4-11	一般調査による乳幼児の言語機能通過率

(%)

年月齢	単語を言う
7〜8カ月未満	2.2
8〜9	6.5
9〜10	9.0
10〜11	21.3
11〜12	40.9
1年0〜1カ月未満	57.6
1〜2	69.9
2〜3	79.1
3〜4	86.1
4〜5	88.8
5〜6	89.1
6〜7	94.7

（厚生労働省（2010）：乳幼児身体発育調査報告書.
https://www.mhlw.go.jp/toukei/list/73-22.html
［2021/10/18閲覧］）

　表4-11は，2010年乳幼児身体発育調査による乳幼児の言語機能について示したもので，生後1年6〜7カ月未満の乳幼児の90%以上が単語を話している．

　1歳半頃から2歳頃になると，単語数の増加とともに「パパ，カイシャ」「アッチ，イク」など2語文が言えるようになる．また，いろいろな事物に名前があることを意識し，「これ，なあに？」と質問をして物の名前を覚えていく．食べ物，乗り物，動物などの名前，また日常の動作や出来事を表現する言葉を獲得していく．2歳以降では，主語と述語の形で「おなか，すいた」，「ごはん，たべる」などの表現ができるようになる．3歳頃になると，接続詞や助詞，助動詞を使って，より詳細な表現ができるようになり，4歳頃には話し言葉がほぼ完成する．

(4) 思考・認知の発達

●思考・認知

　幼児期の思考・認知の発達についてピアジェは2〜7歳頃は「前操作段階」とした．

　この時期の子どもは，これまで叩く，なめるなど感覚運動的に認知してきたことを内面化させ，目の前に対象がなくても心の中にさまざまな状況や出来事をイメージ化し，それに基づく象徴的行動と言語が急速に発達する．ピアジェは，幼児期の認知について2〜4歳を象徴的思考段階，4〜7歳を直観的思考段階に分類した．

　2〜4歳では，目の前にない物であってもイメージとして頭の中で形ある物（表象）として再現し，その表象に働きかけ，間接的な経験で対象を理解できるようになる．石ころを電車に見立てて並べたり，おままごとで母親をイメージしながら演じたり，葉っぱをお皿に見立てるごっこ遊びなど，象徴的な遊びが盛んになる．これらは，子どもの経験した

ことの範囲であり，経験のないことを思い浮かべたり，考えたりすることはできない．また，この時期，前述したようにあらゆる物に生命や意識，感情があると考えるアニミズム的思考も象徴機能のひとつといえる．これは，4〜5歳頃になると減少してくる．

　4歳以降になると言語の獲得により表現や理解が広がる．目にしたことのある事物を分類したり関連づけたり，あるいは区別したりといった概念の認識が可能となる．しかし，概念の理解は，そのときの直観に依存しており，見たことのない事物については，論理的に思考することはできない．たとえば，同じ形のコップに入っている水であれば同じ量であることを理解できるが，異なる形のコップでは量が同じであると理解することは難しい（表4-12）．

　このように幼児期の思考の特徴として，自己中心性がある．つまり，主観と客観の分化ができず，自分の視点から物事を見たり考えたりはできるが，他人の立場になって考え，

表4-12　直観的思考段階と具体的操作段階での子どもの思考の特徴

	ピアジェの課題	直観的思考段階	具体的操作段階
液量の保存		子どもはA，Bの容器に等量に液体が入っていることを認める．それからBをCに移し変えると液面の高さに惑わされCのほうを「たくさんだ」と答えたり容器の太さに惑わされCのほうが「少しになった」と答える	子どもはA，Bの容器に等量の液体が入っていることを認める．それからBをCに移し変えると，液面の高さはかわるが，CにはAと等しい量の液体が入っていることを理解する
数の保存		子どもは2つの列の長さや密度の違いに惑わされて，ならべ方次第で数が多くも少なくもなると判断する	子どもは，2つの列は長さと密度が異なるが，ともに同じ数であることを理解する
物理量と重さの保存		子どもはA，Bの粘土のボールが等しい量で，同じ重さであることをまず認める．それからBをつぶしてCのソーセージ型にすると，大きさの違いや長さの違いに着目して，量は変化し，重さも変わると答える	子どもはA，Bの粘土のボールが等しい量で，同じ重さであることをまず認める．それからBをつぶしてCのようにしても，それはBのときと等しい量でしかも同じ重さであることを理解する
長さの保存		子どもは個数の異なった積木を使って，Aと同じ高さの塔をつくることができない	子どもは個数の異なった積木を使って，Aと同じ高さの塔をつくることができる
客観的空間の保存		子どもはテーブルの上の山がもう1人の子どもにどのように見えるか表象できない．自分の家が見えていると，もう1人の子どもも見えていると思っている	子どもはテーブル上の山がもう1人の子どもにどのように見えるかを表象できる．すなわち，自分に見えている家が相手の子どもには見えないことが理解できる

（大久保　修（1994）：精神機能．「改訂　小児生理学」．馬場一雄監修．第2版，へるす出版，p236.）

行動することは難しい．6歳頃になると論理的な思考が進み，ルールを決めた集団遊びなどを通して主観と客観の分化，他人との関係のなかにおける自分としての行動ができるようになる．相手の気持ちや意図を理解し，相手の立場に立って考え行動できるようになる．

●注意・記憶

注意には外界からの刺激によって引き起こされる受動的注意と，自ら積極的に注意する意図的注意があり，意図的注意は4歳以降になると著しく発達するといわれる[5]．注意の持続時間や集中度は年齢とともに増大し，3歳児の注意の持続時間は10〜15分程度であるが，5歳頃になると30分程度は持続できる．また，音，色彩，新奇さ，動きなどの要素を加味することによって幼児の注意をひくことはできるが，ものを理解する能力に限界があることを考慮しなければならない．

記憶は，乳児期に著しく発達するが幼児期にはさらに発達する．8〜9カ月の乳児でも隠されたおもちゃを探し出すことができるが，記憶の保持時間は短いのが特徴といわれる．1歳前後ではわずか1〜3分であるが，1年3〜5カ月の幼児では8分後も記憶しており，保持時間は次第に長くなってくる．

3〜4歳頃の記憶の特徴として，強い感情を伴った体験は非常によく記憶すること，また，言葉を通しての抽象的なことよりも，見たり，聞いたり，経験したりしたことを全体として記憶する傾向をもっているとされる．

(5)情緒・社会性の発達

●情緒の発達

幼児期の情緒は，言語や記憶などの知的機能の発達や，運動機能の発達による行動範囲が拡大することでより分化が進むとともに，情緒を引き起こす刺激が変化する．

快と不快の感情では，不快のほうが早く分化し，生後6カ月頃に怒り，嫌悪，恐れに，1歳6カ月頃には嫉妬に分化する．快の感情は，1歳頃に得意に分化し，1歳6カ月頃には子どもへの愛情，成人への愛情，2歳頃には喜びへと分化する．

情緒表現の対象の変化では，乳児期には突然の騒音，見慣れない人や場面を恐れるが，年齢とともに減少し，4〜5歳頃では身近な環境にある具体的な刺激，たとえばカイジュウ，オバケを恐れるようになる．また，年齢とともに情緒表現の仕方も変化し，幼児期初期には，怒ると泣きわめいたり，足をバタバタさせたりと漠然とした行動により全身で情緒を表出することが多い．しかし，3歳を過ぎると，怒りは自分の欲求を邪魔した者を叩くなど，直接的に表現するようになる．また，言語的表現も増えてくる．

●自律性と自発性

エリクソンは，幼児期前期の発達課題を「自律感の獲得と羞恥心・疑惑の克服」，幼児期後期の発達課題を「積極性の獲得と罪悪感の克服」の段階とした．

1歳を過ぎると自立歩行が可能となって行動範囲は拡大し，言語機能も発達することにより，幼児はさまざまなことを自分でやりたいという意志が芽生える．一方で，親は，基本的なしつけを開始するため，心理的な対立が生じる．トイレットトレーニングに代表されるように，時には失敗をして恥ずかしさを感じながらも，母親がタイミングよく適切な手助けを行うことで，子どもは自分でできることを体感し，自律性を獲得していく．自分でできたときに，愛着の対象である母親に褒められ認められることで自発性はさらに促さ

れる．幼児は，こうした自分で自分をコントロール（自律）できることにより，自分の意志で積極的に行動していく．

　幼児期後期になると，さらに運動機能や言語の発達により，同年代の仲間との遊びは活発となる．積極的に自分の意志を主張し遊びが展開される反面，仲間との衝突や競争により罪悪感を抱く．仲間と楽しく遊ぶためには，時には自分の思い通りにはならない体験を通して，自分の欲求をコントロールすることを学習していく．

●遊びの発達と社会性

　幼児にとって遊びは生活の中心であり，遊びを通して心身ともに成長していく．

　遊びについては多くの研究者により定義されているが，藤田は「遊びとは，行動やそれ自体が目的であり自己充足的な喜びをもたらすもの」[6]としている．また，遊びの3要素として時間，空間，仲間（3つの間）が必要であるといわれる．つまり，遊びのための豊富な時間，安全な場所，遊び相手の存在である．さらに上田[7]は，おもちゃなどの遊具と遊戯のための雰囲気の2条件を加えている．子どもの遊びを促す条件として，空間・時間・仲間・遊具などの有無だけではなく，子どもの遊びの着想とテーマを豊かに発展させることのできる雰囲気が大人社会にあるかどうかが重要であるといわれる．大人になってからの独創的な仕事の芽は，子ども時代の遊びの質にかかっていると述べている．

　遊びの意義（表4-13），遊びの発達（表4-14），遊びの分類（表4-15）を表に示す．

表4-13　遊びの意義

身体的な発達	遊びを通して身体機能，運動機能（粗大・微細運動）が発達する ① 遊びにより筋力や持久力，瞬発力など運動能力とともに健康な身体が養われる ② 遊びを通して手先や指先の巧緻性が養われる
精神的な発達	遊びを通して精神的な発達が促される ① 喜怒哀楽を素直に表現し豊かな情緒が育まれる ② 仲間と，あるいは玩具を用いて遊ぶことで自我意識が発達する
知的な発達	遊びによりさまざまな知識を得たり，創造性や想像力が育まれたりする ① 物の性質や扱い方を学ぶ機会となる ② 遊びを通して言語や言語表現が豊富になる ③ 自由な発想のなかで創意工夫し独創性や想像力が養われる
社会性の発達	遊びを通して社会性や道徳性が養われる ① 親や仲間との遊びを通して協調性や助け合い，譲り合い，また自己主張などを学ぶ ② 遊びを通して善悪の判断や正義感，相手に対する思いやりなどを学ぶ ③ 遊びのなかで新しいことへ挑戦する機会を体験する
治療的な効果	遊びを通して入院や病気，治療による心理的な緊張を和らげたり，エネルギー発散の機会となる ① 遊ぶことで抑圧された不満や怒りなどの感情を発散させる ② 遊びに集中することで痛みや不快感が多少，緩和される ③ 現実生活（入院）では満たされない願望を遊びにより充足する

表4-14 遊びの発達

遊びの発達	遊びの内容	遊びの例
ひとり遊び	乳児期にみられる遊びで，近くに他の子どもがいても相互のやりとりはなくひとりで遊ぶ．年齢とともに頻度は減少する．	
傍観遊び	他の子どもが遊ぶ様子を見ているだけで楽しさを感じる遊び．遊びに参加はしない．2歳頃によくみられる．	
並行遊び	他の子どもと同じ場所で，同じような玩具を使っても，相互のやりとりはない遊び．3歳頃に多くみられる． ひとり遊びよりも，「あの子と一緒」ということに楽しさを見出している点で社会性が発達している．	
連合遊び	他の子どもと，玩具の貸し借りや会話をしながら一緒に遊ぶ．相互のやりとりはあるが，役割の分担やリーダー，ルールはない．3～4歳頃にみられる．	
協同遊び	共通の目的をもって集団をつくり，仲間と決めたルールに沿って遊ぶ．子ども同士で課題を解決する力が養われる．また，リーダーシップを担う子どもが存在するなど，子ども同士に社会的地位が生まれる．5歳以降にみられる．	

表 4-15　遊びの分類

遊びの分類	遊びの内容	遊びの例
感覚遊び	乳児期によくみられる遊びで，見る，聞く，触れるなど感覚器官を用いた遊び	ガラガラ，モビール，物を落とす・たたく，声を出す
運動遊び	乳児期，幼児期を通してみられる遊びで，身体全体あるいは身体の一部を動かして遊ぶ	母親の元へ歩く・走る，階段を上る・降りる，かくれんぼ，三輪車に乗る，でんぐり返し，ブランコ
模倣遊び	子どもが体験したことを再現したり，日常生活の出来事，大人をまねたりする「ごっこ遊び」や，「ヒーローごっこ」のように非現実の世界を想像する遊び．幼児前期に盛んになる	おままごと，ヒーローごっこ，お気に入りの人形を寝かしつける，保育士さんになりきる
受容遊び	受け身で，見たり，聞いたりする遊び	テレビを見る，絵本を読んでもらう，歌を聞く
構成遊び	積み木や粘土，紙など素材を用いて創作する遊び．幼児後期に盛んになる	砂場で山やトンネルを作る，ブロックで家を作る，粘土で動物を作る，絵を描く，折り紙を折る

3）学童期

　学童期とは，6〜12歳の小学生の時期を指す．学童期に続く思春期は，一般的に第二次性徴の発現時期とされているため，学童期の後半2年は思春期と重なる時期となる．

　学童期は，幼児期に獲得した基本的生活習慣を維持し，学校生活が中心となるなかで，級友や教師などさまざまな人との交流により，生活の幅が広がる時期といえる．

　この時期は，罹病率も他の年齢層よりも比較的少なく，安定した時期であるといわれるが，近年，少子化や家族形態の多様化，経済格差など社会のあり方が大きく変化し，これらは学童期の子どもの生活や発達にもさまざまな影響を及ぼしている．不登校や自殺，子どもの貧困，また，肥満に代表される生活習慣に起因する疾患や状態の増加など，学校と医療，地域の連携した支援が求められる．学童期に続く思春期を健全に迎えるためにも重要な時期といえる．

(1)形態的成長

●身長・体重

　学童期の身長と体重の増加は，乳幼児期に比較すると緩やかなカーブを描くようになる．乳児期を第一次発育急進期とすると学童期は安定した発育期であるが，10歳頃から第二次発育急進期に入る．この頃より成長に性差が現れ，女子は男子よりも早く急進期を迎える．

　2020年度学校保健統計調査によると年齢別の身長・体重の平均値は，**表 4-16** となる．男子の平均身長は，6歳で約118cm，11歳で約147cmになり，学童期の開始から終了までの間で約30cm増加する．女子の場合，6歳で約117cm，11歳で148cmになり，30cm以上増加する．9歳，10歳，11歳の女子は男子より平均身長が高くなる．

　平均体重は，男子の場合，6歳で22kg，11歳で約40kgになり，学童期開始から終了までの間で約18kg以上増加する．女子の場合は，6歳で約22kg，11歳で約40kgにな

表 4-16 年齢別身長・体重の平均値（2020 年度）

区分	年齢（歳）	男子		女子	
		身長（cm）	体重（kg）	身長（cm）	体重（kg）
幼稚園	5	111.6	19.4	110.6	19.0
小学校	6	117.5	22.0	116.7	21.5
	7	123.5	24.9	122.6	24.3
	8	129.1	28.4	128.5	27.4
	9	134.5	32.0	134.8	31.1
	10	140.1	35.9	141.5	35.4
	11	146.6	40.0	148.0	40.3
中学校	12	154.3	45.8	152.6	44.5
	13	161.4	50.9	155.2	47.9
	14	166.1	55.2	156.7	50.2
高等学校	15	168.8	58.9	157.3	51.2
	16	170.2	60.9	157.7	51.9
	17	170.7	62.6	157.9	52.3

（文部科学省（2021）：令和 2 年度学校保健統計調査結果．https://www.mext.go.jp/b_menu/toukei/chousa05/hoken/kekka/1268813.htm を基に作成［2021/11/15 閲覧］）

り，男子とほぼ同じとなっている．

　同調査によると身長の平均値の推移は，1994 年度から 2001 年度あたりをピークにその後，横ばい傾向であり，体重の平均値の推移は，1998 年度から 2006 年度あたりをピークにその後，横ばい傾向にあるという．また，肥満傾向児の割合は増加傾向にあり，痩身傾向児の割合は，調査時点（2020 年）までの 10 年間，おおむね横ばいもしくは増加傾向にあるという．

　●骨

　学童期は，骨化が急速に進み，骨格形成に重要な時期である．前述したように手根部の化骨数は，その出現が年齢とほぼ同数である．学童期になると手掌の骨，指骨などはほぼ完成する．また，顔の骨，副鼻腔が大きくなるため徐々に赤ちゃん様顔貌から大人の顔貌になる（図 4-19）．また，この時期，脊椎側彎症が起こりやすく，学校健診ではスクリーニングが行われる．

　●歯

　6 歳頃より乳歯が抜けはじめ，永久歯が生えはじめる．下顎切歯から生え替わりはじめ，11 〜 13 歳までに第 2 大臼歯が生え，28 本となる．その後，17 〜 21 歳頃に第 3 大臼歯（親知らず）が生え，合計 32 本となる．

(2)機能的発達

　●呼吸機能

　呼吸運動で使われる胸郭の形は，水平面でみると乳児期は丸く，幼児期になると横径が

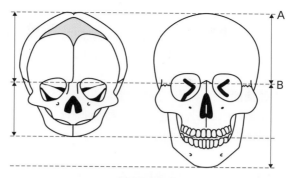

新生児の頭蓋と成人の頭蓋が頭蓋円蓋の高さ（A面とB面の間の距離）を同じにして描かれている．成人では，顔面の骨格が乳児に比較して非常に大きくなっていることに注意

図 4-19　顔面の成長
(Sinclair D, et al（1998），山口規容子・他訳（2001）：ヒトの成長と発達．メディカル・サイエンス・インターナショナル，p141.)

成長し，学童期には成人とほぼ同じ形となる．横隔膜の位置も幼児期よりもさらに下がり，筋肉の発達，肺容量の増加とともに3～7歳頃までの胸腹式呼吸は胸式呼吸と移行する．これらの変化に伴い，呼吸数は減少し，成人とほぼ同じ18～20回/分となる．

●循環機能

学童期になると成長に伴い心臓，とくに左心室の大きさが増大して心拍出量が増加することで血圧は上昇し，収縮期血圧は100～120 mmHg，拡張期血圧60～70 mmHgと成人の値に近づく．心拍数・脈拍数は徐々に減少し，80～100回/分と成人の値に近づく．

●血液

造血機能である骨髄は，乳児期ではすべてが赤色骨髄で活動性であったものが徐々に脂肪化し，6歳以降の脛骨，四肢骨の骨髄は次第に黄色骨髄になる．しかし，15歳頃までは80％以上は赤色骨髄で，年齢が進むとともに黄色骨髄が多くなる．正常な血液成分は表4-4（p104）を参照のこと．

●体温

新陳代謝は成人よりも高く，体温は36.8℃前後である．成人とほぼ同じ体温になるのは10～15歳である．

●消化機能

身体発育に伴って胃容量が増大し，消化液の分泌も増加するため消化・吸収機能も成熟していく．唾液は，500 mL/日と成人の約1/2～1/3の分泌量であるが，前述したようにペプシン，トリプシン，リパーゼの活性は2～3歳以降で成人とほぼ差がなくなっている．

●腎機能と水分代謝

学童期の1日体重あたりの必要水分量約80 mL/日，不感蒸泄量30 mL/日と幼児期よりさらに減少する．膀胱の容積も大きくなるため夜間の排尿コントロールも可能となる．

●免疫機能

前述したスキャモンの臓器別発育曲線に示すように，胸腺・リンパ系は学童期の10〜12歳で，発育のピークを迎える．IgG，IgM，IgA値は，6〜8歳でほぼ成人と同じ値となる．

●神経系・運動機能

脳の重量は，10歳までに成人に近づく．学童期では，筋肉・骨ともに成長する時期であり，神経系も成熟し筋肉運動と強調して，なわとび，自転車，キャッチボールなどで複雑な動きが可能になる．また，一定のルールに従ってチームで行う野球，サッカー，ドッジボールなどのスポーツを楽しむようになる．

(3)言語・コミュニケーションの発達

学童期になると学校での学習が始まり，幼児期の聞く，話すに加えて，「読む，書く」機会が増える．これは，目の前の具体的な現象だけでなく，文章から状況を理解したり想像したりして，自分の考えを文字で表現できるようになることを意味する．

この時期，就学とともに語彙数も増え，よりコミュニケーションの手段が増えることで思考の整理や伝達能力は目覚ましく向上する．一方で，読む，書く能力は，経験の程度あるいは本人の興味関心の違いによって個人差が大きく，得意，不得意が明確になる時期でもある．

(4)思考・認知の発達

●思考・認知

ピアジェは，7〜11歳頃の学童期の子どもの思考・認知を「具体的操作段階」と表現した．この時期，幼児期の自己中心性は徐々に消失し，7〜8歳頃になると見かけに左右されずに論理的な思考することが可能になる．

表4-12（p121）は，直観的思考段階と具体的操作段階での子どもの思考の特徴について比較している．8歳頃には物理量の保存の理解，10歳頃には重さの保存の理解，12歳以降には体積の保存の理解が成立する．しかし，具体的操作段階の論理性は，現実的で過去の経験に基づくものであり，経験がないことや抽象的な事柄について仮説を立てて考えることは難しい．

学童期後期（11歳以降）は，「形式的操作段階」に入り，具体的状況のみに縛られることなく，抽象的レベルで論理的に考えられるようになる．仮説演繹的思考が可能になり，それに基づいて論理的に推論できるようになる．そのため，自分や周囲のことに関しても問題解決能力や批判的思考を用いて行動するようになる．

●注意・記憶

学童期には，注意，知覚，記憶の面で発達がみられる．学校生活のなかで，1日の時間割に沿って授業を受け，与えられた課題に集中して取り組むなど意図的注意は著しく発達する．また，学童期には，メタ記憶が発達するといわれる．メタ記憶とは自分がもっている情報の貯えと取り出しにかかわる過程についての知識であり，学童期になると発達する．与えられた課題が記憶することを求めていること，記憶課題の構成のされ方，自分がその課題を達成できそうな程度などを判断することができるといわれる[8]．

(5)情緒・社会性の発達

●情緒

前述したように5歳頃には成人とほぼ同じ情緒が揃う.

学童期になると，学校生活を中心とした級友や教師との相互作用のなかで，子どもは認知的側面だけでなく，情緒的・社会的側面においても質的に変化する.

学校での規則や規律，集団の一員として行動することにより，将来の社会人としての基本的な知識や態度を身につけていく．自分の行動に責任をもつことを考え，善・悪の感覚も発達する．他者と協力したり，他者を援助する行動を体験したりする一方で，嘘をつく，ごまかすなど道徳的葛藤にも直面する．また，学業やスポーツなどさまざまな経験を通して，級友と自分を比較することで自分の能力，強さ，弱さなどを感じとる．「できた」達成感，「自分は役に立った」という自尊感情とともに，「できない自分」や「悔しさ」から劣等感を抱くなど，情緒的なコントロールは，後述する学童期に求められる社会性の学習といえる.

●社会性

エリクソンは，学童期の発達課題を「勤勉感の獲得と劣等感の克服」とした.

学童期になると「読む，書く，計算」の基礎を身につけることが期待される．また，級友や同年代の友人たちとの集団活動においては，個人としての役割だけでなく，チームの一員としての貢献が求められる．こうしたなかで，子どもは熱心に努力することで成果があがることを実感し，大きな喜びを感じる．教師や親，仲間の期待に応えることに喜び，与えられた課題に対して従順に従う．また，達成できたことを褒められ，認められることで自信がつき自尊感情を高め，さらに勤勉に取り組もうとする.

一方で，級友や同年代の友人との競争や勝負で失敗したり，負けたりすることで自分の能力不足を感じ，劣等感を抱く．劣等感を味わうことで，より努力しようと取り組む．こうした「勤勉感」と「劣等感」の経験を積み重ね，自分のなかで折り合いをつけながら統合し，解決していく.

学童期中期から後期になると子どもたちは自発的に仲間集団をつくり，連帯意識をもちながら行動する．家族や大人よりも仲間との価値観を優先させ行動する時期をギャングエイジといわれる．しかし，上田[9]によると近年では生活環境の変化によりギャングエイジがあまりみられなくなったとの指摘がある．理由としては，都市化によって子どもの遊び"空間"が減少したこと，学校からの帰宅後に塾や習い事に通う子どもが増加して遊ぶ"時間"が減少したこと，帰宅後にそれぞれの子どもが自分のスケジュールに従って行動するため遊び"仲間"が少なくなったこと，これら"3つの間"の減少によって子どもの遊び方に変化をきたしているためといわれる.

グループでの遊びよりもテレビ視聴やゲーム遊びなどひとりで遊びをする子どもが増えており，遊びを介して対人関係の機能を獲得する機会が減少していることが危惧されている.

学童期は，自己に関する健全な概念を発達させる時期である．子ども自身の自分に対する見方（自己概念）には，両親，友人，教師などから子どもが受けるフィードバックと，自分の主観的経験による評価の双方から形成されるといわれる．また，子どもは，フィードバックを受動的にそのまま受け入れる存在でもなく，自分自身の経験を通して，両親，

友人，教師，社会などのもつ基準と比較し，最終的には自分のものを形成するようになるといわれる．

子どもの自己概念には，発達段階における重要他者の言動や態度が多様な影響を与えることを理解すると同時に，子ども自身がそれをどのように受け止め，自己の経験と関連づけながら選択していくのかを理解することは，健全な自己概念の育成に重要といえる．

4）思春期

思春期は，学童期に続く段階である．しかし，前述したように思春期は第二次性徴の発現という身体的特徴によって表されるため，学童期の後半2年と重なる場合が多い．思春期のはじまりを暦年齢で区切ることは難しいが，平均的に女子の場合10〜12歳頃，男子の場合12〜14歳頃であり，その終わりは18〜19歳頃とされる．

思春期は性的成熟や体型の変化など生理学的変化が著しい時期であるが，近年では，精神面の成熟が身体面の著しい成熟に伴わず，心理的には不安定な時期といわれる．

(1)形態的成長

●身体発育

思春期では，身長・体重の増加にみられるように身体的成長は著しい．前述したように，身長は生後2〜3カ月の間に成長するが，その後，学童期の終わり頃までは比較的安定した増加量を示し，次いで再び急激な成長期を経て，緩やかな増加を示していく．

2020年度学校保健統計調査によると，中学生・高校生の身長・体重の平均値は，表4-16となる．平均身長では，9歳から11歳までは女子が男子よりも平均値を上回っているが，12歳より男子の発育が急伸し，男子が女子より上回る．また，思春期の女子では，皮下脂肪の蓄積が著明となり，男子では，骨や筋肉の発達が著明となる．

(2)生理学的特徴

●第二次性徴

第二次性徴とは，生まれつき備わっている生殖器官がホルモンの急激な分泌により成熟することに伴って起こる諸現象をいう．

第二次性徴は，脳下垂体前葉からの性腺刺激ホルモンが男子では精巣からの男性ホルモン（テストステロン）と副腎からの男性ホルモン（アンドロゲン），女子では卵巣からの卵胞ホルモン（エストロゲン）と黄体ホルモン（プロゲステロン）の分泌を促し，各種ホルモンの相互の働きにより起こってくる（図4-20）．

●生殖器

第二次性徴の進行によって生殖器が成熟し，生殖能力をもつようになる．

男性の生殖器は，精巣（睾丸），精管，精索，精囊，前立腺，尿道球腺，陰囊，陰茎からなる．タナー（Tanner JM）は，男性生殖器の発達を5段階に分類した（表4-17）．

女性の生殖器は，卵巣，卵管，子宮，外陰部からなる．また，乳房は，女性生殖器の付属器官として考えられている．タナーは，乳房の発育の過程を図4-21のように説明している．また，陰毛の発達は，男性，女性ともに現れる第二次性徴である（図4-22）．性的成熟は，女子のほうが男子よりも早く始まる（表4-18）．

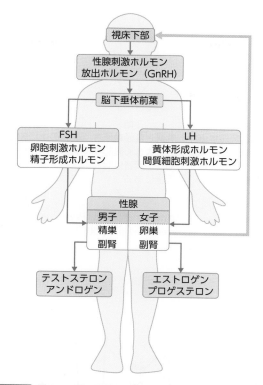

図 4-20 性ホルモン分泌のメカニズム

（二宮啓子（2019）：思春期の人々の成長・発達と看護．「小
児看護学① 小児の発達と看護」．中野綾美編，第6版，メ
ディカ出版，p152.）

表 4-17 男性生殖器の発達

第1期	精巣，陰嚢，陰茎などの大きさや釣り合いは，小児期とほぼ変わらない．
第2期	陰嚢と精巣が大きくなる．陰嚢の皮膚は赤みを帯び，手触りが変わる．この時期には陰茎の大きさはほとんど変わらない．
第3期	陰茎が長さ，次に太さの順で大きくなる．睾丸と陰嚢もさらに大きくなる．
第4期	陰茎は太くなり，腺も発達する．睾丸と陰嚢は，さらに大きくなり，陰嚢の皮膚は黒ずんでくる．とくに亀頭が発達する．
第5期	大きさ，形ともに成人と同じになる．

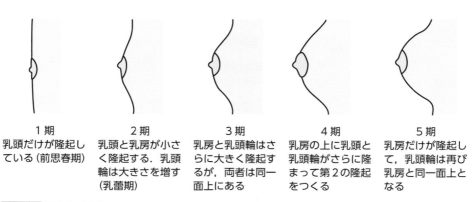

1 期	2 期	3 期	4 期	5 期
乳頭だけが隆起している(前思春期)	乳頭と乳房が小さく隆起する.乳頭輪は大きさを増す(乳蕾期)	乳房と乳頭輪はさらに大きく隆起するが,両者は同一面上にある	乳房の上に乳頭と乳頭輪がさらに隆まって第2の隆起をつくる	乳房だけが隆起して,乳頭輪は再び乳房と同一面上となる

図 4-21 乳房の発達

(Tanner JM (1971): The course of children's growth. "Readings in Adolescent Development and Behavior", Hill JP, Sheldon J, ed, Prentice-Hall, pp6-22.)

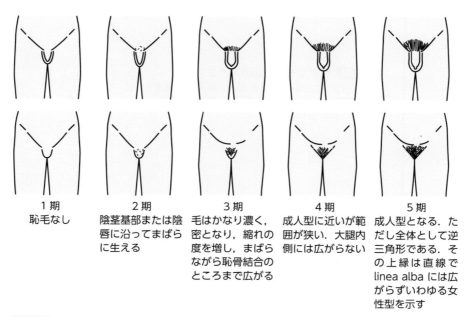

1 期	2 期	3 期	4 期	5 期
恥毛なし	陰茎基部または陰唇に沿ってまばらに生える	毛はかなり濃く,密となり,縮れの度を増し,まばらながら恥骨結合のところまで広がる	成人型に近いが範囲が狭い.大腿内側には広がらない	成人型となる.ただし全体として逆三角形である.その上縁は直線でlinea alba には広がらずいわゆる女性型を示す

図 4-22 恥毛の発生

(Tanner JM (1971): The course of children's growth. "Readings in Adolescent Development and Behavior", Hill JP, Sheldon J, ed, Prentice-Hall, pp6-22.)

表4-18 年齢とからだの変化の関係（思春期から成熟まで）

男子	年齢	女子
	8〜 9歳	子宮発育の開始
睾丸（精巣）・陰茎発育の開始	10〜11歳	乳房発育の開始，骨盤発育の開始
前立腺発育の開始	11〜12歳	恥毛の発生，身長増加の促進，乳頭・乳輪の突出，内・外性器の発育
恥毛の発生，身長増加の促進	12〜13歳	乳房の成熟，乳頭の着色，腋毛の発生
睾丸（精巣）・陰茎発育の促進	13〜14歳	初経（排卵を伴わない）
声変わり，腋毛とひげの発生	14〜15歳	周期性・排卵性月経，妊娠能力の出現
精子の成熟	15〜16歳	にきびの発生
男性型の顔とからだ，にきび	16〜17歳	骨端線の融合，成長の停止
骨端線の融合，成長の停止	18〜20歳	

個人差が非常に大きいことを注意する
（鴨下重彦，柳沢正義監修（2002）：こどもの病気の地図帳．講談社，p13.）

●初経と精通

はじめて月経を迎えることを初経という．10歳を超えると初経がみられるようになり，12歳で半数を超え，14〜15歳でほとんどの女子に認められる．一方，男子では，12歳頃から射精（精液の射出）が多くなり，14〜15歳でほとんどの男子に認められる．

思春期における成長は，急速に身体各部位に性差が出現し，各部位の成長も一様でないこと，また発育急進期が個人によって異なることから，かなり個人差がある．

●骨年齢

前述したように骨年齢は，骨の成熟度を示す発達年齢のひとつである．思春期になると骨端線の閉鎖が起こり，長管骨の伸長が停止する．また，思春期開始時期を骨年齢で評価することはできないが，骨が伸びる力が最も大きい骨年齢は男子では13歳，女子では11歳といわれる．

●骨塩量

骨塩量とは，骨組織を構成するミネラルであるカルシウムやリンの量のことを指す．骨塩量は，思春期の前期から中期にかけて最も増加し，骨塩量増加速度がピークに達するのは女子では11〜14歳，男子では16歳前後といわれる．

●運動機能

思春期の運動機能は，急速な身体発育に伴い増進する．

（3）コミュニケーションの発達

思春期になると論理的思考が発達し，基本的情報処理能力も身につく．一方，近年では，この時期の子どもがコミュニケーションをとれないことや自分の気持ちや考えを表現できないこと，人間関係を築けないことが問題となっている．

ソーシャルメディアが普及し，いつでもどこでも多くの人とつながることが可能になった反面，正面から向き合って互いの意見や考えを述べたり，意見の相違を修復したりなどの機会が減少している．また，多様化する家族関係のなかで安定した親子関係が十分に

育っていないこと，前述したように遊びの減少から学童期までに同年齢や異年齢の友人と交流し，自己表現することが少なかったことが原因として指摘されている．

(4) 思考・認知の発達

思春期になると，思考・認知の発達は「形式的操作段階」へと移行する．ピアジェはこれを認知的側面の発達の最終段階としている．つまり，思春期は大人と同じ思考様式を獲得しつつある時期といえる．

形式的操作段階では，具体的状況だけに縛られることなく，抽象的レベルで論理的に考えられるようになる．学童期よりさらに仮説演繹的な思考が可能となり，それに基づき論理的に推論できる．たとえば，「AはBより大きい」「AはCより小さい」という命題を関連づけ，「Cが一番大きい」という結論を導くことが可能となる．また，現実がひとつのあり方であることを理解し，理想に照らして現実を批判的にとらえるようになる．時間的な展望をもつことも可能となり，現在の状況や行動を過去や未来の事柄と関連づけたり，意味づけたりして考える．そのため，先のことを計画し，将来を予測することや，目標に照らして行動することが可能となる．

(5) 情緒・社会性の発達

● 情緒

思春期は，自己を客観的に見つめることが可能となり，自分自身の内面に目が向く時期である．同時に，第二次性徴に伴う身体的変化によって必然的に自意識が高まる．また，生活の場が拡大し，これまでとは違う環境や人との出会いを経験し，交友関係のあり方も変化する．こうしたなかで，思春期の子どもの情緒は，大きく揺れ動き，さまざまな変化をもたらす．

思春期では，身体の急激な成長と性的成熟により，変化する自分の身体に必然的に意識が向く．他人から自分がどのように見られているのかが気になりはじめ，自分の外見に気を配るようになる．容姿に対して敏感になり，流行を求めて髪型や服装を変えたり，逆にこうした行動を軽蔑して無関心を装ったりすることもある．自我意識の高揚により，些細なことで自信をもち，自己拡大が起こる一方，ちょっとした失敗により自尊心が傷つき，劣等感にさいなまれる傾向がある．さらに，異性に対する恋愛感情や親との関係，将来への不安などから情緒的に不安定になりやすい時期といえる．

後悔，罪悪感，寂寥感，孤独感などの複雑な感情をもつようになり，他者に対しては不満，不平，優越感，愛情，嫉妬などの感情をもつようになる．こうした複雑な情緒反応をもつ反面，情緒反応を引き起こす刺激に対して適切に反応することができず，相反する反応や行動を示したりする．また，喜怒哀楽が激しく，些細なことで泣いたり，怒ったりし，自己統制や感情コントロールができない衝動が生じる．

思春期は，自分探しの行動に試行錯誤し，そこで生じるさまざまな情緒的変化に揺れ動く時期といえる．

● 心理的離乳

思春期は，これまで親や教師により与えられてきた価値観や行動規範に疑問や矛盾を感じ，批判的な傾向をもつようになる．また，親の干渉や支配を嫌い，これまで依存してきた大人から心理的に自立したい気持ちが高まり，自己主張をして反抗的になる．これは「第二次反抗期」とよばれ，幼児期の「第一次反抗期」と区別される．しかし，自立願望

を強める反面，親に甘え依存したい気持ちも捨てきれず依存と自立の間で葛藤するアンビバレントな感情を抱く．このように親や家族との心理的依存関係から抜け出して，心理社会的に自主独立を目指す過程を心理的離乳という．

●**自我同一性**

エリクソンは，思春期の発達課題を「アイデンティティの獲得とアイデンティティの拡散の克服」とした．アイデンティティ（自我同一性）とは，「私は何者か，私は何になりうるのかとの問いに対する答えのすべてをいう」と定義している[10]．思春期は，これまでの成長過程でつくりあげてきた自己観を再検討し，未来を見通して，新しい自己観を形成していこうとする時期といえる．つまり，乳児期から学童期における基本的信頼，自律感，積極性，勤勉感といった発達課題の獲得を基盤として，自己を見つめ，一人の人間として確立していく．

この時期になると，自分の内面に目を向け，自分は固有の存在であるという自覚をもつようになる．「本当の自分とは何者か」，「他人は私をどうみているのか」，「私は何になるのだろうか」といった問いは，自己への関心を強め，固有の自己を探求する気持ちをもたらす一方で，孤独感をもたらす．また，前述したようにこの時期，優越したい欲求と劣等感の葛藤に悩み，その結果，反抗的な態度が現れる．この内的葛藤を，親や教師に理解して助けてほしいと思うと同時に，自分の未熟さや弱点を見破られたくないと願うため，親や大人に対する態度は，一貫性を欠くことになる．

こうした思いは，共通の目的や価値観，理想をもつ友人の存在により，互いに依存的欲求を満足させると同時に，自分自身の独立の要求への精神的支えにもなる．

しかし，このような関係は近年，変化しているといわれる．前述したように，思春期にある中学生，高校生は，他者とのコミュニケーションがとれず，生活のなかで人とのかかわりを避ける傾向がある．同様に，この時期の交友関係においても自分をガードし，できるだけ表面的に協調していくような希薄な人間関係が指摘されている．

●**社会性**

思春期は子どもから大人への移行期であり，内分泌の成熟による身体的変化に始まり，この身体的変化が心理社会的側面にさまざまな影響を及ぼす時期である．

親から自立し生活の場が拡大していくとともに，同年代の友人や異世代の大人とのかかわりから，社会の仕組みを学習し，社会に適応していくためのさまざまな知識やスキルを獲得する．こうした過程で，失敗や葛藤を経験し，自分自身の生き方や価値観を見出し，社会の一員としての自己を位置づけていく．

3 成長・発達の評価

子どもは成長・発達することが基本である．成長・発達の評価は，身体と，それに伴った心の発達が総合的に評価され，子どものからだを全体としてとらえ，発育していく過程がどうであるかをみていくことが重要である．心と身体，さらに成長・発達に影響を及ぼす発育環境を含めた評価が必要である．

1）成長・発達の評価の目的

（1）子どもの理解

　子どもの成長・発達評価の目的は，まず目の前の子どもを理解することである．看護者は，さまざまな場面で子どもと向き合う．病気の治療が最優先される状況においても身体的な発育状態，精神運動機能の発達状況など，専門的な知識と技術により，子どもの発育の偏りや遅れを的確に判断し，早期発見，早期介入につなげることが最も重要である．

（2）発達の特徴とその要因の把握

　子どもは一人ひとり異なる個性をもち，健康状態や環境などが違っていることを前提として，子どもの発達の特徴を知ることも評価の目的である．

　子どもの発達の評価にあたっては，単に正常，異常の判定ではなく，横断的な評価と縦断的な評価を組み合わせ，経過を追って総合的に評価していくことが大切である．その際，子どもの成長・発達に影響する要因として健康状態と養育環境を知ることは，その子どもの発達の特徴をより明確にするために必須である．また，保護者と医療者あるいは育児や保健支援に携わる者が，成長曲線など同じデータから子どもの現状を把握し，発育の記録を共有していくことが求められる．

（3）支援の必要性の判定

　子どもの健やかな成長は，親にとって共通の願いである．発育が順調であることは親にとっては育児への自信や安心感につながる．一方，発達の遅れが懸念される場合には，二次の精密健診として専門医に紹介する．その際は，今まで遅れを気にしていなかった子どもを突然医療機関等に紹介することは，保護者の心の準備ができていないため，十分な配慮が必要である．診断名や疑いの疾患を告げることは避け，保護者の反応を注意深く観察しながら対応することが必要である．

（4）支援の効果の判定

　子どもの発達に遅れや偏りが判断された場合，その状況に対応した支援あるいは治療が行われる．それらの支援や治療の効果を判定することも発達評価の重要な目的である．保護者の日常の養育の具体的な内容を確認しながら，今後について継続的な支援が求められる．

2）発育評価の方法

（1）身体の発育評価

　身体の発育評価には，身長・体重の値をそれぞれ標準値をもとに評価する方法と，身長と体重などの計測値の組み合わせで身長と体重との釣り合い，身体のバランスや栄養状態を評価するために指数を用いたものがある．

　●指数を用いた横断的な評価
　●カウプ指数
生後3カ月から5歳までの乳幼児の体格評価に用いられる．
〈算出方法〉
体重（g）÷身長（cm）^{2}×10

カウプ指数	体格の呼称
14 以下	やせぎみ
15〜17	ふつう
18 以上	ふとりぎみ

＊厚生労働省

● **ローレル指数**

学童期，思春期の子どもの体格評価に用いられる．

〈算出方法〉

体重（kg）÷身長（cm）^{3}×10

〈評価基準〉

ローレル指数	体格の呼称
100 未満	やせすぎ
100〜115 未満	やせぎみ
115〜145 未満	ふつう
145〜160 未満	ふとりぎみ
160 以上	ふとりすぎ

● **肥満度**

　肥満度は，実測体重と標準体重との差を標準体重との比較により表したものである．その違い（差）は標準体重から見た割合（％）で示され，実測体重と標準体重が異なれば，正負の記号を付けた数値となる．実測体重が標準体重よりも重ければ“＋”（プラス），軽ければ“−”（マイナス）となり，標準体重に一致した実測体重では，「肥満度0％」となる．数式としては下記のようになる．

　3歳から18歳の子どもの肥満の判定に用いられる．

〈算出方法〉

〔（実測体重 kg）−（標準体重 kg）〕÷（標準体重 kg）×100

＊標準体重とは，厚生労働省が10年ごとに行っている乳幼児身体発育調査報告書（0〜6歳）と文部科学省が行っている学校保健統計報告書（6〜17歳）のデータを基に，肥満度の計算時に利用されている．

〈評価基準〉

肥満度区分		体格の呼称
＋30％以上		ふとりすぎ
＋20％以上	＋30％未満	ややふとりすぎ
＋15％以上	＋20％未満	ふとりぎみ
−15％超	＋15％未満	ふつう
−20％超	−15％以下	やせ
−20％以下		やせすぎ

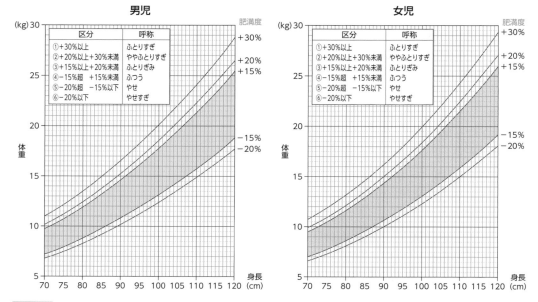

図 4-23 幼児の身長体重曲線

（公益社団法人日本小児科学会：幼児肥満ガイド．第2章，p15.
https://www.jpeds.or.jp/modules/guidelines/index.php?content_id=110）

● グラフによる肥満度の判定

「幼児の身長体重曲線」（図4-23）は，身長と体重から肥満度区分が容易に判断できる
グラフである．乳幼児身体発育調査の結果のなかにも含まれるもので，すべての母子手帳
に掲載されている．

幼児の身長体重曲線は縦軸に体重が，横軸に身長が目盛ってあり，実測した身長と体重
をそれぞれの軸の目盛りのどこに位置するかを確認し，そこから身長は上に，体重は横に
線を伸ばして交差するところがそのときの体格を示す点，すなわち肥満度を示す点とな
る．その肥満度が肥満度区分のどこにあるかは上下にある各肥満度の曲線をみればわか
る．

● 基準値を用いた評価

子どもの成長の度合いを評価する方法として成長曲線がある．わが国では，成長曲線は
厚生労働省が10年ごとに行っている乳幼児身体発育調査報告書（0～6歳）と文部科学
省が行っている学校保健統計報告書（6～17歳）のデータを基に作成されている．

乳幼児の身体発育や栄養状態の評価，医学的診断については，関係学会の見解等をふま
えて2000年の調査結果を用いることとされている[11]．

● 横断的成長曲線（身長・体重パーセンタイル曲線）（図4-24）

パーセンタイルとは，計測値の統計的分布上で，小さいほうから数えてどれくらいの
パーセントに相当するかを知る統計的表示法である．集団の計測値を小さい者から大きい
者へ順に並べ，全体を100として，ある子どもの値が何番目になるかを示す．それぞれ
の計測項目については，3，10，25，50，75，90および97パーセンタイルの数値が性別
に示されているが，これらは，それぞれの計測値につき，小さいほうから数えて3，10，

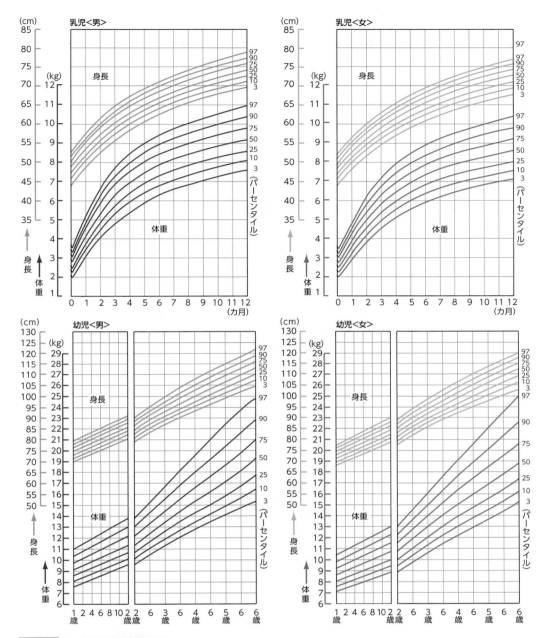

図 4-24 乳幼児身体発育曲線

（厚生労働省（2011）：平成 22 年乳幼児身体発育調査報告書（概要）．https://www.mhlw.go.jp/stf/shingi/
2r9852000001tmct-att/2r9852000001tmea.pdf ［2022/6/16 閲覧］ を基に作成）

25，50，75，90 および 97％目の数値にあたっている．

50 パーセンタイル値は中央値ともよばれているもので，この値よりも小さい者と大きい者が半数ずついることになる．また，3 パーセンタイル未満の者は全体の 3％，97 パーセンタイルを超える者は 3％いるはずであり，両者の間には 94％の者が含まれていることになる．

〈評価基準〉

　　10 パーセンタイル〜90 パーセンタイルの範囲にある者　　問題なし

　　10 パーセンタイル未満と 90 パーセンタイルを超える者　　要経過観察

　　3 パーセンタイル未満と 97 パーセンタイルを超える者　　要精密検査

● **平均身長・平均体重およびその標準偏差と横断的成長曲線（身長・体重 SD 曲線）**
　（図 4-25）

　SD 曲線は，男女別に 2 歳まで，6 歳までおよび 18 歳までの成長曲線が作成されている．6 歳までおよび 18 歳までの成長曲線には診療に役立てるために，−2.5 SD と −3.0 SD

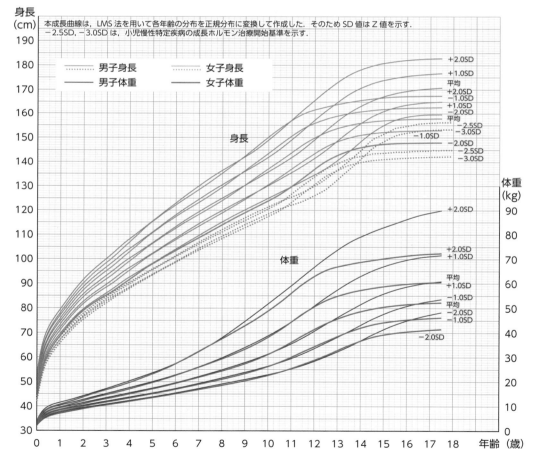

図 4-25 横断的標準身長・体重曲線（0〜18 歳，SD 表示）
（2000 年度乳幼児身体発育調査・学校保健統計調査）

（日本小児内分泌学会，加藤則子，磯島　豪・他著（2016）：Clin Pediatr Endocrinol, 25：71-76）

の曲線も破線で記入されている.

成長曲線の「平均」曲線の上下にある「SD」は，標準偏差を意味する．身長の伸び方には個人差が多いので平均値からどのくらいまでが標準で，どのくらい離れていると異常なのかという「幅」を示すのがSD値である．偏差値とは，これと同じ考え方で0SDが偏差値50，＋1SDが偏差値60，－1SDが偏差値40にあたる.

〈評価基準〉
　　◇身長
　　　　＋2.0SD以上　　　高身長
　　　　＋1.0SD〜－2.0SD　標準
　　　　－2.0SD以下　　　低身長
　　◇体重
　　　　対応する身長SD値が体重SD値よりも一定以上高い⇒肥満あるいは肥満傾向
　　　　対応する身長SD値が体重SD値よりも一定以上低い⇒やせあるいはやせ傾向
　　＊（実測身長－標準身長）÷標準偏差でSD値を求める

(2) 精神運動機能の発達評価

子どもの発達を評価する場合，身体だけではなく精神運動機能，社会性などの発達を評価することも必要である（表4-19）.

(3) 発達指数 （developmental quotient）

種々の発達検査により測定された発達の程度を表すための指標であり，DQと省略表示される．発達指数は下記の計算式を用いて算出される.

　　　　発達指数(DQ) ＝〔発達年齢(DA)÷生活年齢(CA)〕× 100

この計算式のなかの発達年齢は各検査の得点から換算表を用いて算出される.

表4-19 **精神運動機能のさまざまな発達評価法**

発達評価法	対象年齢	評価内容
DENVER II （デンバー発達判定法） （図4-26）	0〜6歳	Denver Developmental Screening Test（1967）の改訂版で日本の健康な子ども用に標準化したものである．「個人-社会」「微細運動-適応」「言語」「粗大運動」の4領域，125項目について25，50，75，90%の到達レベルが記載されている記録票を用いる.
遠城寺式乳幼児分析的発達検査法	0〜4歳	「移動運動」「手の運動」「基本的習慣」「対人関係」「発語」「言語理解」の6領域について項目別に測定し，グラフ化することで発達障害を分析する.
津守式乳幼児精神発達検査	0〜7歳	「運動」「探索」「社会」「生活習慣」「理解・言語」の5領域について質問紙を用いる．養育者の日常生活の観察に基づく報告により判断する.
MMCベビーテスト	2〜30カ月	乳幼児の精神発達の現状を測定し，診断するものである.
田中ビネー知能検査V	2歳〜成人	2〜13歳は精神年齢（MA）および知能指数（IQ）を算出し，14歳以上は偏差知能指数（DIQ）を用いる.
WISC-IV	5〜16歳	WISC-IIIに改訂を加えた検査法である．全体的な認知能力を表す全検査IQと，4分野の指標得点を算出する.

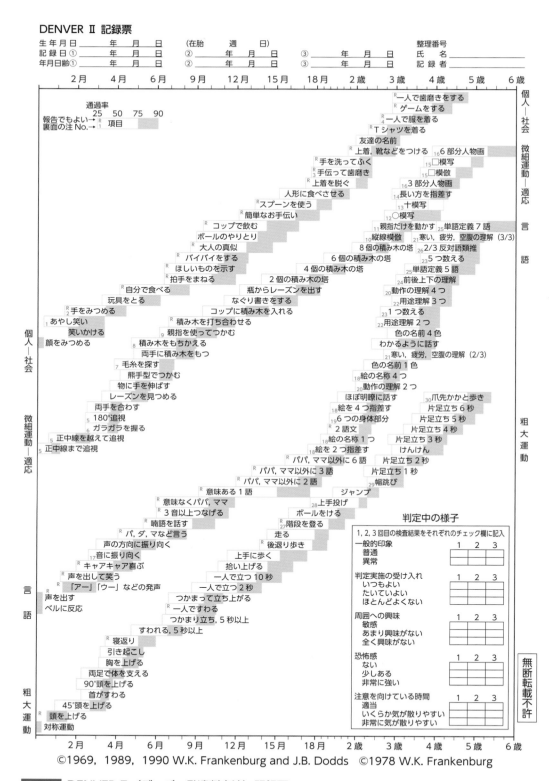

図 4-26 DENVER Ⅱ（デンバー発達判定法）記録票

（日本小児保健協会編（2016）：DENVER Ⅱ　デンバー発達判定法．第 2 版，日本小児医事出版社，p28．）

この発達指数を用いる検査法としては，表4-19の遠城寺式乳幼児分析的発達検査法，津守式乳幼児精神発達検査，またMMCベビーテストなどがある．

   ＊MA＝mental age の略
    CA＝calendar age の略
    DA＝developmental age の略

3）養育・社会環境の評価

ブロンフェンブレンナー（Bronfenbrenner U）は，人間を取り巻く環境をひとつのシステムをもった生態系としてとらえ，子どもの発達過程は絶えず変化する家庭−社会−文化−歴史的環境（システム）のなかで把握すべきであることを主張している[12]．

つまり図4-27に示すように多くの場合，子どもは誕生した家庭で親の行動様式や習慣，価値観により養育され発達していく．たとえば保育園では，さまざまな行動場面に遭遇し，家庭とは異なる影響を受ける．逆に子どもがその行動場面に影響を与えることもあ

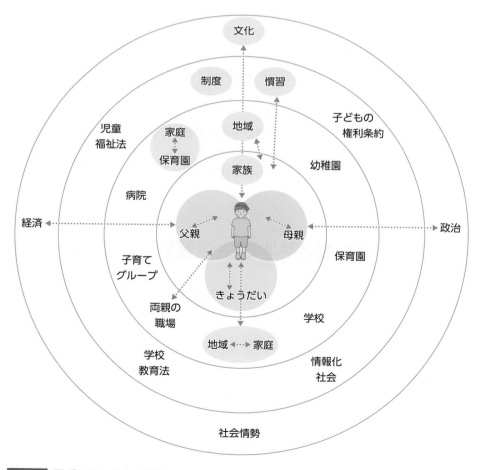

図4-27 **子どもをとりまく環境**

る．さらに，学校，地域と，生まれてからは親と子という最小単位の影響しか受けなかった子どもが，成長とともに影響を受ける範囲が大きく，かつ複雑化していくことを示している．

　子どもの成長・発達は，周囲の人びとや環境と相互に作用しているため，子どもを取り巻く環境を含めて評価することが重要である．子どもにとって最も身近な家族のアセスメントをすることにより，子どもと家族のかかわりや親の子育て状況などの養育環境を知ることができる．家族が生活している住居環境，地域環境のつながりなど，子どもが育つ社会環境からの影響も知ることが多面的評価につながる．

4) 発育評価を行う際の留意点

　子どもの発育評価にあたっては，前述したように評価1回だけで判断を下さないこと，横断的な評価（ある時期や段階での状態を評価する方法）と縦断的な評価（経過全体から評価する方法）を組み合わせて行うことが大切である．つまり，発達評価をする際には，時間的経過を十分に把握すること，日常生活での具体的事実をとらえること，個人差の範囲かどうかを十分に考慮すること，評価場面の影響因子なども十分配慮することを含めて総合的に判断することが重要である．

　評価結果や経過観察を必要とする場合の親への伝え方，言葉の選択にも配慮が必要である．

4　子どもの発達と基本的生活習慣（統合された機能）

　基本的生活習慣とは，子どもが自立して社会生活を送るための最も基本となる生活行動（食事，排泄，睡眠，清潔，衣服の着脱）をいう．ここでは，この基本的生活習慣について小児各期の心身の発達的特徴から考える．

1) 栄養と食事
(1)子どもにとっての栄養と食生活の意義

　子どもが大人と異なる最も大きな特徴は発育することである．子どもの発育に伴う心身の変化を正しく理解し，次のような特徴や現状をふまえて食事を進めていくことが重要である．

　①発育過程にある子どもにとって健康な生活を送るために必要な栄養に加えて，個々の

成長・発達に応じた栄養が必要となる．

②新生児期から思春期までの発育過程のなかで，身体の諸機能の変化および精神面の発達に応じて，乳汁→離乳食→幼児食→普通食（成人食）と食事の内容や量も変化していく．

③食事は食生活という意義から，単に栄養を摂取するだけでなく生活習慣をつくる基本になる．とくに，幼児期は基本的生活習慣の確立の時期として食事習慣が重要である．

④栄養の偏りや食生活の乱れは，発育障害や病気の原因となり，とくに肥満は生活習慣病の発生原因となる．また，近年では，ひとりで食事をする子どもが増えており，孤食，偏食，欠食，間食などの問題がある．その要因として子どもの貧困などがあげられている．

⑤2005年には，家庭，学校，保育所，地域等を中心に国民的広がりをもつ運動として食育を推進するための基盤「食育基本法」が制定された．食育基本法では，子どもの食育がとくに重視され，法律の前文で，「子どもたちが豊かな人間性を育み，生きる力を身に付けていくためには，何よりも『食』が重要である」と明記され，食育を「生きるうえでの基本であって，知育，徳育および体育の基礎となるべきもの」と位置づけている[13]．その後，子どもを取り巻く社会環境の変化をふまえ，2015年には食育基本法が改訂され，2021年，第4次食育推進基本計画が推進されている．

（2）小児の食事摂取基準

日本人の食事摂取基準は，健康な個人および集団を対象として，国民の健康の保持・増進，生活習慣病の予防のため参照するエネルギーおよび栄養素の摂取量の基準を示すものである．健康増進法（平成14〔2002〕年度法律第103号）第16条の2の規定に基づき，厚生労働大臣が定めるもので，5年ごとに改定されている．2020年版の「日本人の食事摂取基準」のうち，乳児および小児における食事摂取基準を**表4-20**に示す．

表4-20 **日本人の食事摂取基準（2020年版）**
● エネルギー・たんぱく質・脂質・炭水化物・食物繊維の食事摂取基準 （1日あたり）

年齢（歳）	推定エネルギー必要量（kcal）						たんぱく質推奨量（g）		脂質目標量（%エネルギー）		炭水化物目標量（%エネルギー）		食物繊維目標量（g）	
	身体活動レベル（男）			身体活動レベル（女）			男	女	男	女	男	女	男	女
	Ⅰ	Ⅱ	Ⅲ	Ⅰ	Ⅱ	Ⅲ								
0〜5（月）	—	550	—	—	500	—	10（目安量）	10（目安量）	50（目安量）	50（目安量）	—	—	—	—
6〜8（月）	—	650	—	—	600	—	15（目安量）	15（目安量）	40（目安量）	40（目安量）	—	—	—	—
9〜11（月）	—	700	—	—	650	—	25（目安量）	25（目安量）	40（目安量）	40（目安量）	—	—	—	—
1〜2	—	950	—	—	900	—	20	20	20〜30	20〜30	50〜65	50〜65	—	—
3〜5	—	1,300	—	—	1,250	—	25	25	20〜30	20〜30	50〜65	50〜65	8以上	8以上
6〜7	1,350	1,550	1,750	1,250	1,450	1,650	30	30	20〜30	20〜30	50〜65	50〜65	10以上	10以上
8〜9	1,600	1,850	2,100	1,500	1,700	1,900	40	40	20〜30	20〜30	50〜65	50〜65	11以上	11以上
10〜11	1,950	2,250	2,500	1,850	2,100	2,350	45	50	20〜30	20〜30	50〜65	50〜65	13以上	13以上
12〜14	2,300	2,600	2,900	2,150	2,400	2,700	60	55	20〜30	20〜30	50〜65	50〜65	17以上	17以上
15〜17	2,500	2,800	3,150	2,050	2,300	2,550	65	55	20〜30	20〜30	50〜65	50〜65	19以上	18以上
18〜29	2,300	2,650	3,050	1,700	2,000	2,300	65	50	20〜30	20〜30	50〜65	50〜65	21以上	18以上

各栄養素の食事摂取基準については，前回の2015年版と同様に，「出生後6カ月未満（0～5カ月）」と「6カ月以上1歳未満（6～11カ月）」の2つに区分されており，とくに成長に合わせてより詳細な区分設定が必要と考えられたエネルギーとたんぱく質については，「出生後6カ月未満（0～5カ月）」および「6カ月以上9カ月未満（6～8カ月）」，「9カ月以上1歳未満（9～11カ月）」の3つの区分で表されている．

また，今回の日本人の食事摂取基準（2020年版）では，幼少期からの食事の嗜好や食習慣は，成人期の生活習慣病の予防に大きくかかわってくることから，以下の4点が変更点として示された[14]．

- **食物繊維の目安量の追加**　食物繊維は，人の消化酵素では消化できない難消化性成分の総体である．おもな働きとして，血糖値上昇抑制・血清コレステロール上昇抑制・排便促進がある．
  日本人の食事摂取基準2020年版では，新たに3歳以上の目標値が設定された．目標値も年代により変更された．

- **カリウムの目安量の追加**　カリウムのおもな働きとして，酸・塩基平衡の維持，神経刺激の伝達，心臓機能や筋肉機能の調節などがある．また，腎臓のナトリウムの再吸収を抑制して尿中への排泄を促進するため，血圧を下げる効果がある．
  日本人の食事摂取基準2020年版では，新たに3歳以上の目標量が設定された．目標量も年代により変更された．

- **ナトリウム（食塩相当量）の目標量の低下**　通常の食事によるおもなナトリウムの摂取源は，食塩および食塩を含有する調味料である．日本人の食事摂取基準2015年版と比較すると全体的に食塩の目標量が低下しており，1～2歳の女児では0.5g，3～5歳の男児では0.5g，3～5歳の女児では1.0g，それぞれ目標量が低下している．

- **飽和脂肪酸の目標量の追加**　飽和脂肪酸は脂質の一種で，体内でつくることができる栄養素である．心筋梗塞をはじめとする循環器疾患や肥満の危険因子である．
  日本人の食事摂取基準2020年版では，新たに3歳以上の目標量が設定された．

(3) 小児各期の栄養と食事習慣

●新生児期の栄養

生後0日～5カ月の新生児，乳児の栄養は，100％乳汁に依存する．新生児はおもに母乳または育児用ミルクの乳汁により栄養を摂取する．

●反射的哺乳行動

新生児は，①探索反射（頬部を軽く指先で圧迫すると刺激の方向に頭部を回転し口を開く），②捕捉反射（口唇と舌で与えられた乳首をとらえる），③吸啜反射（口唇や口角に近い頬部に触れるか，軽く摩擦すると口を開き舌および口唇を使って乳を吸う），④嚥下反射（口の中に溜まった乳汁を飲み込む）の一連の反射行動によって哺乳を行っている．哺乳の開始は空腹感によるが，哺乳の中止は満腹感ではなく哺乳の疲労と乳汁分泌の減少から起こる．生後1カ月頃には，空腹感のリズムが固定化され哺乳間隔が一定してくる．

●母乳栄養

WHOとUNICEFは共同声明として「母乳育児を成功するための10のステップ（2018年改訂）」（表4-21）を発表し，母乳育児を推進している．また，「授乳・離乳の支援ガイド（2019年改定版）」においても，母乳栄養を基本として母乳で育てたいと思っている人

表 4-21　母乳育児成功のための 10 のステップ

―「赤ちゃんに優しい病院運動」を実施しようとする産科施設などのための実践ガイダンスより―

【重要な管理方法】

1a　母乳代替品のマーケティングに関する国際規約および関連する世界保健総会の決議を確実に遵守する.

1b　定期的にスタッフや両親に伝達するため,乳児の授乳に関する方針を文書にする.

1c　継続的なモニタリングとデータマネジメントのためのシステムを構築する.

2　スタッフが母乳育児を支援するための十分な知識,能力と技術をもっていることを担保する.

【臨床における主要な実践】

3　妊婦やその家族と母乳育児の重要性や実践方法について話し合う.

4　出産後できるだけすぐに,直接かつ妨げられない肌と肌の触れ合いができるようにし,母乳育児を始められるよう母親を支援する.

5　母乳育児の開始と継続,そしてよくある困難に対処できるように母親を支援する.

6　新生児に対して,医療目的の場合を除いて,母乳以外には食べ物や液体を与えてはいけない.

7　母親と乳児が一緒にいられ,24 時間同室で過ごすことができるようにする.

8　母親が乳児の授乳に関する合図を認識し,応答できるよう母親を支援する.

9　母親に哺乳瓶やその乳首,おしゃぶりの利用やリスクについて助言すること.

10　両親と乳児が,継続的な支援やケアをタイムリーに受けることができるよう,退院時に調整すること.

(厚生労働省（2019）：授乳・離乳の支援ガイド（2019 年改定版）.
https://www.mhlw.go.jp/content/11908000/000496257.pdf　[2022/6/17 閲覧])

が無理せず自然に実現できるように妊娠中から支援を行っている.妊婦やその家族に対して,具体的な授乳方法や母乳（育児）の利点を伝えている[15].

　母乳栄養の特徴について,**表 4-22** に示す.

● 育児用ミルク（乳児用調製乳）

　母乳栄養を望んでいても,医学的な理由などにより子どもの必要栄養量を満たすには十分な母乳が出ずに育児用ミルクを利用する場合がある.栄養方法のいかんにかかわらず,授乳を通した健やかな母子関係の確立への支援を行う.

　育児用ミルクには乳児用調製乳が使用される.乳児用調製乳は,成熟児の母乳代替品として厚生労働省の「健康増進法」により特別用途食品のなかのひとつとして表示の許可基準が定められており,各栄養素の種類と量的範囲が決められている.そのなかで「乳児用調製粉乳」は,一般的に「粉ミルク」といわれ,現在わが国では 7 製品があり,どれも母乳に近い組成になるように工夫されている.2022 年 10 月現在の乳児用調製粉乳における牛乳の改良と成分組成の特徴を**表 4-23** に示す.

　その他,牛乳アレルギー,小児慢性腎臓病,先天性代謝異常症などの疾患をもつ子どもに対しては,特殊ミルク・治療乳,低出生体重児用粉乳などを使用する場合がある.

● 混合栄養

　乳汁分泌が十分でない場合や母親が何らかの理由で母乳栄養が困難な場合,母乳と育児用ミルクを合わせて与えることをいう.育児用ミルクは母乳に近い成分ではあるが,混合栄養の場合もまずは,母乳を与えて量が不足したら育児用ミルクで補うようにする.混合栄養の取り入れ方については,母親の思いを十分に聴き,母親の母乳分泌のリズムや子どもの哺乳量等に合わせた支援を行う.

表 4-22　母乳栄養の特徴

〈母乳栄養の利点〉
- **栄養学的利点**

  たんぱく質：母乳は，消化吸収のよいラクトアルブミンが多く，カゼインが少ない．また，アミノ酸組成は，乳児の発育に最適で新生児に必須のシステイン・アルギニンを含有している他，タウリンも含む．

  灰分：母乳には灰分が少ない．そのため血中の溶質濃度を低くし尿の浸透圧は高くならず，腎機能の未熟な新生児の腎への負担が少ない．

  脂肪：母乳には消化のよい長鎖脂肪酸であるリノール酸やオレイン酸が多い．

  糖質：母乳中の糖質は，ほとんどはラクトースで牛乳の2倍である．ラクトースはカルシウムやその他の無機質の吸収を促進する．また，極少量含まれるオリゴ糖は，腸内のビフィズス菌の繁殖に有効である．

- **免疫学的利点**

  新生児の免疫機能は未熟で，独自のγ-グロブリンを産生できず母体由来の免疫はIgGのみである．母乳には初乳から移行乳に多く含まれるIgA，ラクトフェリン，リゾチーム，ビフィズス菌などが感染抑制作用をもち腸内細菌やウイルスを抑制する．

  また，母乳は乳児に対して抗原性が低いためアレルギー反応を起こしにくい．

- **心理学的利点**

  授乳による肌の触れ合いは，母親と子どもの双方に満足感と情緒的，精神的な安心感を与える．この母子相互作用は，子どもの精神発達を促し，母親の育児への自信や母子間の愛着形成，安定した母子関係の確立につながる．

- **産後の母体回復への利点**

  新生児の吸啜刺激により，母親の下垂体後葉からオキシトシンが分泌される．

  オキシトシンは，子宮筋へ作用し子宮平滑筋を収縮させることで，母体の回復を促進させる．また，オキシトシンの分泌は母性を刺激し，母子関係の確立にもつながる．

〈母乳栄養の欠点〉
- **ビタミンK不足**

  母乳にはビタミンKの含有量が少ないことと，母乳栄養児の腸内ではビタミンKの産生が少ないことから腸管からの吸収が悪く，母乳栄養児はビタミンKが不足傾向にある．そのため，まれにビタミンK欠乏性出血性疾患（新生児メレナ）を起こす場合がある．予防としては，ビタミンK2シロップを出生当日，生後7日目，生後1カ月の3回経口的に投与される．

- **母乳性黄疸**

  新生児は生後2〜3日ころから生理的黄疸がみられ，10〜14日以内に消失する．母乳栄養児では生後3カ月頃まで続く場合があり，症状が重い場合は検査が必要である．原則として，体重増加が順調であれば母乳栄養を中止する必要はなく，2〜3週間で治るといわれる．

- **母親の影響**

  母親が摂取した薬物は微量であっても母乳に移行するといわれる．通常量では新生児への影響は低いといわれるが，薬物の種類や内服期間によっては母乳栄養を控える場合があるため，主治医と相談しながら母乳栄養を進めていく．

  また，母親が細菌やウイルスによる感染症に罹患した場合，母親を介して新生児にも感染する可能性がある．

表 4-23 乳児用調製粉乳

	人乳	普通牛乳	明治ほほえみ	ビーンスタークすこやかエム1	アイクレオバランスミルク	和光堂レーベンスミルクはいはい	雪印メグミルクぴゅあ	森永はぐくみ	森永E赤ちゃん
調乳濃度（%）	—	—	13.5	13	12.7	13	13	13	13
エネルギー（kcal）	61	61	68	66.8	66.4	67.3	66.8	66.6	66.6
たんぱく質（g）	1.1	3.3	1.50	1.4	1.52	1.48	1.52	1.37	1.37
脂質（g）	3.5	3.8	3.52	3.6	3.56	3.56	3.61	3.51	3.51
炭水化物（g）	7.2	4.8	7.79	7.3	7.09	7.38	7.20	7.48	7.48
灰分（g）	0.2	0.7	0.31	0.29	0.28	0.31	0.30	0.30	0.30
ビタミンA（μg）	46	38	53	58.5	54.6	54.6	58.5	53.3	53.3
ビタミンC（mg）	5	1	9.5	7.8	7.6	7.8	8.5	7.8	7.8
ビタミンD（μg）	0.3	0.3	0.88	1.2	1.0	0.91	1.1	0.85	0.85
ビタミンK（μg）	1	2	3.4	3.4	3.2	3.3	3.0	3.3	3.3
β-カロテン（μg）	12	6	9.5	5.2	24.1	5.9	5.2	5.9	5.9
カルシウム（mg）	27	110	51	45.5	44.5	49.4	45.5	49.4	49.4
リン（mg）	14	93	28	26.0	27.9	27.3	26.0	27.3	27.3
鉄（mg）	0.04	0.02	0.81	0.81	0.9	0.78	0.81	0.78	0.78
亜鉛（mg）	0.3	0.4	0.41	0.39	0.37	0.39	0.39	0.39	0.39
銅（mg）	0.03	0.01	0.043	0.04	0.047	0.042	0.040	0.042	0.042
タウリン（mg）	—	—	3.8	3.4	3.8	3.3	3.4	2.6	2.6
リノール酸（g）	0.4900	0.880	0.49	0.68	0.42	0.52	0.68	0.47	0.39
DHA（mg）	30.0	Tr	14	9.1	—	10	9.1	9.1	9.1

人乳・普通牛乳は日本食品標準成分表2020年版（八訂）による100g中の値を利用.
調製粉乳は各メーカーウェブサイト掲載の100mL中の値を利用,
あるいは粉乳100g中の値と調乳濃度から100mL中の値として算出した［2022/10/14閲覧］

●乳児期の栄養と食事

　乳児期は身体発育が著しい時期であり，月齢が進むにつれて乳汁だけでは栄養を満たすことができなくなる．また，食行動も発達し，栄養摂取の形態は乳汁から半固形物，固形物へと変化し，授乳から離乳食への支援が必要となる.

●消化器系の構造・機能の発達

　胃は生後4カ月から乳児期を通じて水平位となる．唾液，その他の消化液の分泌が増し，離乳食を食べることで消化酵素の分泌量は増える．消化機能の発達とともに食物を与えることが必要となる.

●栄養の必要性

　身体発育の目覚ましい乳児期は月齢が進むにつれて，水分の多い乳汁だけでは成長に必要な栄養を満たすことができなくなり，とくに鉄分やたんぱく質が不足してくる．また，

母親からの免疫も低下し生後6カ月頃から感染症の発病も多くなる．このように，栄養バランスを考慮した食事が必要となる．

● **精神発達と離乳の必要性**

乳児期は味覚も発達し，生後6カ月を過ぎると乳汁以外の味を好み，食物に対する興味・関心もみられてくる．また，嗅覚，視覚を刺激し自分で食べようとする意欲も高まる（乳児期の食事援助に関する詳細は「小児看護学Ⅱ」第1章を参照されたい）．「授乳・離乳の支援ガイド（2019年版）」による離乳食の進め方の目安について表4-24に示す．

表4-24 離乳の進め方の目安

	離乳の開始　　　　　　　　　　　　　　　　　　　　　　　離乳の完了			
	以下に示す事項は，あくまでも目安であり，子どもの食欲や成長・発達の状況に応じて調整する．			
	離乳初期 生後5〜6カ月頃	離乳中期 生後7〜8カ月頃	離乳後期 生後9〜11カ月頃	離乳完了期 生後12〜18カ月頃
食べ方の目安	○子どもの様子をみながら1日1回1さじずつ始める． ○母乳や育児用ミルクは飲みたいだけ与える．	○1日2回食で食事のリズムをつけていく． ○いろいろな味や舌ざわりを楽しめるように食品の種類を増やしていく．	○食事リズムを大切に，1日3回食に進めていく． ○共食を通じて食の楽しい体験を積み重ねる．	○1日3回の食事リズムを大切に，生活リズムを整える． ○手づかみ食べにより，自分で食べる楽しみを増やす．
調理形態	なめらかにすりつぶした状態	舌でつぶせる固さ	歯ぐきでつぶせる固さ	歯ぐきで噛める固さ
1回あたりの目安量				
Ⅰ　穀類（g）	つぶしがゆから始める．すりつぶした野菜等も試してみる． 慣れてきたら，つぶした豆腐・白身魚・卵黄等を試してみる．	全がゆ 50〜80	全がゆ 90〜軟飯80	軟飯90〜 ご飯80
Ⅱ　野菜・果物（g）		20〜30	30〜40	40〜50
魚（g）		10〜15	15	15〜20
または肉（g）		10〜15	15	15〜20
Ⅲ　または豆腐（g）		30〜40	45	50〜55
または卵（個）		卵黄1〜全卵1／3	全卵1／2	全卵1／2〜2／3
または乳製品（g）		50〜70	80	100
歯の萌出の目安		乳歯が生えはじめる．	1歳前後で前歯が8本生え揃う．	
				離乳完了期の後半頃に奥歯（第一乳臼歯）が生えはじめる．
摂食機能の目安	口を閉じて取り込みや飲み込みができるようになる．	舌と上あごで潰していくことができるようになる．	歯ぐきで潰すことができるようになる．	歯を使うようになる．

※衛生面に十分に配慮して食べやすく調理したものを与える
（厚生労働省（2019）：授乳・離乳の支援ガイド（2019年改定版）．
https://www.mhlw.go.jp/content/11908000/000496257.pdf［2022/6/17閲覧］）

牛乳に不足する鉄やビタミン類を補足する牛乳の代替品として離乳期幼児期用粉乳（フォローアップミルク）が市販されている．しかし離乳食が順調に進んで適切に摂取している場合はあえて使用する必要はない．使用する場合は9カ月以降が望ましいとされている．

● ミルク嫌い

生後2〜3カ月頃の乳児がミルクを嫌がることがある．原因としては，何らかの理由で母乳栄養から混合栄養に切り替えようとするときに，育児用ミルクの味の違いや乳首の感触，臭いが原因になっていることがある．また，それまで飲んでいたミルクを急に飲まなくなることもある．無理に飲ませようとするとミルク嫌いを悪化させることもあるので，無理強いはせず，ミルクや乳首の種類を替えて対処したり，スプーンやカップからの授乳を試したりしてみる．活気があり体重が大きく減少しなければ問題はない．

● 食物アレルギー

食物アレルギーとは，「食物によって引き起こされる抗原特異的な免疫学的機序を介して生体にとって不利益な症状が惹起される現象」と定義されている[16]．

食物アレルギーの症状は，皮膚（かゆみ・蕁麻疹・紅斑），粘膜（眼球や眼瞼結膜の浮腫・鼻汁・口の違和感など），呼吸器（喉頭絞扼感・咳・嗄声・呼吸困難），消化器（腹痛・嘔吐・下痢），神経（活気低下・意識障害など），循環器（血圧低下・頻脈など）と多臓器に出現する．

とくに，アナフィラキシーとは，「アレルゲン等の侵入により，複数臓器に全身性にアレルギー症状が惹起され，生命に危機を与えうる過敏反応」をいい，「アナフィラキシーに血圧低下や意識障害を伴う場合」をアナフィラキシーショックという[17]．有病者は，乳幼児の5〜10%，学童の4.6%といわれ，加齢とともに減少する．

食物アレルギーの発症のリスクに影響する因子として，遺伝的要因，皮膚バリアの低下，秋冬生まれ，特定の食物の摂取開始時期の遅れが指摘されている．乳児から幼児早期の主要原因食物は，鶏卵，牛乳，小麦の割合が高く，そのほとんどが小学校入学前までに治ることが多いといわれる．

食物アレルギーの発症を心配して，離乳の開始や特定の食物の摂取開始を遅らせても，食物アレルギーの予防効果があるという科学的根拠はないことから，生後5〜6カ月頃から離乳を始めるように情報提供が行われている．また，離乳を進めるにあたり，食物アレルギーが疑われる症状がみられた場合，自己判断で対応せずに，必ず医師の診断に基づいて進めることが必要である．なお，食物アレルギーの診断がされている子どもについては，必要な栄養素等を過不足なく摂取できるよう，具体的な離乳食の提案が必要とされている[18]．

● 幼児期の栄養と食事習慣の自立

幼児期は生活習慣を確立する時期である．食事は家庭生活の中心であり，食事時間，食事の仕方，あいさつなど，しつけを通しての食事習慣を身につけることが生活習慣の基盤となる．

● 運動機能の発達とエネルギーの必要性

幼児期になると，神経線維の髄鞘化と神経線維の連絡が成熟し，微細運動ができるようになり，筋肉も発達し運動量も多くなる．そのため，身体をつくる栄養素や運動のための

エネルギーが必要となる．一方，乳児期に比べて成長率が低いことから体重あたりのエネルギー所要量はやや低値となる．

●自己意識の発達と食事

幼児期は社会性が発達し，友だちと一緒に遊んだり一緒に食事したりできるようになり，食事が交流の場にもなる．反面，自己主張も芽生え，食物に対する好き嫌いも現れる．偏食や食欲不振も起こりやすく，調理や献立の工夫とともに，不規則な間食，家族の偏食などにも注意を払わなければならない．最近は，幼児期の肥満から生活習慣病を生じさせたり，親の夜型生活が幼児にも影響を及ぼし夜食をとったり夕食時間が遅かったりなど，生活リズムの乱れが生じている．

●学童期・思春期の栄養と食生活

●学童期の栄養と食事

学童期の栄養では学校給食の占める役割は大きいことから，学校給食摂取基準が定められ，栄養の改善と確保が図られている．また，これまで新学習指導要領では学級活動の一環として食生活指導が行われていたが，2019年には，さらに学習指導要領等の改定をふまえ，社会の大きな変化に伴う子どもの食を取り巻く状況の変化に対応するため「食に関する指導の手引（第二次改訂版）」が提出され，学校における食育の必要性，食に関する指導の目標，食に関する指導の全体計画，食に関する指導の基本的な考え方や指導方法，食育の評価について示された[19]．

学校給食は，生活の基本である食生活の実際を体験的に学習する重要な機会であり，食文化や多彩な食材との出会い，望ましい食習慣の獲得など社会性を培う場となる．

現代の少子化や核家族化の進行，母親の就労率の増加，塾通いの低年齢化などの社会背景の変化は子どもたちの食生活にも大きく影響を及ぼしている．インスタント食品やコンビニ食，外食の普及はいつでもどこでも食べることができるという点で不規則な間食，欠食，偏食，夜食，孤食，個食傾向を助長させ，栄養の偏りによる生活習慣病を生じさせる．幼児期からの家庭での生活習慣，団らんの場としての食事が重要である．

●第二次性徴と食事

学童期前半の発育は，幼児期の安定した発育期に続き比較的緩慢に進むが，後半は再び著しい身体発育がみられる．前述したような胎児期から乳児期にみられる急速な身体発育を第一発育急進期といい，学童期のそれを第二発育急進期という．この第二発育急進期は，女子のほうが男子よりも早く出現する．男子の発育速度は，女子よりも2〜3年遅れて著しくなり中学校時代が最も著しい．また，学童期後半から思春期にかけては，第二次性徴が発現する時期でもある．エネルギー所要量は男子で15〜17歳，女子では12〜14歳が一生のうちで最も多くなる．バランスのとれた栄養摂取とともに運動を十分に行うことが，肥満や偏食の防止につながる．女子では月経開始に伴い鉄欠乏状態になりやすいため，鉄分の摂取が必要となる．ダイエットによる少食，偏食は栄養バランスを崩してしまうだけでなく，太ることを極端に恐れる場合，神経性食欲不振症になることもある．

2）排泄

(1)小児の排泄に関する身体的特徴

人間の排泄（排便・排尿）には，反射と高位中枢の調節が関与している（**表4-25**）．そ

表 4-25 排便・排尿の神経支配

	排　便	排　尿
受容器	直腸粘膜	膀胱粘膜
求心性線維	骨盤神経，陰部神経	骨盤神経，下腹神経，陰部神経
中枢	腰髄〜仙髄（第2〜3腰髄）	腰髄〜仙髄
遠心性線維	骨盤神経（副交感神経），陰部神経など	骨盤神経（副交感神経），下腹神経（交感神経）など
効果器	肛門括約筋，肛門挙筋，腹筋，横隔膜など	膀胱括約筋，膀胱など
高位中枢	大脳皮質，視床下部，延髄	大脳皮質，脳幹，視床下部，延髄など

（江口弘久（1994）：排便と排尿．「改訂小児生理学」，馬場一雄監修，第2版，へるす出版，p86.）

のため，子どもの排泄の自立への支援では，大脳皮質の発達に伴う随意的な排泄機能と，子どもの発達過程における知覚からのサインを読み取りながら進めていくことが大切である．

(2)小児各期の排泄と排泄習慣

●新生児期・乳児期の排泄

● 反射的排泄と感覚機能

1歳くらいまでは，膀胱内に一定量の尿が溜まると神経の反射経路で伝達され，反射的に排尿し意識的な排尿調節はできない．一方，感覚機能はよく発達していて，新生児期から冷刺激に敏感でおむつが濡れると泣き出す．排便も同じく直腸からの神経回路によって反射的に排便する．10カ月頃になると排便時間がだいたい一定してくるが不随意である．この時期は，泣きのサインにより適切なおむつ交換で心地よさを体験することが排泄訓練の第一歩といえる．

●幼児期の排泄習慣の自立─トイレットトレーニング

● 脳神経系の発達と排泄機能の発達

・1歳：随意的に外肛門括約筋を調節して，排便をコントロールすることができるようになる．排尿も膀胱壁の伸展を尿意として自覚するようになるが，抑制できず，漏らしてから伝える．

・1歳半〜2歳：尿便意を動作や言葉で母親に知らせる．

・2歳：尿意を知覚しても排尿抑制が可能となる．

・2歳半：そばについていれば，ひとりで排泄でき，昼間は失敗しなくなる．

・3歳半：ほぼひとりで排泄でき，夜間も失敗しなくなる．

・4歳〜5歳：紙を使って後始末ができる．

● 運動機能の発達と精神発達

歩行開始とともに，便器にしゃがむなど移動能力も身につき，言語により意思の伝達も可能となり尿意・便意を伝えることができる．また，模倣行動が盛んな時期でもあり動機づけとなる．できたことを褒められると自信や達成感を得て自己効力感を高める．

● 排泄習慣のしつけ

・一般に排便→排尿の順序に自立する．

・個人差があることを忘れない．自立が早い・遅いということよりも過程（プロセス）を大切にする．

・あせらず，怒らず，ゆっくりとしつけをする（無理なしつけは成功しないばかりか，性格形成などの面で将来に問題を残す）．

・生活環境の変化（妹・弟の誕生など）は情緒が不安定となりやすいため，開始時期を考慮する．

3）睡眠

(1)小児各期の睡眠と睡眠習慣

●新生児期の睡眠

新生児は1日の18～22時間は眠っていて，ノンレム睡眠（閉眼し眼球運動，体動も認めない状態—NREM期）と，レム睡眠（眼球運動，不規則な呼吸，微笑み，体を動かすなどがみられる—REM期）に分けられる．生後2週頃は，昼間の睡眠は夜間の睡眠と比較するとレム睡眠が多く，その後は夜間にレム睡眠が多くなる．覚醒状態のうち1日2～3時間はとくに，静かに覚醒し，この状態のとき最も敏感に外界に反応し，注意を向ける．周囲の者が児の意識レベルに応じた対応を行うことで，両者の絆の形成が促される．

●乳幼児期の睡眠と睡眠習慣

●睡眠の発達と睡眠時間

6カ月頃を過ぎると，心身の発達や環境への適応がみられはじめ，昼間は遊びや食事に集中し，夜は眠りに入るという生活リズムが安定してくる．乳幼児期は新陳代謝も激しく運動も活発となり休養や睡眠が必要となるが，環境や子どものくせなどで睡眠時間は個人差が大きい．一般的には次の通りである．

・1歳：昼寝は午前・午後の1日2回

・1歳半：昼寝は午後1回となる．

・3～4歳：昼寝はしなくなる．しかし，家庭での1日の生活リズムが影響するため，この時期から日内リズムを習慣化することが健康づくりの基礎となる．

●睡眠習慣のしつけ

・1～2歳：親が布団まで連れて行き，寝つくまで添い寝などで援助する．

・3～4歳：布団まで連れて行き，その日の出来事を話したり本を読んだりして誘導する．

・子どもにとって大切なぬいぐるみや人形・タオルなどを持ち寄る．

・就寝前に，洗面・更衣・排泄・あいさつを習慣化する．

●夜泣き，夜ふかし

夜泣きの原因として，空腹，おむつのよごれ，寝具の重さ，暑さ，衣服の締めつけなどがある．原因が明らかな場合はその原因を取り除くことが必要であるが，夜間突然起き出したり，泣き出したりする場合は昼間の興奮や強い刺激，あるいは運動不足が影響していることもあり，この場合はそばにいて背中をさするなどして安心させ入眠させる．

遅寝・遅起きの場合は，生活パターンを変える必要があり，就寝前の入浴や昼間の活動を十分させるなどを試みる．また，家族の生活パターンが夜型の場合は，できるだけ子どもの就寝への環境づくりに努めてもらうことが大切である．

4）清潔

（1）小児の清潔に関する身体的特徴

●小児の発汗

・発汗量は成人の2倍以上である．
・発汗部位の成人と小児の相違：小児は頭頂部が多い．
・体温が1℃上昇すると必要水分量は12.5%増加する．

（2）小児各期の清潔と清潔習慣

●新生児期の清潔
●感染防止と保温

　新生児期は体温調節機構や汗腺の発達が未熟で，周囲の温度により体温の変動をきたしやすい．そのため入浴は皮膚を清潔にし，血行をよくするなど利点があるが，入浴による体温の喪失が起こりやすいため十分な保温が必要である．また，感染に対する抵抗力も少ないため皮膚の保護と清潔に配慮する．とくにおむつや肌着はやわらかく，吸湿性に富む新しいものを使用する．

●乳幼児期の清潔と清潔習慣
●身体の発育と清潔

　乳幼児期，とくに乳児期は運動量や栄養摂取量が体格に比して多いため新陳代謝が大きく汗腺や皮脂腺からの分泌も多い．さらに，便や尿で汚染しやすいため皮膚の清潔を保つことが必要である．

●スキンシップ・遊びの場としての入浴

　乳幼児期は，感覚遊び，模倣遊びが盛んな時期でもあり，入浴が親との遊び，スキンシップの機会にもなる．楽しい雰囲気のなかで，清潔にすることの気持ちよさを実感する．ただし，疲れすぎには気をつけ長湯は避ける．

●清潔習慣のしつけ

　清潔習慣のしつけの第一歩が，親の清潔行動が基盤となる．必要以上に清潔感を強要することなく，清潔にすることの気持ちよさを体験させることが大切である．
　起床時の洗顔や，外出からの帰宅時のうがい・手洗い，食事前やおやつ前の手洗い，就寝前の歯磨きなど，親や家族がモデルとなって清潔行動を身につけていくことが望ましい．

・10カ月頃：歯ブラシを持ちたがり口に入れようとする．乳児用歯ブラシを用いて汚れを取り除く．
・1歳頃：就寝前の歯みがきの習慣をつける．
・2歳：手伝ってもらいながら，顔を拭く・手を洗う．
・2歳半：自分で手を洗う．
・4歳：自分で歯を磨く．親が確認して補うことが大切である．鼻をかむ．顔を洗う．
・5歳：自分で髪をとかす．自分で入浴時に身体を洗う．
・6歳：清潔にしておくことが，病気の予防と関連することがわかる．

5）衣服と着脱

（1）小児（乳幼児）の衣服の条件

・吸湿性があり，丈夫で乾きやすい素材であること

④　子どもの発達と基本的生活習慣（統合された機能）　　155

・着脱が容易であり，運動がしやすいデザインであること
　＊装飾品やひもなど，年齢によっては事故につながる危険があることに配慮する
・経済的であること
・年齢が進むにつれ，性別・個性・年齢にあったものを選択する

(2)小児各期の衣服と着脱

●新生児期の衣服

●保温の維持と皮膚の保護

　新生児期は体温調節機構が未熟なため，外界からの寒冷・風・湿度・暑さなどに対して容易に影響を受けるため，保温性と通気性を考慮した衣服とする．また，皮下脂肪がまだ発達していないため皮膚に刺激が少なくやわらかいものにする．

●乳幼児期の衣服と着脱習慣

●運動機能の発達と衣服

　乳幼児期は，はいはいやひとり歩きなど運動量が増し活動も活発となるため，伸縮性に富む，形が単純で手足が自由に動かせるものにする．また，体温調節の働きも発達するので，むしろ薄着を心がける．薄着により皮膚への低い温度刺激が加わり，交感神経の働きを活発にし，運動量を増加させ，食欲を増進させて抵抗力をつけることになる．外遊びも盛んになるため，直射日光が強いときには，つばの広い帽子をかぶらせる．靴は，年齢が小さいほど指が扇の形をしているため，つま先に余裕のあるものを選ぶ．

●着脱行動の発達

・1歳半〜2歳：自分ですることに興味を持つ．靴下・帽子などを引っぱって脱ぐ．
・2歳：自分で衣服を脱ごうとする．
・3歳：自分で靴をはく．
・3歳半：自分で衣服を着ようとする．
・4歳：上着やシャツの前と後ろを間違えない．
　　　　袖を正しく通す．自分でパンツをはく．
　　　　服の前側のボタンをかける．
・4歳半：自分で靴下をはく．
・5歳：自分で全部脱げる．
・6歳：だいたいのものは自分で着脱できる．

　新生児期から思春期に至るまでの成長・発達の特徴と，統合された機能について，表4-26にまとめた．

〈文献〉
1）岡堂哲雄（1994）：小児ケアのための発達臨床心理．へるす出版，pp8 - 9.
2）前掲1），pp35 - 36.
3）Piaget J（1970），中垣　啓訳（2007）：ピアジェに学ぶ認知発達の科学．北大路書房，pA2.
4）関森みゆき（2007）：愛着．「小児看護辞典」，日本小児看護学会監修・編集，へるす出版，p1.
5）上田礼子（2016）：生涯人間発達学．改訂第2版増補版，三輪書店，p111.
6）藤田復生（1988）：造形．学術図書出版，p73.
7）前掲5），pp126-127.

8) 前掲 5)，p143.

9) 前掲 5)，pp151-152.

10) 岡堂哲雄（1994）：小児ケアのための発達臨床心理．へるす出版，p34.

11) 田中敏章他（2011）：日本人小児の体格の評価に関する基本的な考え方．日本小児科学会誌，115（10）：1705-1709.

12) Bronfenbrenner U（1979），磯貝芳郎・福富　譲訳（1996）：人間発達の生態学．川島書店，1996.

13) 農林水産省（2015）：食育基本法（平成 17 年 6 月 17 日法律第 63 号）．最終改正：平成 27 年 9 月 11 日法律第 66 号.
https://www.maff.go.jp/j/syokuiku/kannrennhou.html［2021/12/20 閲覧］

14) 日本人の食事摂取基準（2020 年版）について.
https://www.pref.okinawa.jp/site/hoken/hoken-nan/kenko/eiyou/documents/shokujisesshukijun.pdf［2021/12/20 閲覧］

15) 厚生労働省（2019）：授乳・離乳の支援ガイド（2019 年改定版）．p16.
https://www.mhlw.go.jp/stf/newpage_04250.html　［2022/6/23 閲覧］

16) 食物アレルギー研究会：食物アレルギーの診療の手引き 2020.
https://www.foodallergy.jp/care-guide2020　［2021/12/20 閲覧］

17) 前掲 16）.

18) 前掲 15），pp33-34.

19) 文部科学省（2021）：食に関する指導の手引き（第二次改訂版）（平成 31 年 3 月）.
https://www.mext.go.jp/a_menu/sports/syokuiku/1292952.htm［2021/12/20 閲覧］

表 4-26 子どもの成長・発達と統合された機能

年齢	身体発育 (粗大運動・微細運動)		愛着行動 (ボウルビィ)
誕生 新生児期	出生時：約 3 kg/50 cm		第一段階：人物の識別を伴わない無差別な反応 （〜3 カ月） ・自発的な微笑み
乳児期 1 カ月 2 カ月 3 カ月	乳児期：第一発育急進期 ・首がすわる		第二段階：一人あるいは数人の識別された人物への 反応（〜6 カ月） ・あやすと笑う
4 カ月 5 カ月	4 カ月頃：約 6 kg/60 cm ・触れた物を握る ・見た物をつかむ		・心地よくかかわってくれる人への社会的な微笑み
6 カ月 7 カ月 8 カ月 9 カ月 10 カ月 11 カ月	・寝返り ・おすわり ・ハイハイ ・両手の積み木を打ち合わせる ・母指・示指で物をつまむ ・つかまり立ち ・つたい歩き	・顔にかかった布をはらう ・ガラガラを持ち替える ・母指・示指・中指でつかむ ・指さしをする ・箱の中の物を出し入れする	・人見知りのはじまり ・バイバイをする
幼児期 1 歳 1 歳半 2 歳 3 歳	1 歳頃：約 10 kg/75 cm ・ひとり立ち ・ひとり歩き ・ボールを蹴る ・ボールを投げる ・階段を上る ・ジャンプをする ・三輪車に乗る ・片足立ち	・なぐり書き ・積み木を 2 つ積む ・グルグル曲線を描く ・絵本のページをめくる ・円を描く ・積み木を 8 つ積む ・はさみを使う	第三段階：識別された特定の人物への接近の維持 （〜2・3 歳） ・分離不安が強い ・養育者を安全基地として探索行動 第四段階：目標修正的なパートナーシップ行動 （3 歳〜） ・愛着をもつ人が何を考え，何をしているのか予測 　したり，思い描いたりして留守番ができる

心理・社会 （エリクソン）	思考・認知（ピアジェ）， 言語，情緒	統合された機能 （基本的生活習慣）
	感覚運動段階：吸う・つかむ・叩くなど感覚や運動によって学習が起こる（〜2歳） ・快と不快	・反射的哺乳行動 ・おむつ交換による快と不快の学習 ・沐浴など心地よさの学習
基本的信頼　対　基本的不信（重要他者：母親） 乳児は空腹や排泄の不快など基本的ニーズを泣いて伝え不快を取り除いてくれる対象（母親）との相互作用から基本的信頼を獲得していく	・「アー」「ウー」クーイング ・快・興奮・不快 4〜5カ月：目と手の協応 ・「アーウー」喃語 ・不快の分化：怒り，恐れ，嫌悪 ・模倣をする 物の永続性の理解	＊基本的生活習慣は母親へ依存の時期 ・スプーンから飲める（4カ月） ・ビスケットを自分で持つ ・離乳食初期（5カ月）：ドロドロ状 ・離乳食中期（7カ月）：舌でつぶす ・自分で食物を手でつかみ口へ持っていく ・離乳食後期（9カ月）：歯茎でつぶす ・スプーンを持ち口へ持っていく（10カ月） ・歯ブラシを持ちたがり口へ持っていく
自律感　対　羞恥心・疑惑（重要他者：両親） 幼児はひとり歩きが可能となり行動範囲の広がりとともに自分でさまざまなことに挑戦する．時にはトイレットトレーニングで失敗するなど恥ずかしさを経験しながらも自分でできることを体感していく	・快の分化：得意・愛情 ・1語文「マンマ」「ワンワン」 ・2語文「パパ，カイシャ」「アッチ，イク」 ・快の分化：喜び 前操作段階：（〜7歳） 象徴的機能，アニミズム的思考，直観的思考	＊幼児期は基本的生活習慣獲得の時期 ・離乳完了（1歳）：歯ぐきで噛める ・自分で手づかみで食べる ・靴や帽子を引っ張って脱ぐ（1歳半） ・コップやスプーンを上手に使う ・尿便意を動作や言葉で知らせる ・自分で衣服を脱ごうとする（2歳） ・スプーンやフォークを上手に使う ・手伝いがあれば顔を拭き，手を洗う ・尿意を知覚しても排尿抑制が可能となる ・自分で手を洗う（2歳半） ・尿便意を伝えひとりでトイレに行く
積極性　対　罪悪感 （重要他者：両親・家族） 幼児は運動機能，言語の発達により積極性が増し遊びを通してさまざまな体験をする．時には仲間との衝突で罪悪感を経験し自制心を学習する	・怒りは自分の欲求を邪魔する者へ向く（3歳）	・箸を使う（3歳） ・ほぼひとりで排泄をする ・自分で衣服を着ようとする（3歳半）

表 4-26 子どもの成長・発達と統合された機能（つづき）

年齢	身体発育 （粗大運動・微細運動）		愛着行動 （ボウルビィ）
4 歳	4 歳頃：約 18 kg/100 cm ・ボールをキャッチできる ・片足とび ・ケンケン	・四角を描く ・人の顔を描く	
5 歳	・スキップをする ・でんぐり返し	・折紙で飛行機を作る	
学童期 6 歳	6 歳頃：約 20 kg/115 cm		学童期：協力する行動
7 歳			
8 歳			・ギャングエイジ
9 歳	・女子の身長が急速に伸びる		
10 歳			
思春期 11 歳	思春期：第二次性徴，第二発育急進期 ・男子の身長が急速に伸びる		
12 歳	12 歳頃：約 40 kg/150 cm		
13 歳			
14 歳 15 歳			

心理・社会 （エリクソン）	思考・認知（ピアジェ）， 言語，情緒	統合された機能 （基本的生活習慣）
	・接続詞・助詞を使う ・話し言葉が完成 ・10 まで数える ・成人と同等に発語	・自分でパンツをはく（4 歳） ・前側のボタンをかける ・上着などの後ろと前を間違わない ・自分で歯を磨く ・自分で鼻をかむ ・自分で顔を洗う ・紙を使い排尿の後始末ができる ・紙を使い排便の後始末ができる（4 歳半） ・自分で髪をとかす（5 歳） ・自分で入浴時に身体を洗う
勤勉感　対　劣等感 （重要他者：家族・友人） 集団生活を通してさまざまな課題に取り組む.「できた」自信，褒められる喜びを経験. 仲間との比較競合により劣等感も味わう	具体的操作段階：帰納的思考が可能になる，因果関係の理解（〜11歳） 保存の概念の理解が進む. 自己中心的な考えから脱却しはじめる	・自分で衣服を着脱できる（6 歳） ＊学童期は基本的生活習慣確立の時期である. 反面，生活習慣によっては不規則になりやすい
アイデンティティの獲得　対　アイデンティティの拡散（重要他者：仲間・リーダー） 自分とは何か，自分は何に向かって生き何になりうる存在か見出しアイデンティティを確立する	形式的操作段階：演繹的思考が可能 論理的思考が可能となる. 結果を予測して発言や行動ができる	＊幼児期，学童期の生活習慣が大きく影響する

第5章
病気・入院に伴う子どもと家族への看護

1 病気・入院が子どもと家族に与える影響と看護

1）総論

(1)病気・入院による成長・発達への影響

病気や障害などにより，慣れ親しんだ家庭や学校と離れ，これまでとは異なる場所や見知らぬ人に囲まれる生活は子どもに不安を与え，健やかな成長・発達にも影響を及ぼす．各発達段階には獲得すべき課題があり，病気・入院などが発達課題の獲得に影響を及ぼすことがある．

●乳児期

乳児期は可能なかぎり親子が一緒に過ごせるように配慮する．6カ月頃には分離不安が生じるため，入院によって長期に親と離されることがあると不安定な愛着形成となる恐れがある．また，生活リズムの基盤をつくる時期でもあるため，治療によって生活リズムが損なわれないように配慮が必要である．

●幼児期

病気や治療による苦痛や家庭とは違う環境などによって，これまでできていたことが後退することがあるが，体調のよいときに合わせて基本的生活習慣の自立を促す．また，遊びは幼児の生活の中心であり，遊びそのものを楽しむことはもちろん，そのなかで認知や社会性も身につくため，親や医療者，保育士，他の患児らとの遊びも重要である．

●学童期

自分でできるといった成功体験を重ね，自己肯定感が高められるような支援が重要になる．医療処置などへの取り組みがうまくいかなかったり，そのことを叱られたりすると，劣等感や無能感に陥りやすく注意が必要である．また，生活の場が家庭だけではなく学校や地域へと広がるため，友人関係や学校とのつながり，学習の継続の支援が必要となる．

●思春期

病気や治療のためにボディイメージの変化が起こると，外見の変化を受容できないこともある．自立したい気持ちに反して他者に依存しなければならない状況，将来への見通しが立たないことなどから葛藤や不安を抱きやすい．親からはある程度距離をとって自分は自分であるというアイデンティティを形成する時期であるため，子ども自身の意思決定を尊重したかかわりが重要である．また，プライベートな場所，時間をもてるような環境調

整も必要である.

（2）子どもの病気の理解

子どもの病気の理解には，子ども自身や家族の過去の病気体験，健康教育の経験や病気の程度，認知発達などが影響するが，なかでも認知発達の影響が大きい．子どもの理解の特徴を知り，子どもに応じた説明を行う（表5-1）.

このような特徴をふまえて，それぞれの子どもに応じた説明を行う．乳児期は親に説明し，幼児期は，長期的な見通しが立たないため，いまから起こることに焦点を当て，学童期以降は，入院期間や退院後の生活を含めた長期的視野をもたせる．1回の説明で理解できないことも多いため，説明内容，回数，方法には工夫が必要である．手術や医療処置，検査に対する説明では，目的は何か，どのような方法で行われるか，どのように感じるか，どのような対処方法があるかを具体的に説明し，インフォームド・コンセント，またはインフォームド・アセントを行う．説明を行いながら，理解度や不安を把握し，子どもが主体的に取り組めるように支援する.

●インフォームド・アセント

成人が対象であるとき，診断，治療の過程で医療者の説明を患者が理解したうえで，選択・決定し，決定に対する責任を負うことが求められるインフォームド・コンセントが行われる．しかし，子どもが対象である場合，子どもに説明してもわからないという親や医療者の思い込みによって親への説明だけが行われることがある．医療を受ける子どもの権

表 5-1 ピアジェの発達段階による病気の理解

乳児期	感覚運動段階	身体感覚運動を中心に身の回りの事象を把握するため，病気に対して明確な概念はもたない.	痛みに対しては誕生後から反応するといわれており，生後3カ月頃より快，不快を示すようになる．6カ月頃には，記憶の発達により不快や苦痛を伴う医療処置や医療スタッフに対して恐怖を感じるようになる．また，親から離れることに強い不安を抱くようになる.
幼児期	前操作段階	認知発達は前操作段階であり，表象機能の発達，自己中心性などの特徴をもつ.	正しい病気の理解は困難であるが，「原因」と「結果」の因果関係や，何かを介して「感染」が起こることが理解できるようになる．しかし，その理解は自身の経験に基づくことであったり，印象的な出来事に影響を受けやすかったり，病気や医療処置を罰としてとらえたり，注射器や針をとても大きな器具ととらえたりといった特徴がある.
学童期	具体的操作段階	具体的な対象に対しては論理操作（分類，系列化）が可能になる.	症状や目に見える変化から病気を理解することが可能になる．また，高学年になると個々の事例から共通の性質を見つける帰納的推論が可能になるため，経験していないこともたとえ話しや人形などに置き換えて理解することができるようになる．さらに，健康の概念を理解できるようになり，予防行動の重要性や安静の必要性もわかるようになる.
思春期	形式的操作段階	仮想的な対象に対しても論理操作が可能となる.	病気の理解だけでなく，自身のおかれている状況についても考えられるようになる．他者との違いに敏感で見た目に関心をもつようになる時期でもあるため，顔貌の変化や脱毛，運動機能の低下などは不安や恐怖，喪失感を生じやすい．また，入院や治療による学習の遅れから自身の将来像について不安をもつこともある.

利について，欧米では早くからその重要性がいわれており，わが国では 1994 年に子ども
の権利条約に批准した後，医療を受ける子どもの権利に関心が向けられるようになった．
成人と同様に説明を受ける権利，納得して治療に臨む権利が保障される支援では，子ども
の病気の受容や主体的な取り組みが促進される．説明や納得が不十分な場合，不安が生
じ，自身に起こっていることとしての認識不足や自尊感情が低下することがある．

　インフォームド・アセントに含まれる要素として，①病気の状況や状態について，その
子どもの発達に応じて適切に理解できるように支援する，②検査や処置で，どのようなこ
とが行われていて，どのようなことが期待できるかを子どもに話す，③子どもが状況をど
のように理解しているか，また処置や治療を受け入れさせるために不適切な圧力を子ども
にかけていないかどうかを評価する，④最終的に，子どもがケアを受けたいという気持ち
を引き出す．そして子どもに対して事実を伝え，決してうそをついてはいけない，という
4 つの要素があげられる[1]．

(3) 健康障害に伴う子どもと家族のストレス

　病気や障害をもつ子どもと家族はさまざまなストレスを抱えている．子どもが入院する
ことになると病気や検査，医療処置による苦痛や不安，環境の変化による影響を受けるこ
とになり，これらは相互に影響を及ぼす．

● 子どものストレス

● 身体的苦痛

　子どもにとって病気がもたらす痛みや苦しさは，最も大きなストレス要因となる．緊急
で集中的な治療が必要な場合は痛みや発熱，呼吸困難や悪心・嘔吐，倦怠感などを有する
ことが多い．

● 検査や医療処置による苦痛

　診断の確定，治療効果の判定のために行われる検査や医療処置であるが，針を刺す，抑
制されるなど痛みや苦痛を伴うものが多い．さらに痛みや苦痛だけでなく，何をされるの
かわからないという不安や恐怖といった心理的混乱が，苦痛を増大させる．

● 生活の変化と制限

　子どもが入院する場合には，病院という馴染みのない環境で生活することになる．健康
障害をもつ子どもは，治療上の必要性から運動や食事，遊びなどが制限される．学童期は
必要性が理解できても守れないことがある．遠足や運動会などの学校行事に参加できない
ことに孤立感や疎外感をもったり，学習の遅れによる劣等感をもったりする場合がある．
感染予防などによって個室管理となった場合はさらに制限が加わり部屋から出られないた
め，孤独感を強めることになる．

● 家族や仲間との別離

　乳幼児は重要他者である親との別離が生じた場合，分離不安が生じる．とくに人見知り
が始まる生後 6 カ月頃から 3 歳くらいまでの子どもには，親との分離による情緒反応が
みられることある．学童期以降の子どもは，友人関係を中心とした学校生活を送ってお
り，親しい友人と会えないことによる寂しさを感じる．また，きょうだいと会えないこと
もストレスになりうる．

● 自己コントロール感の喪失

　病気や治療によって子どもには多くの制限が加えられ，子ども自身が決定できることは

少なく自己コントロール感が減少しやすいが，自分なりの方法で病気による症状のコントロールをしたり，治療や医療処置に関連したストレスに対処したりしようと試みる．その一方で，症状のコントロールができなかったり，うまくストレスに対処できなかったりするような場合，コントロール感の喪失を経験することになり自尊感情の低下につながる．また，自分はどのような存在なのかという自我同一性を確立していく学童期から思春期に，病気や治療による外見上の変化や運動機能の障害が起こった場合にも，否定的な自己像を形成し自尊感情が低下することがある．

●家族のストレス

●病気や障害の理解

健康問題を告げられたとき，多くの家族は混乱をきたすが次第に子どもの問題を現実のこととして受け入れていく．しかし，とくに先天性疾患，予後不良の疾患，交通事故などではこのような病気，あるいは障害が起こったのは自分のせいではないかと自責の念をもつことがある．

●子どもの苦痛に対する不安

症状や治療による苦痛や不快を経験している子どもを，苦痛や不快から解放する術がない場合，親にとって強いストレスとなる．子どもがこんなに苦しんでいるのに何もしてあげられないと，親としての自信が低下する．そのために，過保護になったり，過剰に厳しくしたり，育児に向き合えない状況が起こることもある．

●子どもの病状，治療，予後に対する不安

病気の原因や重症度，治療の方法や流れ，子どもの健康状態が回復するのか，将来はどうなるのかということが，とくに生命の危機にある子どもの家族にとっては最大の関心事項である．治療や制限の必要性が理解できない場合，情報不足あるいはSNSなどによる情報が過多である場合，混乱が増大し医療者への不信につながることがある．

●家族関係や生活の変化

入院に付き添うことになると慣れない環境で子どもの世話を行い，病状の変化にすぐに対応できるよう緊張して日々を過ごすことになり，長期化すると親の心身の負担が大きくなる．さらに，病気の子どもとの生活に重きがおかれることで，家事や他の家族，とくに病児のきょうだいの世話に時間がかけられなくなる．祖父母など身近な人からのサポートがない場合は，深刻な問題に発展することがある．また，親の仕事が制限されることがあり，社会的役割の中断や家庭の経済的問題につながる．これらが家庭内でうまく対処できない場合，夫婦関係にも問題を生じることがある．

また，病児のきょうだいは，病児への愛情から心配もするが，どのように接していいかわからない，親の関心が自分に向かない寂しさから病児に対する憎悪を感じるなどさまざまな思いをもつ．

●ストレス反応

●ストレスの認知

ラザルス（Lazarus RS）とフォルクマン（Folkman S）[2]は，ストレッサーが直接ストレス反応やその後の疾病を引き起こすのではなく，認知的評価やコーピングといった心理的な要因によって，心身に生じる変化も異なるという「心理学的ストレスモデル」を提唱した．一次的評価でまず，「無関係」「無害」「ストレスフル」と判断され，「ストレスフル」

はさらに「脅威」「害・損失」「挑戦」と判断される．一次的評価に対してストレスを軽減できるかを検討するのが二次的評価である．子どもが病気によって経験する出来事が「ストレス」になるかどうかは，子どものこれまでの経験や自己効力感によって違ってくるが，身体的苦痛や不快，慣れない環境，自分でコントロールできない状況など多くの出来事はストレッサーになりやすい．ストレスとして認知しても，対処方法がわかれば，その状況に「何ができるだろう」「何とかなる」「頑張ってみよう」といった二次的評価ができる．「何ともできない」「十分な対処ができない」と判断されるとストレス反応を呈する．また，認知的評価やストレス対処能力には子どもの発達段階や過去の経験，親の接し方などが影響する[3]．

● **ストレス緩和への支援**

ストレスを緩和するためには，まず子どもや家族から情報を得て何がストレッサーなのかを見極め，環境や方法を変えるなど多方面から検討し，対処する．一般的に年齢が上がれば対処行動の選択肢は増える（表 5-2）．また，対処行動には積極的に状況を変えるようにかかわっていく「接近型（問題解決中心型）コーピング」と，それらをなるべく遠ざけようとする「回避型（情動中心型）コーピング」がある．どのような場合にも接近型の対処が推奨されるわけではなく，これらを組み合わせながらストレスに対処できるように

表 5-2 発達段階によるストレス反応と対処方法

発達段階	ストレス反応	対処方法
乳児期	泣く，暴れる，払いのける	感情を表出する（甘える，泣く・怒る，指しゃぶり） サポートを求める（親に助けを求める） 気晴らしをする（身近なおもちゃで遊ぶ）
幼児期	食事や睡眠の変化，活動量の低下，下痢や嘔吐などの症状，退行	感情を表出する（甘える，泣く・怒る，指しゃぶり） サポートを求める（親に助けを求める・尋ねる） 自分で問題に取り組む（大人のいうことを守る，頑張る） 気晴らしをする（好きな遊びをする） 逃避的に対処する（ひとりになる，弱い者いじめ）
学童期	感情を爆発させる，親や医療者に乱暴な言動をする，無視する，寡黙になる	感情を表出する（甘える・依存する，泣く・怒る，親しい者にあたる） サポートを求める（家族と過ごす・相談する，友達と過ごす・話す，学校の先生に話す） 自分で問題に取り組む（親や先生のいうことを守る，自分で頑張ろうとする） 気晴らしをする（好きなことをする，身体活動をする） 認知的に対処する（良い面に目を向ける） 逃避的に対処する（空想にふける，ひきこもる）
思春期	過度の睡眠，コミュニケーションの減少，活動性の低下，食事量の減少	感情を表出する（甘える・依存する，泣く・怒る，親しい者にあたる） サポートを求める（家族と過ごす・相談する，友達と過ごす・相談する，親密な友人と過ごす・相談する，学校の先生に相談する，専門家に相談する） 自分で問題に取り組む（情報収集，療養行動を守る） 気晴らしをする（好きなことをする，身体活動をする） 認知的に対処する（良い面に目を向ける） 逃避的に対処する（空想にふける，ひきこもる）

支援することが重要である．医療処置場面では，泣いて抵抗しているように見えても，子どもが自分なりの方法で不安や緊張を緩和するように，自分のタイミングで行いたい，こちらの腕にしてほしいなどの要望を伝える，質問する，交渉するなどの対処行動をとっていることもある．このような子どもの力に注目し，不足している部分を補うように支援する．また，どうすれば困難を乗り越えられるかについて話し合ったり，理解を促す説明やモデリングなどのプレパレーションによって対処行動のレパートリーを増やしたりすることが可能である．

また，幼児期から学童期の子どもはストレス発散のための遊びが重要であり，思春期の子どもには悩みや困っていることを話せるような信頼関係を築くことがストレス緩和につながる．

●手術や検査，医療処置に伴う不安の軽減

子どもにとって手術や検査，医療処置などは，非日常の体験であり不安や恐怖が大きく，痛みや苦痛を増大させる．これらへの対処として，プレパレーションが有効である．

プレパレーションとは，治療や検査を受ける子どもに対し，認知発達に応じた方法で病気，入院，手術検査その他の処置について説明を行い，子どもや親の対処能力（頑張ろうとする意欲）を引き出すような環境および機会を与えることである．プレパレーションは来院前から始まり退院後も継続的に行われるべきもので，その過程を5段階に分けられる（表5-3）[4]．なかでも処置の後の遊びを含む第5段階は，子どもの経験を自信につなげることができる最も重要な部分といわれている．

プレパレーションを行う際は，①子どもに情報を伝える，②情緒的表出を後押しする，③病院スタッフと信頼関係をつくりあげることが重要であり[5]，子どもの発達段階や特性に応じたプレパレーションを行う（表5-4，図5-1）．実施後には，子どもの理解度，反応からプレパレーションの効果を評価し，不足があれば内容や方法を変えてプレパレーションを実施する．また，プレパレーションは看護師だけが行うのではなく，他の医療スタッフにも協力を得て，CTやMRI，脳波などの検査を行う場合も多職種が協働してプレパレーションを行う．

表5-3 プレパレーションの5段階
ステージ1：病院に来る前（親からの情報）
ステージ2：入院・処置のオリエンテーション 　　　　　遊びのなかでの観察・技術と方法の選択
ステージ3：プレパレーション・真実に基づく説明 　　　　　励ましながら安心感を与える
ステージ4：処置中の気を紛らわせるような遊びの介入（ディストラクション）
ステージ5：処置の後・退院後の遊び 　　　　　（post procedure play）…プレイセラピー的効果 　　　　　外来・自宅での支援

（田中恭子（2009）：プレパレーションの5段階について．小児保健研究，68(2)：174.）

表 5-4 発達に応じたプレパレーション

発達段階	発達の特徴	プレパレーション内容
乳児期	分離不安	重要他者である親に丁寧な情報提供をする．気をそらすために音の鳴る物，きらきら光るものなどのディストラクションツール（図 5-2）を使用する．
幼児期	象徴機能の発達 事物の目立った特徴に左右されやすい	2 歳まではディストラクションが中心となる．3 歳以降は人形などを用いて説明し，いつするかは「おやつのあと」などと具体的に伝える．点滴や採血時の姿勢や腕を子どもが決定する．身体への侵襲「刺す」，「穴をあける」などの表現から生じる誤解を防ぐ．
学童期	見通しが立てられるようになる 医療処置の必要性や抽象的な事柄が理解できるようになる	実施内容と対処方法をわかりやすく説明する．またできたこと，頑張ったことを賞賛し自己効力感を高める．

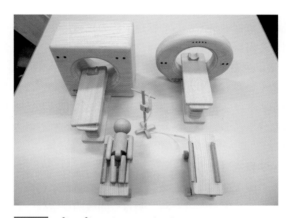

図 5-1 プレパレーションツール
CT や MRI の模型，人形，親しみのあるキャラクターなどを用いて説明することで，理解しやすくなる

(4) 子どもの入院生活に望ましい環境づくり

子どもにとって病院という環境は特殊で馴染みのない事柄が多く，戸惑いや不安を抱きやすい．病院は単に治療の場であるだけでなく，子どもの生活の場でもあるため，安全で安心できる場であること，成長・発達を促す環境が整備されていることが重要である．

● 子どもに応じた環境

● 病室

室温は 22〜23℃，湿度は 50〜60％ が望ましい．新生児や乳児は発汗が多く体温調節が未熟なため，室温や掛け物によって身体に熱がこもりうつ熱となったり，清拭など身体の露出が多いケアの際も熱が放散されたりするなど体温の変化をきたしやすい．各病室には温度計を設置し，適切に管理する．

病室は数人の親子が共同に使用し，年齢，疾患，性別，易感染性などにより分けられる．可能なかぎり，同性，同年代の子どもが同室になるよう配慮し，プライバシーが保て

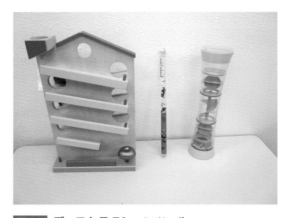

図 5-2 ディストラクションツール
乳児や幼児前期の子どもには，音の鳴る玩具やきらきら
光る玩具を用いるディストラクションが効果的である

るようにする．乳幼児にはベッドからの転落予防のためにサークルベッドを使用する．学童用ベッドを使用する場合も転落防止には注意が必要であり，ベッド柵を必ず設置する．

入院に際してお気に入りのおもちゃを家庭から持ち込むことは，子どもに有益であるが，ベッド周辺に多くのおもちゃが散乱すると医療処置の妨げになり，けがをすることもあるため整理整頓を心がける．また，感染防止の点からも持ち込むおもちゃの数を制限することがある．病室は生活の場でもあり，安眠，休息の場でもあるため，居心地のよい環境づくりを心がける．

●プレイルーム・学習室（図 5-3）

病棟内には，子どもの遊び場になるプレイルームや学習室があることが望ましい．プレイルームは，子どもの遊び場であるため，明るく開放的な空間であり，さまざまな年齢に応じたおもちゃや絵本を揃え，テレビや DVD が視聴できるように整備する．保育士が配置されている施設では，プレイルームで集団遊びを行ったり，季節感のある装飾が施されていたりする．看護師が季節イベントを行うなど，子どもたちの交流の場にもなる．おもちゃや絵本は，感染や安全の視点から，定期的な点検を行う．学童期の子どものためには，静かに落ち着いて学習ができるスペースが必要であり，学習室で宿題や自主学習を行う．

●処置室や手術室前室（図 5-4）

処置室や手術室前室は，子どもに不安や恐怖を感じさせる場所となるため，壁や天井の色合いを暖色にする，子どもに人気のキャラクターを装飾する，機材が見えない工夫をするなど安心できるように環境を整える．また，処置室ではディストラクションツール（図5-2）や絵本，アニメ DVD を準備しておくとよい．

●人的環境

小児病棟で働く職種は，医師および看護師，保育士がある．その他，その数は少ないものの医療保育専門士や HPS[*1]，CLS[*2] といった病気の子どもにかかわる専門職が活躍している施設もある．2002 年より小児入院医療管理料として保育士の配置，プレイルームやおもちゃの設置などの条件を満たせば診療報酬が加算されるようになった[6]．しかし，

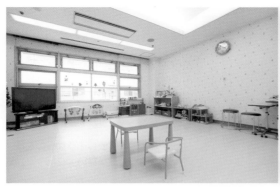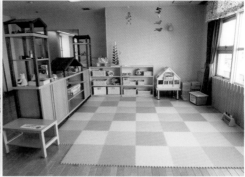

図 5-3 プレイルーム

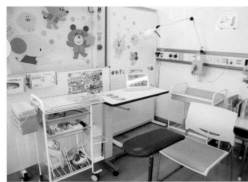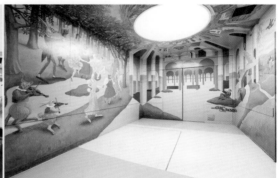

図 5-4 処置室（左）・手術室前室（右）

　小児病棟は縮小傾向にあり，多くの病院では成人との混合病棟になっているため，保育士を配置している施設は約4割である．子どもの成長・発達を促す遊びの専門家である保育士，医療保育専門士，HPS，CLSが果たす役割は大きく，各施設に配置されることが望まれる．また，新生児集中ケア認定看護師，小児プライマリケア認定看護師，小児救急看護認定看護師，小児看護専門看護師などの資格をもち，その専門性を発揮している看護師もいる．

　他部門で働く職種には，臨床検査技師，診療放射線技師，栄養士，薬剤師，臨床心理士，学校の教員などがある．それぞれの専門職が子どもと家族を理解し，多職種が協働して必要な支援を考え，チームとして療養生活を支えていくことが重要である．

*¹ HPS（Hospital Play Specialist），*² CLS（Child Life Specialist）
　HPSやCLSは，遊びを通して入院や通院している子どものストレスを軽減し，治療をサポートする専門職の名称．HPSは英国の国家資格，CLSは，米国またはカナダにおける資格認定を受けた専門職．欧米諸国の小児医療の場では，HPSやCLSが標準的なスタッフとされている．

● **事故防止における環境づくり**（図 5-5）
● **転倒防止**
　廊下での事故を防ぐためには，医療機器や車いす，ストレッチャーなどを置かないことが基本である．子どもの身長が低く転倒していてもナースステーションにいる看護師から

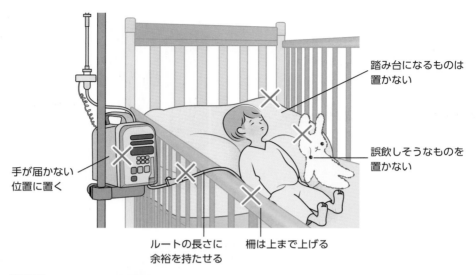

踏み台になるものは
置かない

誤飲しそうなものを
置かない

手が届かない
位置に置く

ルートの長さに
余裕を持たせる

柵は上まで上げる

図 5-5 ベッド回りの危険箇所

様子が見えず，対応が遅れることがある．病室内では，ベッドアップ用ハンドル，ベッド柵にひっかかり転倒することがあるため，これらは使用後すぐに収納する．浴室は，とくにすべりやすいので注意する．車いす，ストレッチャー，ベビーカーは，身体のサイズに合ったものを使用する．子どもは車いすを自走できるようになるとうれしくてスピードを出すことがある．人や物にぶつかり，その弾みで転倒することがあるため移動時にはベルトで身体を固定し，静止時にはストッパーをかけるように指導する．点滴台を押して歩く場合，点滴台につまずいたり，押し方によって点滴台が倒れたりする危険があるため，看護師が付き添うようにする．

● **転落防止**

ベッドは，子どもの身長，運動機能に応じたものを使用し，ベッド柵は必ず設置し，サークルベッドの場合は上段まであげておく．清拭などのケアの際に，片方の柵を下げたまま，ベッドから離れないよう細心の注意が必要である．また，幼児は思いもよらず，ベッドを乗り越えようとすることがあり，布団やテーブル，おもちゃなどが積み重なると，その上からベッド柵を乗り越えて転落することもあるのでベッド上は常に平らにしておく．常に子どものそばにいる親にも，ベッドとベッド柵の取り扱いについて指導し，転落防止に努める．

● **その他の事故：誤嚥，外傷，窒息など**

子どもは認知や運動能力の発達によって，その時期ごとに起こりやすい事故がある（表5-5）．6カ月までの乳児は，自力での移動や訴えができないため，環境の影響を受けやすく，親や医療者の注意がとくに必要である．1歳頃にはつかまり立ちができるようになり足がかりになる物に登る，親の後を追うといった行動からベッドからの転落の危険が増す．また，身の回りの物に興味をもちはじめ，針の挿入部位やルートの接続部位を触る，ルートを引っ張ることがあるため，子どもが触れないように包帯や衣服で保護しておく．乳児前期には，小さな物をつまんで口に入れ誤飲や窒息につながることがあるため，ベッ

表5-5 子どもの身体・認知の特徴と起こりやすい事故

	身体・認知の特徴	起こりやすい事故
乳児前期	自力での移動，訴えができない	吐乳や寝具による窒息
乳児後期	寝返り，はいはい，つかまり立ちが可能	ベッドからの転落，ルートの絡まり，抜針
幼児前期	物をつまむことができる，何でも口に入れる	誤飲，窒息，ベッド柵を乗り越える，機器に触れる
幼児後期	好奇心は強くなる，危険への判断力が未熟，行動範囲が広がる	トイレや浴室での事故

ドや床頭台の周囲を整理しておく．幼児後期は，好奇心が旺盛になり行動範囲も広がるため，廊下やトイレ，浴室などで事故が起こりやすくなる．基本的生活習慣が確立する時期ではあるが，排泄や入浴の際には大人が付き添い見守る．

　また，発達段階によらず思いがけない事故が起こることもある．ベッド柵とマットの隙間に手足やルートが挟まる，遊びに夢中になるうちに，ルートやひも状のおもちゃ，ほどけた包帯などがからまることや，激しく動くことでルートが抜けることもある．看護師が観察するとともに，子どもと親にも十分説明し，協力を得ることが重要である．

●感染予防における環境づくり
●子どもに特有な感染症および免疫獲得状況の確認

　乳幼児は感染症にかかることで免疫を獲得する場合と，予防接種による受動免疫を獲得している場合がある．いわゆる小児感染症の抗体獲得状況については，入院時に母子手帳などから情報を得る．子どものきょうだいから感染する場合もあるため，外泊の際には注意が必要である．また，面会者から病原体が持ち込まれることがあるため，低年齢の子どもの面会を制限している施設もある．

●感染予防対策

　子どもと親にも感染を防ぐための行動がとれるよう，手洗いやうがいが正しく行えるように指導する．感染症で入院する子どもがいる場合，まずは感染源となって病棟内へ感染拡大することを防ぐため，隔離を行う．看護師を介して病棟内に感染が拡大することがあるため血液，体液，吐物，排泄物やおむつの処理に十分注意し，スタンダードプリコーションを徹底する．さらに病棟内に易感染状態の子どもがいる場合は，隔離の徹底，担当看護師の限定など感染予防に努める．

(5)入院生活を支える看護
●日常生活を支える看護

　幼児期は基本的生活習慣を確立する時期である．しかし，病気や障害をもつ子どもは，発熱，倦怠感，痛みなどの症状や治療によって，これまでできていたことができなくなる場合がある．すべてできるようになっていた子どもが食べさせて欲しがる，服の着脱をやって欲しがる，トイレットトレーニングが終了していたのにおむつに戻るといった場面がよくある．親はこの変化にショックを受け，動揺することがある．子どもが親や看護師に依存する背景には苦痛や不安があると考えられ，一時的な変化であるため無理強いする必要はないことを説明する．また，子どもが可哀想だからと大人がすべてやってしまうこ

ともある．そのときできないことがあっても，次にはできる場合があるなど，子どもの病状や気持ちによる変化があるため，状況に合わせてできることをさせていくことが子どもの健全な成長につながる．

　入院生活においては，病状や治療，検査などが優先され，子どもの生活リズムが乱れやすいため，子どもと一緒に1日のスケジュールを立てるとよい．子どもがスケジュールを意識し，見通しをもった行動をとることができるようになる．また，月ごとの誕生会やイベントプログラム，壁面装飾は，入院生活を家庭や保育所，幼稚園，学校生活などの日常生活に近づけることができ，制限のある生活のなかでも季節感を感じることができるため積極的に取り入れたい．

● 成長・発達を促す看護

● 遊びへの援助

　子どもにとって遊びは生活の一部であり，遊びを通して健康なこころと身体，豊かな感情や社会性，積極的にものごとに取り組む意欲などを発達させる．さらに病気や障害がある子どもにおいては，楽しみと満足を与え，医療者との対人関係を成立・発展させ治療場面に導入しやすい，鬱積した感情の解放などの治療的意味[7]があり，心理的安定をもたらす．子どもの権利条約では，第31条にすべての子どもに「レクレーションおよび余暇活動への参加の権利」の保障が述べられている．また，病院の子ども憲章第7条には「こどもたちは，年齢や症状・体調に適した遊び，レクリエーション，教育への十分な機会を有するものとする．そして，彼らのニーズを満たすように設計され，装飾され，スタッフが配属され，設備を整えられた環境を与えられるものとする」[8]とされている．

　限られた環境であってもさまざまな工夫により，子どもの年齢や病状に応じた遊びを提供する（表5-6）．施設によっては保育士を配置している場合もあるがその数は少なく[9]，看護師が遊びの援助を行う．

　子どもが入院の際に持ち込んだおもちゃや病棟に準備しているおもちゃについては，事故防止のために日々破損がないか点検する．とくに乳幼児のベッド周囲にあるおもちゃは誤嚥・誤飲，部品の欠損部分もけがのリスクがあり注意が必要である．また，感染防止対策の点から定期的におもちゃを消毒する．

表5-6　発達に適した遊び

発達段階	発達の特徴	遊びの特徴	発達に応じた遊び
乳児期	感覚の発達 言語の発達	受容遊び，五感を刺激する遊び	身体へのタッチ，音の鳴るおもちゃ，動くおもちゃ，音楽やリズム遊び，手遊び，まねっこ
幼児期	手指の巧緻性の発達 象徴機能の発達 認知，社会性の発達	見立て遊び，構成遊び，受容遊び	お絵かき，積み木（簡単→複雑），ブロック（簡単→複雑），パズル（単純→複雑），絵本，スライム，粘土，折り紙，ごっこ遊び，ルールのない遊び→簡単なルールのある遊び
学童期以降	運動機能の発達 他児との交流	ルールのある遊び	カードゲーム，ボードゲーム，なぞなぞ，クイズ

学童期以降の子どもは義務教育を受ける権利がある．義務教育の目的は，社会のルールや自分の心身の健康，他者の尊厳を守りながら，しっかり働くことができ，身の安全も守ることができる社会人を育てることである．子どもは教育を受ける権利を保有しており（子どもの権利条約第 28 条），病院の子ども憲章第 7 条において「病院にいる子どもが教育を受け続ける権利」が述べられているように，健康障害があっても教育の継続を保障しなければならない．また，入院している子どもの学習の継続は，知識を得る機会というだけでなく，現在の生活が日常生活の延長であることの意識づけができ，さらに限られた環境のなかでの仲間づくりの機会となるなどの意義がある．

長期入院の場合は，学籍を移して併設の特別支援学校や院内学級への通学が可能となる．転籍しない場合は，地元校に在籍したまま訪問授業が行われることがあるが，入院中は欠席扱いとなるため，入院中にどのように学習を進めるのか，また退院前には復学の準備について家族との話し合いが必要である．

看護師は直接的な学習の支援よりも，子どもと話し合って遊びと学習の時間を決め，1日のスケジュールにめりはりをつける，病棟には静かに集中できる学習スペースを設ける，中学生には消灯時間を延長するなどの配慮や調整を行う．特別支援学校や院内学級に通学する場合は，その日の症状や治療などを学校教員と連携をとっていく．

● 子どもと痛み

痛みは組織の障害や損傷を知らせる身体の防御反応であるが，苦痛を伴い，日常生活に支障をきたす．また，痛みが長期に続く場合，成長・発達への影響も生じる．そのため，痛みを正確に把握し，対処する．しかし，言語や認知が発達の途上である子どもの場合，自身の痛みを表現することが難しい．かつて，新生児は痛みを感じないとされ，新生児の痛みの緩和に関心が向けられていなかった．1980 年代，新生児も痛みを知覚することが明らかにされ，今日では新生児の痛みを適切にアセスメントするための尺度が開発されてきている[10]．また，乳幼児や幼児前期の子どもは，認知発達が未熟なことから，痛みや苦痛をうまく表現できないことがある．2 歳頃から「痛い」という言葉を使うようになる（表 5-7）[11]が，「怖い」「かゆい」「いや」なことでも「痛い」と表現することがあり，痛みや苦痛の程度や場所も明確でないことがあるため，親や医療者の観察が重要になる．バイタルサインの他，熱感や発赤，腫脹などの身体症状，機嫌や食欲，睡眠なども痛みや苦痛に関連する重要な確認項目である．また，子どもの訴えや行動から痛みや苦痛の程度を測る尺度も開発されている．主観的評価には NRS（numerical rating scale），VAS（visual analog scale）や FRS（face rating scale）があり（図 5-6）[12]，これらの使用には数や量の概念が発達していることが前提とされ，一般的に 3 歳以降の子どもに適応できる．客観的評価には，子どもの表情や行動をチェックする BPS（behavioral pain scale），FLACC（face, legs, activity, cry, consolability），CHEOPS（Children's Hospital Eastern Ontario Pain Scale）などがあり（表 5-8）[13]，各指標の特性を理解して使用する．

● 入院に伴う家族への支援

● 入院環境に適応するプロセスに応じた支援

計画的な入院の場合は，事前に治療内容や入院生活に説明を受けることができ，時間的な余裕もあることから，入院生活に適応しやすい．一方，緊急入院の場合は，子どもの状

表 5-7　子どもの痛みの認知

0カ月	正期産児より早産児のほうが痛みに敏感とされている 眉間や口元などの表情の変化，四肢の動き，泣き方で表現する
1〜2カ月	「不快」から発達する
3カ月	「快」を感じる
4〜5カ月	「怒り」を感じる
5〜6カ月	「嫌悪」「恐れ」を感じる
7カ月	母親の認知ができる（人見知り，後追い行動） 過去の痛み経験が記憶に残るようになる
1歳半前後	痛みを感じる状況を怖がる
1歳半	痛みを発声で表す．痛みの場所を示す
2歳	「いたい」と表現する 抱っこしてもらう，なでてもらうなどで痛みに対処する
3歳	「ぽんぽんいたい」「おてていたい」など痛みの程度や部位について話す
5歳	痛みの程度や特徴を大まかに話す
7歳	痛みの程度をよりはっきり話す
10歳	なぜ痛みがあるのか話す
11歳	痛みの意味を話す

（大谷尚也，金剛寺まり子：術後の痛みのマネジメントとドレーン管理．小児看護，41(13)：p1655.）

態に不安があるなか次々検査や処置が行われ，親自身が動揺していることが多い．子どもの基本情報以外の入院時オリエンテーションなどは，親の気持ちが落ち着いてから行う配慮が必要である．入院から数日間は，病状が不安定であったり，慣れない環境であったりすることから子ども親もストレスが大きい．親の不安が強いと子どもにも影響を及ぼすため，この間にしっかりコミュニケーションをとり，信頼関係を築くことが重要である．乳幼児に親が付き添っている場合，子どもから目が離せず食事をすることやトイレに行くことを我慢したり，睡眠がとれていなかったりすることがあるため，必要に応じて看護師が子どもに付き添うなど親の生活にも配慮する．

　また，入院初期から退院後の家庭や学校での生活を想定し，必要な情報を収集していく．退院後，生活に制限がある場合は，生活のスタイルを変えなければならいことや守らなければならないことが多く，計画的に指導を進める．医療的ケアが必要な場合は，子ども，親ができることを伝え，少しずつスキルを身につけていくようにする．退院前には，幼稚園や学校との調整も必要となる．

● **家族間の調整・社会資源に関する情報提供**

　子どもの入院によって，家族の生活や役割，夫婦，親子，きょうだい関係にも変化が生じることがある．夫婦の子どもの治療への思いが食い違う，病気の子どもと付き添う親だけの世界ができる，幼いきょうだいにストレス反応が出るなどがみられることがあり，家族の状況をアセスメントし，家族内のバランスを保つための介入が必要なこともある．

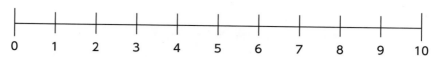

NRS（numerical rating scale）

痛みの程度を 0 から 10 までの数値で表すもので，数値が大きくなる意味を理解できている必要があるため，8 歳以上の子どもに適応される．

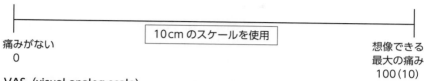

痛みがない
0

10cm のスケールを使用

想像できる
最大の痛み
100（10）

VAS（visual analog scale）

痛みの程度を 10 cm の線上で示すもので，7 歳以上の子どもに適応される．

Wong-Baker FACES® Pain Rating Scale

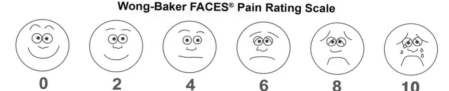

0　　2　　4　　6　　8　　10

（Whaley L, Wong DL（1987）：Nursing Care of Infants and children. 3rd ed, Mosby.）

FRS（face rating scale）

痛みの程度を表情で示すもので，3 歳以上の子どもに適応される．

図 5-6 NRS，VAS と FRS

　子どもの治療内容や入院期間によっては，経済的負担が大きくなる．入院，治療にかかる費用の他，親が病院に通うための交通費や付き添う場合の生活費の負担，自宅が遠方の場合は，病院の近く住宅を借りることもある．子どもに付き添うために仕事が制限されると経済的負担はさらに大きくなる．経済的負担を軽減するために，小児慢性特定疾病医療費助成制度や子どもの医療助成などの医療費の公的扶助，医療福祉サービス，その他活用できるサービスについて，MSW や地域連携室に相談できるように調整する．子どもに付き添う家族のために，低額で利用できるドナルド・マクドナルドハウスやホスピタル・ホスピタリティ・ハウスなどがあるが数が限られており，このような施設の拡充が望まれる．

　また，適切な情報の取得，親同士のコミュニケーションを目的とした患者会を紹介し，不安や心配を家族だけで抱え込まず，よりよい闘病や療養生活が送れるように支援する．

表5-8 痛み評価スコアの分類と特徴

条件	スコア	特徴
自己申告ができる	VAS	現在の痛みがどの程度かを指し示す視覚的なスケール
	NRS	0 が痛みなし，10 が想像できる最大の痛みとして，現在の痛みがどの程度かを指し示す段階的スケール
	VRS	4 段階で答えてもらう段階的スケール
鎮静がされていない	FACES®	表情の変化で評価
人工呼吸器装着中	BPS	表情，上肢，人工呼吸器との同調性の 3 項目で評価．挿管されていることが条件
新生児期	CRIES	新生児に適応
乳児期・幼児期・学童期	FLACC	表情，下肢，活動性，啼泣，安静度の 5 項目で評価．意思疎通が困難な場合にも適応 言語的コミュニケーションが難しい生後 2 カ月から 18 歳まで適応
幼児期・学童期	CPOT	表情，身体の動き，人工呼吸器の同調性，発声（挿管していない場合），筋緊張の 5 項目で評価．挿管・非挿管どちらの場合にも適応．発声（会話）が評価項目にあり，幼児期以降が望ましい
	幼児の東オンタリオ疼痛尺度（CHEOPS）	啼泣，表情，言語，姿勢，手の動き，脚の 6 項目で評価．スコアに言語，手や脚の動きのスコアがあり，幼児期以降が望ましく，人工呼吸管理中や鎮静中には評価が難しい

（大谷尚也，金剛寺まり子（2018）：術後の痛みのマネジメントとドレーン管理．小児看護，41(13)：1657.）

2）慢性期にある子どもと家族の看護

(1)慢性期にある子どもの特徴 （表 5-9）

　慢性期とは，誕生時，成長・発達の過程で生じた身体の機能や形態の異常，臓器の障害，肢体不自由などによって，治癒が困難であり，治療を継続しながら日常生活を送るという特徴がある．長期的に病状をコントロールし，緩解と増悪を繰り返しながら病気や障害とともに生活する．身体機能や必要な治療によって子どもの生活は制限されることが多く，成長・発達に影響する．病状の維持，悪化防止のために，家庭で薬物や医療機器の管理，医療的ケアを適切に行う必要があり，家族の負担も大きくなる．

　乳児期から幼児前期では，症状や苦痛を表現できない，治療の必要性が理解できないことから不機嫌になることが多いが，親が子どものセルフケアを管理している時期であるため，治療や制限を生活のなかに取り込みやすい．幼児後期の子どもは，日中，保育園や幼稚園に通うなど家庭外の社会で生活するようになる．その生活のなかで，身体機能の制限，治療による制限があり，セルフケアを大人に依存している自分と他の子どもが違うことを理解するようになる．学童期になると，より明確に他者との違いを認識するようになる．治療のための入院や定期的な通院により学校に登校できない期間があったり，学校行事に参加できなかったりすることがあり，仲間づくりや学業に影響することがあり，劣等感や自尊感情の低下につながりやすい．一方で，病気や障害とともに生活していくために，病状のコントロールや大人に依存してきたセルフケアを，子どもが自分のこととして

表5-9 慢性期にある状態の子どもと親の特徴

	主な発達課題	子どもの特徴	親の特徴	発達課題に及ぼす影響
乳児期	身近な人と基本的信頼関係を築く	病気に伴う慢性的な苦痛のため，安心できる快の状況で過ごす時間が少なく，不機嫌になりやすい	育児・療養への戸惑い，不安，自信の低下，子育ての喜びを感じにくい	愛着形成への影響
幼児前期	自律感を獲得する	症状・療養により身体や生活を自分でコントロールできない	子どもの症状への不安により，必要以上に子どもの行動の制限を課してしまう	基本的生活習慣獲得の遅れ
幼児後期	積極性を獲得する	・自分と他者との比較から，違いに気づく. ・症状・療養による集団での遊び，経験を通した社会性獲得の制限	子どものしつけ（ルールの設定）に悩む	さまざまな出来事に消極的になる
学童期	勤勉性を獲得する	・自分と他者との違いについてはっきり自覚する ・仲間への帰属意識 ・みんなと同じようにできないことから劣等感を感じやすい	病気による過度の制限・特別扱いや過保護的なかかわりによって，子どもに適切な課題設定がなされない	劣等感・自尊心の低下
思春期	アイデンティティを確立する	・自分の将来像を描けない ・進路選択の制限を受ける ・療養継続と学業・友達付き合いとの両立に悩む	将来への不安	病気や障害をもつ自分としてのアイデンティティ確立への影響

とらえ，自立に向かって準備をする時期でもある．思春期は，アイデンティティの確立が発達課題であり，病気や障害をもち医療や他者の支援が必要な自分自身と，こうありたい自己像とのあいだで葛藤する時期である．進学，就職といった進路や将来家庭をもてるかといった将来に対する悩みをもちやすい．

(2) 慢性期にある子どもの親の特徴（表5-9）

長期にわたる子どもの病気や障害による症状，治療，さまざまな制限は，子ども本人だけでなく家族に及ぼす影響も大きい．子どもの病状や将来への不安を抱えながら生活を営み，病状のコントロール，日常生活の援助，医療的ケアなどを行っていくことは親の心身の負担となる．さらに，ケアの必要な子どもを中心とした生活になるため，きょうだいが我慢を強いられたり，親が就業を断念したりするなど家族のQOLが低下することがある．

病気や障害を受け入れることも容易ではない．多くの場合，病名を告げられたときはショックや混乱を起こし，認めたくない気持ち，回復の可能性の検討やあきらめなどの葛藤を経て，適応へと向かう．病気や障害の程度，親の特性によってはいつまでも受け入れられないこともあるが，それでも，病気や障害をもつ子どもとの生活は続いていく．子どもの年齢が低い場合，親は自責の念に苛まれたり，思ったような子育てができなかったりとストレスをもちやすく，それらが愛着の形成や日常的ケアに影響することがある．また，子どもを不憫に思い，過剰に子どもの世話をすることで，子どもの自立が阻まれるこ

ともある.

　子どもの成長とともに家族の課題も変化する．学童期になると，子どもの病気や障害のレベルに応じた学校の選択，教員やクラスメイトへの病気や治療の説明，学習の遅れ，子どもの自立を目指したセルフケアの移行などが課題となり，思春期には，進路や就業，結婚など，子どもの自立に関する心配が生じる．

(3)慢性期にある子どもと家族への看護

●子どものセルフケア能力を高める支援

　幼児期は基本的生活習慣が確立する時期であるが，病気や障害をもつ子どもは，疾病そのものの特性や治療上の制限によって，自身でできない部分がある．低年齢のうちは，子どもに代って親が行うが，幼児後期にはできることを増やしていく．幼児後期の発達課題は「積極性」であり，身の回りのことに自らチャレンジしながら自分自身への信頼を高める時期である．自我の発達とともに何でも「自分でやりたい！」期でもあるため，病気だからできないと決めつけず，できることをさせる支援が重要である．「自分でできた！」という喜びや満足感が子どもの自信につながるため，身体の制限に応じた工夫をして，できることを増やしていく．

　学童期になると認知発達が進み，病気の原因や症状，治療の目的などを理解できるようになる．低学年はまだ理解の仕方が単純ではあるが，してもよいこと，してはいけないこと，症状が悪化したときはどうすればよいかなどを，短い文章や絵を用いて説明すると理解できる．高学年になると自分なりのやり方や対処方法を見つけ出すことが可能になる．食事や活動の制限，感染に注意するなど悪化を防ぐための行動もとれるようになる．なかには，制限を守れず病状の悪化を繰り返す子どももいるが，親の協力を得て，徐々に自己管理できるように支援していく．

●家族への支援

　慢性期にある子どもの家族は，子どもの病気や障害に対するショック，病状の悪化や将来への不安，療養生活における心身の負担，家族のQOLの低下など，長期にわたりさまざまなストレスにさらされている．病児のおもな養育者は，病状コントロールや管理，日常生活の援助，医療的ケアと日々の家事，他のきょうだいの世話などの多くの役割があり，とくに負担が大きくなる．病児やおもな養育者のみが看護の対象ではなく，家族の病気や障害の受容段階，家族の役割やサポート状況といった家族のアセスメントや介入が重要となる．家族が必要とする病気や障害に関する情報を得たり，親同士のサポートを受けられるピアサポート，ピアグループの会を紹介したりすることも有益である．経済的負担に対しては，小児慢性特定疾病医療費助成制度（表5-10）[14]，子どもの年齢や居住地による子ども医療費の給付制度など多様な制度を紹介する．

　また家族は，病気や障害とともに生きる子どもとの生活を構築しなければならない．子どもが将来的に自立できるように，親が行ってきたセルフケア行動を段階的に子どもに移行する必要性やタイミング，内容，方法について家族と話し合っていくことも必要である．

　子どもは，他の子どもとのふれあいや教育によって社会性，学力を身につけ成長していく．病状が安定しているときは地域社会で生活し，通園・通学が可能になるため，入院時から退院後の生活を想定し，幼稚園や学校の教員と連携をとりながら学校生活が送れるよ

表 5-10 小児慢性特定疾病の例

- 糖尿病（1型糖尿病，2型糖尿病）
- 先天性代謝異常症（フェニルケトン尿症）
- 血液疾患（血友病）
- 免疫疾患（好中球減少症）
- 神経・筋疾患（点頭てんかん，筋ジストロフィー）
- 慢性消化器疾患（胆道閉鎖症，先天性胆道拡張症）
- 染色体または遺伝子に変化を伴う症候群
- 皮膚疾患群（レックリングハウゼン病）

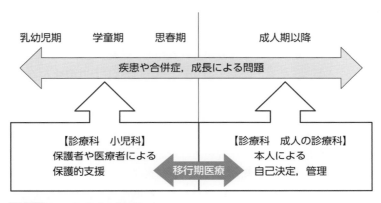

図 5-7 移行期医療の概念図

うに支援する．

●移行期医療支援（図5-7）

近年，小児期に発症した疾患をもちながら成人期を迎える人が増加しており，移行期医療支援が課題となっている．移行期医療支援とは，医療体制の整備と子どもの自立を目指しながら，小児科から成人中心の医療に移行するプロセスを支援することである[15]．そのためには，幼児期から自立に向けた支援が必要であり[16]，将来的に自身が受ける医療について自己決定，自己管理できるようにヘルスリテラシーを高めることが重要である．

3) 急性期にある子どもと家族の看護

(1)急性期にある子どもの特徴

急性期は症状が激しく，病状の進行が早いことが特徴であり，子どもの場合は，日常的疾病であっても，解剖学的特徴や身体機能の未熟さから病状の悪化をきたしやすい．突然の腹痛や頭痛，熱傷や外傷など，生命にかかわる状態で救急外来を訪れることもある．こうした状況下では，救命が優先され，厳重なモニタリングと集中的な治療が行われる．低年齢であるほど，呼吸機能の低下や循環動態の変動が起こりやすく，さらに痛みや苦痛などの病状を正確に伝えることができないため，生命の危機的状態に陥りやすい．

生後6カ月〜幼児前期の子どもは獲得免疫が不十分であり，感染症に罹患するリスク

が高い．感染を起こすと発熱物質が体温調節中枢に作用し，体温が上昇する．高体温は，酸素消費量や体力を消耗させ，不感蒸泄の増加，嘔吐や下痢，食欲不振などの随伴症状から脱水を併発しやすく，重篤な状態に陥るリスクがある．また，この時期の子どもの気道は細く，炎症による浮腫から気道狭窄が起こり，呼吸状態が悪化しやすい．

　集中治療は救命が優先されるため，鎮静下で行われることがある．医療機器に囲まれ，電子音や警告アラームが鳴り，身体にいくつもの管がついていて動かすことができない，あるいは動かないように抑制されることがある．意識が清明になった子どもは，自身に起こったことや現状を把握できずにパニックになり，泣き叫んだり，暴れたりすることがある．また，夜間にも治療や検査，身体の観察も頻回に行われるため，生活リズムが整わないことも多い．

　病状が落ち着くと，食事や保清などのケアが開始されることがあるが，引き続き治療が行われており，観察が重要な時期である．そのため，食事や活動が制限され，ベッド上で過ごすことが多い．解熱したり痛みがとれるなど，苦痛が緩和されると遊び出す姿がみられるようになるが，元気にしていた直後に，再び発熱したり嘔吐がみられることも多い．また，集中治療室や個室から出られない場合は，寂しさや孤独を感じやすい．

(2)急性期にある子どもの家族の特徴

　受診前の親は，子どものつらそうな様子，症状が改善しないことやどうなってしまうのかといった不安を抱えており，病院を訪れたとき，慌てていたり興奮していたりすることがある．受診時に，不安や混乱がみられ，普段の子どもの様子，発症時の状態や病気の経過を整理して話すことができない場合がある．診断のために必要な検査，症状改善のために行う処置について説明しても，理解できなかったり間違った解釈をしたりすることがある．子どもがよくなるのかという不安，子どもに何もしてあげられない無力感，子どもを失うかもしれない恐怖などさまざまな感情を抱く．また，きちんと説明してくれない，心配や不安を聞いてくれないといった怒りの感情を医療者にもつこともあり，冷静で動揺がみられない場合でも，現在の状況や今後の治療や経過を正確に理解していないこともある．このようななか，治療について，親が重要な意思決定をしなければならないことがある場合，心理的負担はさらに増大する．

　入院や治療方針が決定すると，家族とさまざまな調整をしながら入院生活に適応していく．子どもの状態が回復，安定し，生命の危機を脱するとともに親の心身も安定するが，その間親は，不眠不休の状態が続き疲労が蓄積する．

(3)急性期にある子どもと家族への看護

●正確なアセスメント

　急性期では，病状の急激な変化が起こり生命の危機に至ることがあるため，正確な呼吸や循環，意識レベルのアセスメントが重要となる．呼吸数と呼吸パターン，努力様の呼吸，肺音や気道音，酸素飽和度などの呼吸状態，循環では，心拍数とリズム，血圧，チアノーゼなどの観察を行う．子どもが泣いたり興奮状態であったりすると，正確な情報が得にくいため，子どもが安心するように話しかけたり，抱っこしてもらうなど親の協力を得ながら行う．また，親や医療者と子どもとのやりとりのなかで，意識レベルも確認する．

●安全の確保

　多くの場合，急性期の治療には薬物投与，補液を目的とした輸液が行われ，呼吸状態が

不良であれば酸素投与や吸引，状態によっては，バルン，ドレーンの留置などが施されることもある．低年齢の子どもにはその必要性が理解できず，ルートを引っ張って接続部から外れる，抜去してしまうといった危険がある．ルート類は余裕をもたせてしっかり固定し，さらに子どもが触れないように包帯などでカバーをする，衣服の下に入れるなどの工夫をする．バイタルサインの測定や保清などのケアの際にも，ルート類の抜去がないように注意が必要である．また，ベッド周囲にある医療機器に子どもの手が届かないように配置することも重要である．

●苦痛の緩和

治療上，多くのルート，カテーテルが身体に装着され，これらによって子どもの活動や行動範囲が制限される．さらに，病状判定のためにさまざまな検査が繰り返される．検査や医療処置は侵襲を伴うものが多く，子どもは病気による身体のつらさに加えて，治療や検査による苦痛を感じる．医療機器に囲まれ，身体にはいくつもの管類が入っていて思うように身体を動かせない，何が起こっているのかわからないという不安や恐怖が苦痛を増大させる．いま行われていることを子どもがわかるように説明する，制限があるなかでも子どもができることを伝える，子どもが望む方法を取り入れることは不安の軽減に役立つ．また，保清や着替えなど親ができる日常生活の援助も子どもの安心につながるため，積極的に取り入れたい．

●日常生活への援助

医療依存度が高いときは，昼夜を問わず医療処置が行われ，日常生活とはかけ離れた生活を強いられ，多くの日常的ケアを医療者にゆだねることになる．しかし，子どもの状態が落ち着いたら，生活リズムを整え，日常生活に近づけることを目標にする．制限があっても食事や着替え，保清など，自分でできることをさせることで，自律心を育み，自尊感情を高めるといった発達課題に取り組むことができる．また，苦痛や制限などのストレスが多い状況下での遊びは治療的意味をもち，緊張の緩和や心の安寧につながる．乳児や幼児前期の子どもには，○○遊びといった形式ばったものでなく，ケアをしながらできるものがよい．音楽をかける，歌を歌う，タッチング，いないいないばぁなどが効果的である．幼児後期や学童期は，安静にしながらできる絵本やパズル，カードゲームなどを工夫する．

このような遊びを通して子どもと親，医療者間の信頼関係を築くことができる．

●家族への支援

入院当初の親は，戸惑いや混乱があり，病気の経過や家での子どもの様子を整理して話せないことも多いため，親から得るべき情報の優先度を考え，子どもの状態が落ち着いてから詳細な情報を得るなどの配慮が必要である．母子健康手帳からも，妊娠，出産から現在までの成長・発達，予防接種の状況など多くの情報が得られるので活用する．親の不安が強くパニックに陥っている場合は，家族だけになれる部屋や休憩できる部屋を用意するなどの配慮が必要である．

子どもが生命の危機を脱しても，急性期は状態が不安定であり，見通しが立たないことに親は不安を抱いているため，ていねいに病状や治療に関する説明を行う．はじめて見る医療機器や聞き慣れない医療用語への戸惑いがあるため，病状や治療の説明においては，平易な言葉を用いるようにする．治療における重要な決定を行わなければいけないことも

あり，伝える内容を厳選し，だれにどのタイミングで伝えるかを考慮する．また，検査や処置が行われるときは，それらの目的や方法を伝えるとともに，子どもを抱っこする，なでる，声をかける，手を握るなど親ができることを伝える．子どもの状態が落ち着いたら，ケアに親がかかわれるようにするなど，親としての役割を自覚し，自信を高められるような支援が必要である．

さらに，家族がさまざまな感情を共有，サポートしあえるような関係を築けるよう支援することも重要である．

4) 手術を受ける子どもと家族の看護

(1) 手術を受ける子どもの特徴

●手術の適応

子どもが受ける手術には，先天的な疾患による生命の危機がある場合や身体機能の障害，外表奇形の改善を目的としたものなどがある（表5-11）．緊急性が高く誕生直後から生命維持のための緊急手術を行う場合（姑息手術）や，子どもの成長を待ち機能的に条件が整ってから手術を行う場合（根治術），姑息手術後の成長を待ち計画的に根治手術を行う場合（計画手術）もある．計画手術には，緊急を要さず，自然治癒が見込まれる疾患の経過をみたり，身体的に手術を安全に受けられる時期を待ったりして，計画的に予定される場合や，成長に応じて繰り返し行う必要のある場合がある．その他，突然の発症や症状の悪化による緊急性が高い手術（緊急手術）や，比較的心身の負担が少ない日帰り手術などがある．

また，全身麻酔で行われる手術が多く，身体機能の未熟性や予備能力の低さから手術による侵襲を受けやすい，認知発達の特性から手術のイメージができないなどの特徴がある．

●生理学的特徴

子どもは身体的未熟性から，手術や麻酔による影響を受けやすい．解剖学的に胸郭が水平で呼吸筋の未発達であることや機能的残気量に対し酸素消費量が大きいことに加え，全身麻酔による呼吸筋の弛緩により，低酸素状態に陥りやすいことがあげられる．子どもの特徴として，細胞外液の占める割合が大きいため，手術による体液喪失や輸液量が循環動態に影響し，脱水や電解質異常を起こしやすい．さらに，体重あたりの体表面積が大きく，手術中の体熱の放散によって低体温を起こしやすい．

●子どもの病気や手術の理解

子どもは，認知発達によって病気（p164「子どもの病気の理解」参照）や手術の理解の仕方が異なる．低年齢の子どもは手術の意味を理解することが難しいため，手術の説明や意志決定は親にゆだねられる．幼児後期になると，「ばい菌」や「びょうき」によって

表5-11 新生児から幼児に多い手術適応の疾患

新生児期	鎖肛，腸閉鎖症，食道閉鎖症，ヒルシュスプルング病，肥厚性幽門閉鎖症，横隔膜ヘルニア
乳児期以降	鼠径ヘルニア，停留精巣，臍ヘルニア，心室中隔欠損症，心房中隔欠損症，肺動脈狭窄症，ファロー四徴症，動脈管開存症

熱がでる，お腹が痛くなるなど，病気には外的要因があることを理解できるようになるが，自己中心性という認知の特徴から，自分が経験していないことは理解が難しい．また，自分に起こっている苦痛が罰によるものととらえることがある．学童期になると，病気の症状と原因の関係や手術の必要性について，ある程度理解できるようになるが，認知発達は具体的操作段階であり，目に見えない体内環境や安静の必要性などの理解は十分ではない．思春期になるとほぼ成人と同様の理解ができ，手術への不安も強くなる．

(2)手術を受ける子どもの家族の特徴

　子どもが手術を受ける場合，手術の目的や方法，リスクを理解してこれらの責任を子ども自身が負うことは困難であり，親が代理意思決定者になるため，親が責任を感じやすい．子どもに話してもわからない，子どもが怖がるから伝えないといった親の考え方や不安，葛藤などが子どもの手術への向き合い方に影響する．

　病気や障害をもって産まれた子どもの親は，事実を受け止めがたく，自分を責め子どもの将来に不安を抱きやすい．さらに，生命維持のために，誕生直後に手術を受けなければならない場合があり，親は短い時間で状況を理解し意思決定しなければならない．また，先天性の疾患では，一度の手術で根治できず，成長や病状に合わせて数回にわたる手術を受けなければならないこともある．疾病をもつ子どもの成長とともに，親も成長し，子どもの健康維持や回復のために必要な生活や治療を検討できるようになり，手術への期待が高まることもある．手術への期待がある一方で，どこまで回復するのかという疑問や，今すぐ手術が必要かというためらいなどのアンビバレントな感情をもつことが多い．また，手術を受ける子どもの親は，計画手術や緊急手術などどのような手術であっても，麻酔や手術のリスクに対する不安をもっている．親の年齢が若い，子どもの年齢が3歳以下の場合に不安が高いと言われている[17]．

(3)手術を受ける子どもと家族への看護

●手術前までの看護

　手術前は，手術が安全に行われるよう全身の確認，合併症を予防するための援助，子どもが安心して手術を受けられるためのオリエンテーション，術前の身体準備などを行う．

●全身状態の把握と術前検査 （表5-12）

　計画手術の場合，体調が万全な状態で手術が受けられるように，入院前の生活を整え，集団生活を送っている子どもは，小児感染症に注意する．感冒をはじめとする上気道の感染は，手術の際の呼吸器合併症のリスクを高めるため，手術が延期になることがある．また，気管内挿管が予定されている子どもは，ぐらつき歯がないか確認する．歯の生え替わり時期はとくに注意が必要である．

　入院後は，身体機能の評価のために，心肺機能，肝機能，腎機能，貧血や出血傾向，感染兆候などの検査を行う．

表5-12　全身状態の把握と術前検査

全身状態の観察	発熱，下痢，発疹などの有無，体重，ぐらつき歯
検査データの把握	心肺機能，肝機能，腎機能，貧血，出血傾向，感染兆候

● **合併症の予防**

　術後の無気肺や誤嚥性肺炎を予防するために，術前から深呼吸や咳嗽の練習を行う．子どもの場合は，風船を膨らませたり笛を吹いたりするなどの遊びを取り入れ，家族にも協力を得ながら行うとよい．

● **子どもと家族へのオリエンテーション**

　手術のオリエンテーションは，子どもと家族が手術について正しく理解する，不安を解消することを目的として，段階的に進めていく．

〈インフォームド・アセント〉

　手術についての説明は，子どもと家族に行う（p164「インフォームド・アセント」参照）．幼児期の子どもは，痛いところを治す，走れるようになるといった簡単な内容であれば理解でき，学童期になると，なぜ手術が必要なのか理解できるようになる．子どもの認知発達や理解力に合わせて説明し，できるかぎり子ども自身が自己決定していけるように支援する．

〈プレパレーション〉

　手術前から当日，手術後までの経過や痛みや苦痛への対処方法について，DVDや紙芝居のようなツールを使用してプレパレーション（p168「手術や検査，医療処置に伴う不安の軽減」参照）を行い，子どもの主体的な取り組みを支援する．子どもが不安や疑問に思うことを表現させ，解決策を一緒に考えることは，医療者への信頼につながる．また，子どもへの説明において，「ベッドの上で遊ぶことができるよ」，「痛いときはお薬があるよ」など，できることに焦点を当てることで不安が軽減する．

〈手術室看護師や手術室に慣れる〉

　手術室看護師が術前訪問し子どもと顔見知りになっておく，使用するマスクに触れておく，手術室体験ツアーを行うことは，子どもの未知のものへの恐怖を和らげる[18]．

● **術前の身体的準備**

〈経口摂取制限〉

　麻酔の影響によって胃内容物の逆流，嘔吐が起こることがあり，誤嚥を防ぐために，術前の経口摂取を制限する．しかし，子どもは脱水に陥りやすいため，糖水やお茶などの清澄水により水分を計画的に与える（表5-13）[19]．

〈前投薬〉

　近年，術前の不安軽減，分泌物の抑制などの目的で行われていた前投薬を行わないことが多くなった．子どもの場合も前投薬を使用せずに，家族に付き添われて手術室に入

表 5-13 術前絶飲食時間

摂取物	絶飲時間（時間）
清澄水	2
母乳	4
人工乳・牛乳	6

（日本麻酔科学会（2012）：日本麻酔科学会術前絶飲食ガイドライン．p3.）

り，子どもに話しかけたり身体に触れたりするなど，家族が付き添うことで落ち着いた状態で麻酔導入ができることがある．しかし，親と離れさせられることや手術への不安が強く，興奮状態になることもあり，前投薬が使用される場合がある．前投薬によって呼吸が抑制されたり，眠気によりふらついたりすることがあるため，投与後は安静を促し呼吸のモニタリングを行う．

●手術中の看護

手術中は麻酔の影響や術式によって低体温になりやすく，さらに子どもは成人に比べ体表面積が大きいため，頭部や四肢から熱の放散が起こりやすい．手術台のプレウォーミング，頭部や四肢をタオルで覆うなどの方法で低体温を予防する．また，子どもは細胞外液の割合が大きく，出血など体液の喪失による影響を受けやすいため，水分出納の管理に努める．

●手術後の看護

手術後は，麻酔や手術による侵襲による身体への影響や合併症，痛み，経口摂取などの管理と日常生活への援助を行う．

● 全身状態の管理

帰室直後は，麻酔の影響による呼吸抑制や嘔吐が起こりやすい．状態が安定するまで15〜30分ごとにバイタルサイン，意識レベルを確認し，異常の早期発見に努めるとともに，肺合併症の予防のために深呼吸を促す．

麻酔覚醒時は，興奮状態になることがあり，点滴ルートやドレーンなどチューブ類を抜去する危険があり，確実な固定と子どもが管に触れられないような対策が必要である．

● 創部の観察と痛みへの対処

創部の痛みは翌朝までが最高であるため，手術直後は早期に鎮静を図ることが望ましい．また，創部の離開によって出血が続くこともあるため，一般状態と合わせて創部と痛みの観察を行う．子どもは創部の違和感や痛みから，創部に触れる，ガーゼを剥がす，ドレーンを引っ張るといった行動をとることがあり，観察と管理が重要になる．

痛みの評価は，子ども自身が評価する主観的評価と医療者が行う客観的評価（p175「子どもと痛み」参照）がある．主観的評価は，手術前に使用できることを確認しておく．また，創部感染は術後1週間前後に発症しやすいため，感染兆候に注意する．

創部の安静や痛み，チューブ類による制限などから，身体を動かすことができない苦痛を感じやすいため，楽な体位に変える，マッサージや深呼吸を行うなど安楽への援助を行う．

● 輸液と経口摂取の管理

手術後は，絶飲食，創部からの出血，発熱，嘔吐などによる体液の喪失が大きく，水分・電解質の補正や抗菌薬の投与のために点滴が行われる．循環動態の変化が起こりやすいため，水分出納の管理が重要となる．

一般的に麻酔からの覚醒30〜60分後に水分摂取が可能となる．少量の白湯からはじめ，嘔気・嘔吐がなければ徐々に食事へと進める．

● 日常生活への援助〈点滴の固定〉

状態が安定すれば，家族の協力を得ながら食事や更衣，保清，遊びなどの日常生活における活動を拡大していく．点滴が持続しているあいだは，手先が使えるように固定を工夫

し，日常生活に支障がないようにする．また，子どもが活発に動きすぎて，創の離開や
チューブ類の抜去が起こらないように，創部およびチューブ類を管理しながら，退院に向
けて活動の範囲を広げていく．

●手術を受ける子どもの家族への看護
●手術に伴う不安への援助

手術前は，子どもの病気や障害に対する罪悪感や手術への不安をもつ親が多い．親の思
いを受け止めつつ，理解度に応じた説明を行う（p186「子どもと家族へのオリエンテー
ション」参照）．手術当日は，子どもが手術室に入室したときの様子や手術の進行状況を
伝える，親の体調を気づかうなどの配慮が必要である．手術後は，まず手術が無事に終
わったことを伝える．子どもが帰室すると医師から手術の結果や今後の見通しについて説
明が行われる．親は長時間にわたる緊張や疲労のために，聞きもらしたり理解できていな
かったりすることもあるため，時間をおいてわからないことを確認する．また，医療機器
に囲まれ安静が強いられるなかでも，子どものために親ができること具体的に伝える．痛
みの状態が安定したら，可能なかぎり子どもと一緒にいられる時間をつくり，ケアへの参
加を進めていく．

●退院後の生活に向けての援助

退院の目途が立ったら，子どもの術後の状態やセルフケア能力に合わせた日常生活の過
ごし方を家族とともに検討し，創部の管理や医療的ケアが必要な場合は，段階的に技術が
習得できるようにする．幼稚園，保育園，学校など集団生活への復帰や留意点を子どもと
家族に確認し，必要に応じて学校や地域子育て支援センターと連携していく．

〈文献〉
1) 及川郁子監修，古橋知子，平田美佳編（2012）：チームで支える！子どものプレパレーション―子ど
   もが「嫌」「怖い」を乗り越え，達成感を得るために―．中山書店，p15.
2) リチャード・S・ラザルス，スーザン・フォルクマン（1984），本明　寛，織田正美翻訳（1991）：
   ストレスの心理学―認知的評価と対処の研究―．実務教育出版，pp25-51.
3) 渡邊由佳（2018）：子どものストレスの捉え方．小児看護，37(7)：797-802.
4) 田中恭子（2009）：プレパレーションの5段階について．小児保健研究，68(2)：173-176.
5) リチャード・H・トムソン，ジーン・スタンフォード（1981），小林　登監修，野村みどり監訳，堀
   正訳（2000）：病院におけるチャイルドライフ―子どものこころを支える“遊び”プログラム．中央
   法規，p154.
6) 京極　恵，千田晶子（2010）：小児病棟での保育士の役割と活動の実際について．近畿大学臨床心理
   センター紀要，3：177-189.
7) 谷川弘治，駒松仁子・他編（2009）：病気の子どもの心理社会的支援入門―医療保育・病弱教育・医
   療ソーシャルワーク・心理臨床を学ぶ人に．ナカニシヤ出版，pp138-139.
8) ホスピタル・プレイ協会すべての子どもの遊びと支援を考える会・監修（2016）：病院の子ども憲章
   新訳．
   https://each-for-sick-children.org/wp-content/uploads/2021/07/%E7%97%85%E9%99%A2%E3%
   81%AE%E3%81%93%E3%81%A9%E3%82%82%E6%86%B2%E7%AB%A0%EF%BC%88%E3%83
   %9D%E3%82%B9%E3%82%BF%E3%83%BC%EF%BC%89-1.pdf［2022/6/14閲覧］
9) 鈴木美佐，流郷千幸・他（2017）：小児病棟における保育士の雇用に関する実態～公立総合病院の看
   護部長による回答から～．聖泉看護学研究，6：53-60.
10) 横尾京子（2015）：NICUにおける新生児の痛みのケア―ガイドラインにおける推奨―．小児保健研
    究，74（6）：763-767.
11) 大谷尚也，金剛寺まり子（2018）：術後の痛みのマネジメントとドレーン管理．小児看護，41(13)：
    1655.
12) 11）同掲，p1657.
13) 11）同掲，p1657.

14) 厚生労働省：小児慢性特定疾病対策の概要.
https://www.mhlw.go.jp/stf/seisakunitsuite/bunya/0000078973.html ［2022/6/15 閲覧］
15) 賀藤　均：小児慢性特定疾病児童成人移行期医療支援モデル事業について.
https://www.mhlw.go.jp/file/05-Shingikai-10601000-Daijinkanboukouseikagakuka-Kouseikagakuka/0000170347.pdf ［2022/10/3 閲覧］
16) 林　亮，西田みゆき・他（2016）：和文献の検討による慢性疾患児の自立支援の目標と課題. 小児保健研究，75(3)：413-419.
17) 牛尾智恵，大前雅子（1955）：手術を受ける患児の母親がもつ不安の要因と程度. 日本小児看護研究学会誌，4(2)：21-24.
18) 村田　洋（2006）：こども達が安心して手術に臨めるように―母児の不安からの解放を目指して―.
日本臨床麻酔学会誌，26(1)：40-47.
19) 日本麻酔科学会（2012）：日本麻酔科学会術前絶飲食ガイドライン. p3.
https://anesth.or.jp/files/pdf/kangae2.pdf ［2022/6/14 閲覧］

2　外来における子どもと家族への看護

1）外来看護が果たす役割

　外来は医療を必要とする子どもが最初に訪れる場所である. 病棟とは違い短時間のかかわりのなかで，子どもと親が安心して医療を受けることができるように物的，人的環境を整えることが必要である.

　乳児から幼児前期の子どもは免疫機能の未熟さから，感冒などの呼吸器感染症，消化器感染症に罹りやすく，このような日常的疾患で小児科外来を受診することが多い. 重症化する恐れがあれば入院となるが，軽症の場合は家庭で様子をみることになるため，家庭でのケアや症状観察が適切に行えるように指導する.

　また，医療技術の進歩によって，病気や障害をもちながら家庭で生活する子どもが増加している. 入院期間の短縮化や地域包括医療の推進により，医療的ケア児や慢性疾患をもつ子どもも定期的に外来を受診しながら，症状の悪化や新しい治療を開始するとき以外は，家庭で生活することが多くなった. 医療的ケア児や慢性疾患をもつ子どもの支援として，病棟や地域の医療福祉機関，教育機関などと連携を図り，家庭での療養が円滑に行えるよう調整する地域連携室が設置されている施設もある.

　さらに，外傷や熱傷などの不慮の事故，予防接種や健康診査などで外来を訪れることもある. なかには虐待が疑われるケースもあり，看護師は子どもの症状だけでなく，乳児であれば体重が順調に増加しているか，幼児や学童は発達の遅れ，不自然なあざ，親の様子にも注意する（表 5-14）[1].

　このように，外来には多様な機能があり，外来看護の果たす役割は大きい.

2）小児外来の環境

　子どもは病院に行くと痛いことをされる，何をされるかわからないので怖いという思いをもちやすい. 小児専門病院などはリゾート施設のような建物であったり，外来スペースが明るくなるように採光をうまく取り入れたり壁面装飾が施され，遊具やプレイルームが設置されている（図 5-8）. 大学病院や総合病院においても，待合室や診察室，処置室が無機質にならない工夫は有効である. また，子どもや同伴しているきょうだいが快適に過

ごせるように，プレイルームがあることが望ましい．プレイルームには絵本やおもちゃ，DVD が見られるようなスペースがあるとよい．さらに，授乳やおむつ交換ができる部屋が必要となる．

表 5-14 周辺状況から虐待を疑う

Care delay 受療行動の遅れ	損傷が生じてから受診までの時間軸に不自然な所がないか？
History 問診上の矛盾	語る人により受傷機序等の医学ヒストリーが異なっていないか？ 一貫性はあるか？　現症と合致しているか？
Injury of past 損傷の既往	短時間で繰り返してケガで受診している． カルテが各科別の医療機関は特に要注意．
Lack of Nursing ネグレクトによる事故・発育障害	何が・いつ・どこで・どのように起きたか，を語れるか？ 誰が一緒にいたか？　定期受診は？　検診は？
Development 発達段階との矛盾	「はいはいをしない子に，挫傷や骨折はおこりえない」 ●およその目安：寝返り 5 カ月，ハイハイ 9 カ月，始歩 13 カ月
Attitude 養育者・子どもの態度	養育者の，子どもや医療スタッフへの反応や，子どもの，養育者に対する反応に気になる点はないか？
Behavior 子どもの行動特性	緊張度がきわめて高い，攻撃的な言動が多い，過度になれなれしい，落着きが全くない，性化行動　等
Unexplainable ケガの説明がない・出来ない	ケガの説明がない場合，虐待/ネグレクトの両面を考慮，話の出来る年齢の子どもが"分からない"という場合，要注意．
Sibling きょうだいが加害したとの訴え	重度・複数個所のケガを，幼小児が加えることは極めて稀 幼いきょうだいがいる場合，言い訳として最も汎用される．
Environment 環境上のリスクの存在	家族リスク：社会的孤立，経済的要因，複雑家庭等 子どものリスク：望まぬ出生，育てにくい子ども

（日本子ども虐待医学会：一般医療機関における子ども虐待初期対応ガイド．）

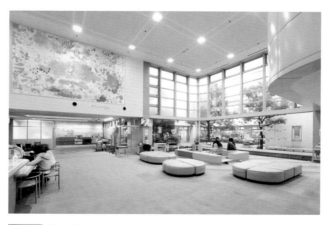

図 5-8 外来待合室

● 感染症対策

小児外来には感染症の子どもの受診が多く，高熱や咳嗽がある場合は感染症が疑われるため待合室を別に設けるなど他の子どもとの接触を避ける必要がある．小児感染症の疑いがある場合は申し出てもらい，発症の経過，予防接種の状況，家族の罹患などの情報を得ておく．また，日常的に待合室や診察室のおもちゃを消毒するなどの対策を講じ感染予防に努める．

● トリアージ

子どもを対象とした外来では，待ち時間に呼吸困難，意識レベルの低下が起こり，緊急を要する事態になる場合もあるため，診察の順番を待っている子どもと家族の様子に気を配る．乳児は，症状や苦痛を訴えることができないため，いつからどのような症状があり，どのような経過を経て現在に至るのか，親から詳細な情報を得る．幼児期になると症状を訴えることが可能になるが，痛みや苦痛の表現が曖昧であり，熱があっても元気そうに遊んでいることもあるため注意が必要である．また，骨折や熱傷なども緊急の対応が必要となる．体調が優れない子どもはベッドで休ませ，緊急を要する場合は，診察の順番を早めるなどの対応をする．

救急外来では，初期評価（第一印象での評価），一次評価を行い，生命を脅かす状況があるか判断し，迅速な対応を行う（表 5-15）．

● 診察時の援助

診察室は子どもにとって見慣れない場所で，怖そうな機器や白衣を着た見知らぬ人がいて，緊張が高まる．乳幼児は親にしがみつき泣き出すこともある．診察の際は診察器具を子どもの身体に当てたり身体に触れたりするため，さらに怖がって抵抗することがある．落ち着いて診察が受けられるように，待合室や処置室と同様に暖かい雰囲気をつくることが重要である．また，過去の経験から白衣を着た人を怖がることもあるため，キャラクターが描かれたユニフォームを着用する．医療機器には可愛らしいカバーを掛け，診察台やカーテンにも工夫する．子どもは診察室ではじめて医療者と出会い，そのときの印象が後に影響を及ぼすため，医療者の表情や口調，声のトーンにも注意が必要である．低年齢の子どもの場合，医師が親に病状の確認，検査や治療の説明をしているあいだ，看護師は対象児や同伴しているきょうだいの相手をするなど，親が落ち着いて話ができるような配慮を行う．また，子どもにもわかるように説明をする，子どもの意見を聞くなど，主体的に取り組めるように支援する．

学童期，思春期の子どもは，診察時の身体の露出に羞恥心を感じるため，カーテンを引く，露出を最小限にするよう掛け物を使用するなどの配慮をする．

急な入院や検査や処置が決まった場合，親が動揺することもあるため，親の理解度や不安なことはないか確認し，不安要素を取り除く支援も必要である．

● 検査や処置時の援助

診察の後，採血や点滴などさまざまな検査や処置が行われる．これらは未知の出来事であり侵襲を伴う処置の場合，多くの子どもは脅威を感じる．緊張を和らげるためには，処置室，レントゲン室，他の検査室を子どもが好む色使いにしたり，壁面や機器にキャラクターを使用したりして環境を整える．また，医療者が自己紹介をして子どもと仲良くなり，信頼関係を構築することも重要である．乳幼児の場合，医療者が身につけている小物

表 5-15 評価項目と再評価の視点

	評価項目	再評価の視点
初期評価 (第一印象)	意識，呼吸，皮膚色の改善	最初の評価時からの改善
一次評価 (ABCDE)	気道の開通性	体位の修正の必要性
	呼吸の有効性 ●呼吸運動（胸郭，腹部の上下の動きと安定性，左右のバランス） ●呼吸回数 ●努力呼吸 ●呼吸音（気管支音，肺音） ● SpO₂	呼吸の安定化 ●酸素流量と適切な投与 ●酸素供給デバイス（バックバルブマスク）の妥当性や安全な接続 ●補助換気に伴う胸郭の上がり具合
	循環の有効性 ●脈拍および心拍数（中枢および末梢）と心リズム ●血圧 ●皮膚色，チアノーゼ ●毛細血管再充満時間 ●尿量 ●外出血	循環の安定化 ●出血のコントロール ●静脈などからの薬剤投与と安全な点滴ラインの接続 ●血管作動薬投与に伴う血圧コントロール
	神経学的評価 ●意識レベル ●神経学的所見（麻痺，筋緊張，けいれんなど）	意識レベルの改善 ●血糖値 ●意識レベル（AVPU，GCS）
	全身観察 ●外傷や出血の変化 ●体温 ●皮膚所見（発疹，発赤）の経時的変化	●体温 ●低体温，高体温の改善 ●出血のコントロール ●発疹の改善

(伊藤龍子編著 (2015)：病態を見極め行動できる子ども急性期看護—評価・判断・対応—．医歯薬出版，p48.)

やぬいぐるみ，子どもが持っているおもちゃをきっかけとした会話が効果的である．学童以降の年齢は，医療者が積極的に，「好きな遊びはなに？」「どうやって病院まできたの？」といった他愛のない会話をすることで，緊張を和らげることができる．子どもが落ち着いて話を聞ける状態になったら，年齢や理解度に応じた説明を行い，子どものこれまでの経験や対処方法から，どのように取り組めるかをともに検討する（p166「ストレス反応」，p168「手術や検査，医療処置に伴う不安の軽減」参照）．緊張や興奮が続いている状態でプレパレーションを行っても効果的ではないため，短時間で子どもと良好な関係をつくることが重要となる．

採血や点滴といった痛みを伴う処置には，外用麻酔剤[3]が有効である．日本ではまだ普及していないが欧米では標準的に用いられている．処置の1時間前に穿刺部位にクリームを塗布する必要があり，急な処置には間に合わないが，痛みが軽減することは，子どもの最大の願いであり，検討されるべき課題である．また，医療処置に親が同席することは子どもと親の双方に安心感を与える[4]．しかし，親が同席している割合は少なく，多くの

場合，子どもは親と離されひとりで処置を受けている．親の同席を勧めない理由として，親がそばにいても痛みや苦痛を受ける子どもを助けることができない，と言われることがあるが，子どものそばで励まし頑張りを応援することが子どもの助けになる．なかには子どもが泣くのを見るのがつらいと思う親もいるため，子どもと親の意向を聞いて同席を勧める．

　親が同席する場合は，抱っこ，手を握る，数を数える，呼吸法を一緒に行う，DVDなどを観せて気をそらせるなど，子どもの対処能力を引き出すために親にできることを提示する．

　その一回一回の体験が子どもの自信や自尊感情につながるため，検査や処置の終了後は，頑張って取り組めたことを褒め，達成感や満足感が得られるように支援することが重要である．

(3) 外来における子どもと家族への援助

　核家族の増加や地域社会とのつながりの希薄化から，育児について相談できる相手がなく育児不安をもつ親も多い．子どもの受診の際は，医療者にさまざまな相談ができる機会にもなるため，相談の内容によって，地域連携室や地域包括支援センターと連携し，地域で育児支援が受けられるようにする．また，親自身の未熟性や経験不足から不適切な育児が行われていたり，子どもの体調不良時の対応の仕方や受診の目安がわからなかったりする親もいる．このような場合は，薬や食事，水分の与え方，発熱時の対処や観察ポイント，再度受診が必要な兆候などを具体的に指導する．

　発熱や下痢といった日常的疾患であっても，機嫌が悪い，食事や水分がとれない，ぐったりしているなどといった子どもの様子をみて親は少なからず動揺し，症状の悪化や合併症が起こるのではないかと不安になる．原因がわからない，診察を受けても確定診断がつかない場合，救急搬送された場合はなおさらである．よくわからないまま検査や治療が進み，混乱することもある．不安や訴えを傾聴し，時間をおいて説明する，場合によっては別室で休んでもらうなどの支援を行う．

　慢性的な疾患やリハビリテーションで定期的に通院している子どもは，症状をコントロールしながら日常生活を営んでいる．成長に応じて子ども自身が自己管理できるように指導していくが，長期にわたる治療や制限のある生活であるため，意欲が低下したり，適切な行動がとれなくなったりすることがある．学校や家庭における問題がその背景に潜んでいる場合があるため，子どもを取り巻く環境にも目を向け，健康が維持できるよう支援する．

〈文献〉

1) 日本子ども虐待医学会：一般医療機関における子ども虐待初期対応ガイド．
https://jamscan.jp/manual/［2022/6/14 閲覧］
2) 伊藤龍子編著（2015）：病態を見極め行動できる子ども急性期看護─評価・判断・対応─．医歯薬出版，p48．
3) 佐藤製薬：小児への注射の疼痛緩和の意義とエムラパッチ/クリームの使用方法．
https://www.medinfo-sato.com/emla-cream/material/movie5/index.html［2022/6/15 閲覧］
4) 平田美紀・他（2013）：子どもの採血場面における親の付き添いに関する国内における看護研究の現状と課題．人間看護学研究，11：pp31-37．

3　子どもと家族への退院支援と在宅療養支援

1）子どもと家族への退院支援

　家族や子どもが在宅生活を希望していることを前提に，病院での入院生活と退院後の自宅での療養生活をつなぐサービスとして退院支援は重要である．病院から在宅での療養に移行する際，病気の子どもや家族は，退院後の生活に対してイメージが湧かず，漠然と不安を抱えている．このことから，子どもの病気や障害が安定した時期を目安に，医療的ケアについて子どもや家族が熟知し，在宅での生活のイメージ化を図らなければならない．試験外泊や外出を通して家族が在宅でのケアに自信がもて，地域における支援システムが整い，安心して退院を迎えることへの支援を行う（表5-16）．

(1)在宅生活への受容支援

●在宅生活の意思決定を支援

　支援者は家族の障害受容過程を理解しながら，子どもや家族が在宅移行に伴う内容について意思決定できることを支援し，在宅での生活に向けてともに歩むことができる関係性を構築しなければならない．病気や障害などの影響を受けながらも，家族がその状況を認識し，受け止め，これからの生活の見通しを立てることができるようにかかわる必要がある．

●子どものケアや育児に対する家族への支援

　退院支援として，たとえば，退院前に看護師が自宅へ訪問し，家の間取りや子どもが日常過ごす場所などの環境を確認し，医療的ケアに必要な物品や配置など療養生活のロールプレイングを行うことで在宅生活のイメージ形成ができるサポートを行う．また，家族や訪問看護師と一緒に在宅を想定した子どもへのケアを実施し，医療的ケアの手技の習得に向けた教育的な支援も重要である．病院生活から在宅への移行は，入院時から開始し，外来看護師や病棟看護師など病院内での看護師同士の連携が必要とされる．また，在宅生活では，病院看護師，訪問看護師，学校看護師，保健師などとの連携が子どもの生活を支える鍵となる．

(2)在宅生活に向けた具体的な準備支援

●子どもや家族の成長・発達を支援

　在宅で療養する子どもの生活や家族を支えるには，生命の安全を基盤に，成長や発達，家族と過ごす環境が保障され，健康の維持，学びや遊び，出会いなどといった社会生活に

表5-16　子どもや家族への退院支援に関わる看護師の役割

①子どもと家族の健康の維持を支援する
②子どもと家族の成長・発達を支援する
③家族が子どものケアや育児ができるよう支援する
④子どもや家族の生活環境の調整を行う
⑤多職種との連携や協働を円滑に行うコーディネーターとして活動する
⑥医療的ケア実施に向けた関係職種への教育的支援を行う
⑦看護職同士の連携を図り，継続した看護を行う

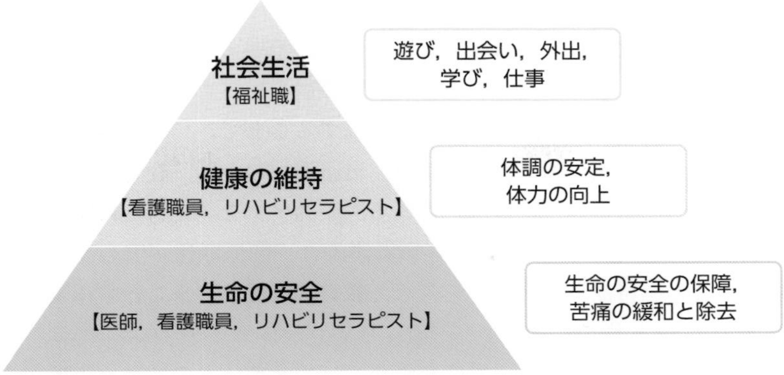

図 5-9 子どもの生活を支える構造
（日本医師会小児在宅ケア検討委員会（2017）：医療的ケア児に関する実態調査と医療・福祉・保健・教育等の連携促進に関する研究，平成 28・29 年度小児在宅ケア検討委員会報告書．p28.
https://www.med.or.jp/dl-med/teireikaiken/20180404_4.pdf［2021/11/25 閲覧］）

おいて支援が必要とされる（**図 5-9**）．

●多職種連携により子どもや家族の生活環境を整える

　退院が決まると，在宅医療チームを結成し，サポートチームによるカンファレンスを実施する．メンバーは，家族を含め，地域で支える在宅医や訪問看護師，理学療法士や作業療法士や言語聴覚士などのリハビリセラピスト，保健師，介護職，ケースワーカー，相談支援専門員，臨床心理士，教師や保育士などの多職種で構成される．おもに退院支援する看護師がコーディネーターの役割を担い，在宅生活における準備を進めていく．

　カンファレンスの内容は，子どもの病気の経過や現在のケア，病院と在宅ケア関係者との調整，発達支援やリハビリテーションへの対応といった今後の支援体制について，退院後の連絡体制の明確化，必要な社会資源活用の申請手続きの確認，家族のレスパイトの確保，緊急時の対応，医療機器や材料などの調整である．具体的に，社会資源活用においては，補装具や医療機器などの紹介やショートステイの利用など，子どもと家族の状況に合わせて活用できるように調整する．また，緊急時の対応は，胃瘻や気管切開カニューレの自己抜去時などの対応や想定される緊急時の指示を主治医から受けておき，その準備と体制を整えておく．

(3)在宅生活の継続支援

●継続看護の維持

　家族の医療的ケアの習得状況を把握し，家族の協力体制へのサポートを図る．さらに，家族の頑張りをねぎらい，状況によっては家族の休息の機会を設け，子どもの介護の不安や緊張を表出できるように支援する．また，障害のある子どものきょうだいにも目を向け，寂しい思いや我慢を強いられたり，社会のなかにある医療的ケア児に対する偏見や差別を知り，ひとりで悩んだり傷ついたりすることのないようにかかわらなければならない．これらをふまえ，病院をはじめ訪問看護ステーションなどが一体化できていることが家族の安心につながる．

●関係職種への教育的支援

日々の医療的ケアを担うのは家族だけでなく，地域の施設で働く介護士や保育士の場合もある．その際は，家族の同意のもと，看護職員の配置を条件に，介護士らが社会福祉士および介護福祉法に基づく一定の研修を受講することで，口鼻腔内吸引（咽頭より手前），気管切開部（カテーテル内）からの吸引，自己導尿の介助，経管栄養（胃瘻，腸瘻，鼻腔留置の管からの注入）の特定行為とされる医療的ケアを認定特定行為業務従事者として実施することが可能である[1]．それに伴い看護師は，関係職種が安心，安全な医療的ケアを実施できることを目標に実技指導を含めた教育的支援を行うことも重要である．

●ピアサポート活動

医療的ケアが必要な子どもの家族をつなぐピアサポートの活動を支援することも看護師の役割のひとつである．ピアとは，同じような立場や境遇，経験などをともにする人たちをいう．この場合のピアサポートとは，障害や疾病などに関する経験や共通項を通じた当事者間による自発的な相互支援の形とされる[2]．生活環境のつくり方や必要物品の揃え方，子どもとの過ごし方，緊急時の相談の仕方など，家族同士の情報交換や交流を促し，家族が支え合い孤独や不安を感じないようにケアする．

このように，医療的ケアが必要な子どもや家族への安心，安全な在宅生活をサポートするには，看護師同士や多職種で連携した継続支援は欠かせない．

2）子どもと家族への在宅療養支援

（1）地域で支えるチーム医療の意義

在宅医療を支える訪問看護は，1992年の老人保健法の一部改正において老人訪問看護制度によりスタートし，1994年には健康保険法などの改正により在宅の難病児者，障害児者などの療養者に対しても訪問看護制度が拡大された．しかし，2000年の介護保険法の施行に伴い，介護保険でカバーされない子どもの在宅医療にはサービスが広がりにくい傾向があった[3]．そのため，日常において医療的ケアを必要とする子どもが在宅に移行した際の家族への負担が大きい問題が浮上し，2004年には，小児慢性特定疾患治療研究事業が制度化され，医療的ケアが必要な子どもへのサービスや事業が開始された．また，2012年の児童福祉法改正においては，障害児支援施策の強化が図られた[4]．

近年，小児在宅医療を地域で進めるために，厚生労働省の在宅医療連携拠点事業として，子どもや家族の相談を受けながら障害者相談支援専門員などがコーディネーター機能を果たし，関係機関が連携して包括的な医療と介護のサービスの提供を構築している（図5-10）．具体的には，在宅療養支援診療所，医療型障害児入所施設，訪問看護ステーションなどを拠点として医師や看護師，薬剤師，歯科医師，リハビリセラピスト，ケースワーカー，介護士，教育者，保健師をはじめとした行政担当者などの多職種が連携し，地域の在宅医療の支援を行っている[5]．あわせて，医療的ケア児への支援体制も整備された（図5-11）．また，高度医療依存児が医療的ケア児として2016年の児童福祉法の一部改正によって法的にも福祉の対象として位置づけられるようになり，支援に関する保健，医療，福祉，教育等の連携の推進がなされ，訪問看護をはじめとした医療や福祉サービスが利用しやすい状況へと変化した[6]．さらに，2021年には医療的ケア児支援法により，保育や教育の拡充や日常の介護を担う家族の離職防止に資し，安心して子どもを生み育てること

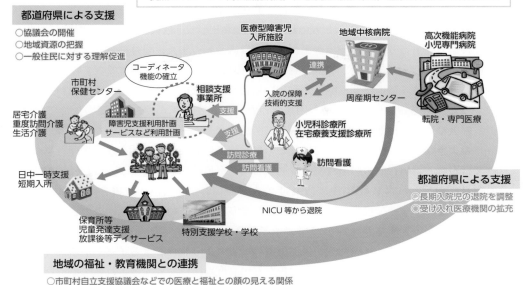

図 5-10　小児等在宅医療連携拠点事業

（厚生労働省（2014）：平成26年度小児等在宅医療連携拠点事業.
https://www.mhlw.go.jp/file/06-Seisakujouhou-10800000-Iseikyoku/0000071084.pdf［2021/11/25 閲覧］）

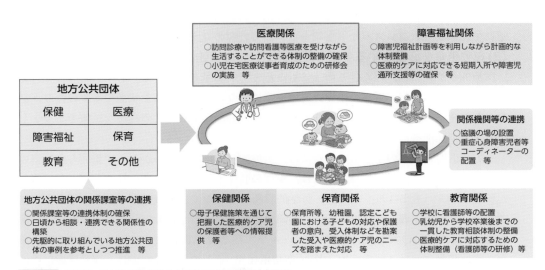

図 5-11　地域における医療的ケア児の支援体制の整備

（厚生労働省（2020）：医療的ケア児等の支援に係わる施策の動向.
https://www.mhlw.go.jp/content/10800000/000584473.pdf［2021/11/25 閲覧］）

ができる社会の実現が掲げられた[7].

(2)医療的ケアを必要とする子どもと家族の現状と課題

　医療的ケアを必要とする子どもの身体的な特徴として，成長・発達への影響が大きく，発達の個人差もあり，養育環境が果たす役割は大きい．また，身体症状が出現しやすいのも特徴である．具体的には，唾液や痰を自分の口の中でうまく処理できず呼吸が苦しくなったり，食べる機能が弱く嚥下が難しい場合や嚥下機能は正常でも食事を経口からとれなかったり，あるいは体温調節が困難だったりなどさまざまである．こうしたことにより，呼吸や食事，排泄，睡眠などに対して医療を介した援助が不可欠となる．

　このような吸引や経管栄養，導尿などの日常生活に必要な医療的な生活援助行為を，病院で行われる治療目的の医療行為とは区別して「医療的ケア」とよぶ．これは学校で痰の吸引などが行われはじめた頃の1991年の大阪府における自治体文書をはじめ，1995年の日本小児神経学会で提唱されたことがはじまりとされている．また，このような「医療的ケア」を必要とする0〜19歳までの子どもを「医療的ケア児」という．

　小児医療において，周産期や新生児医療の進歩により救命できる子どもが増えている一方で，人工呼吸器や気管切開や経管栄養などの高度な医療を要すとされる医療依存度の高い子どもが急速に増えている（図5-12）．なかでも，在宅において，人工呼吸器を必要としている子どもの増加が特徴的である（図5-13）．小児集中治療で救命されたのちに病院を退院し，在宅において家族が日常的に医療的ケアを行わなければならない現状は，家族にとって大きな負担である．実際に，人工呼吸管理のまま在宅医療に移行した子どもの介護者の半数以上が睡眠時間5時間未満で，吸引やアラームなどのために断続した睡眠状態にあるという報告がある[8].高度な医療的ケアを必要とする子どもの豊かな生活を守り，日常の介護や子育てを担う家族の身体的，精神的負担への支援として，一時的に介護から離れて休息がとれるレスパイト事業などの社会資源の充実が求められる．

(3)在宅療養を必要とする多様な医療的ケア児の特性

　医療的ケア児には，寝たきりの子どもとそうでない子どもがいる．必ずしも肢体不自由があるわけではない．近年の小児医療の進歩により，気管切開した状態でも歩けたり，話せたりする子どももいる．人工呼吸器や胃瘻，中心静脈栄養などの高度な医療を必要としながらも，知能や運動能力には異常がない医療的ケア児もいる．

　一方で，寝たきりの子どものなかには，医療的ケアの有無にかかわらず重症心身障害の状態の場合がある．重症心身障害とは，重度の肢体不自由児と重度の知的障害とが重複した状態を示す（表5-17）．これは，医学的診断名ではなく，児童福祉に関する行政上の措置を行うための定義とされている．この障害の状態を区分した大島分類は，横軸を運動機能障害，縦軸をIQで区切り，1・2・3・4を重症心身障害児としている（図5-14）．また，診療報酬における超重症児（者）・準超重症児（者）の判定基準では，運動機能は座位までで，呼吸管理，食事機能，消化器症状の有無（胃・食道逆流の有無），定期導尿，体位変換などの各項目に規定する状態が6カ月以上継続し，各項目のスコア合計が25点以上は超重症児（者），10点以上25点未満は準超重症児（者）とされている（表5-18）．

　この場合の医療的ケア児は，体調が変化しやすく病態や症状の現れは個々さまざまである．寝たきりの状態であることから身体の胸郭の変形や筋肉の拘縮が進み，呼吸するために必要な筋力の低下が生じやすくなる．また，自力で痰を出せず気管や肺に痰が溜まりや

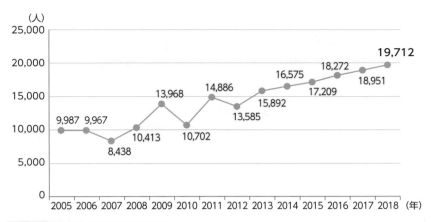

図 5-12　医療的ケア児数の推移
（厚生労働省社会・援護局（2020）：医療的ケア児等の支援に係わる施策の動向.
https://www.mhlw.go.jp/content/10800000/000584473.pdf［2021/11/25 閲覧］）

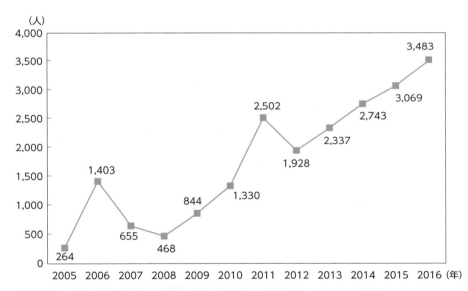

図 5-13　人工呼吸器の装着を必要とする子どもの数の推移（0歳〜19歳）
（日本医師会小児在宅ケア検討委員会（2017）：医療的ケア児に関する実態調査と医療・福祉・保
健・教育等の連携促進に関する研究，平成28・29年度小児在宅ケア検討委員会報告書. p5.
https://www.med.or.jp/dl-med/teireikaiken/20180404_4.pdf［2021/11/25 閲覧］）

すくなり，肺炎などの呼吸器感染症に罹患しやすい．そのため日常的に，呼吸を楽にする
ための姿勢づくりや水分を補給して痰を出しやすい援助や吸引などの医療的ケアは欠かせ
ない．

表 5-17 **重症心身障害と医療的ケア児者の相違点**

	医療依存度	肢体不自由	知的障害
重症心身障害	医療依存度が高い者と低い者が混在（医療依存度は条件ではない）	重度の肢体不自由であることが条件	重度の知的障害であることが条件
医療的ケア	例外なく医療依存度が極めて高い	肢体不自由であるとは限らない（内部機能障害の者も存在する）	重度の知的障害であるとは限らない（知的障害は軽度または知的障害がない者も存在する）

（日本医師会小児在宅ケア検討委員会（2017）：医療的ケア児に関する実態調査と医療・福祉・保健・教育等の連携促進に関する研究，平成 28・29 年度小児在宅ケア検討委員会報告書．p33.
https://www.med.or.jp/dl-med/teireikaiken/20180404_4.pdf ［2021/11/25 閲覧］）

					(IQ)
21	22	23	24	25	80
					70
20	13	14	15	16	50
19	12	7	8	9	35
18	11	6	3	4	20
17	10	5	2	1	0
走れる	歩ける	歩行障害	座れる	寝たきり	

図 5-14 **大島分類**

（大島一良（1971）：重症心身障害の基本的問題．公衆衛生，35：648-655.）

表 5-18 **超重症児（者）・準超重症児（者）の判定基準**

以下の各項目に規定する状態が 6 カ月以上継続する場合に，それぞれのスコアを合算する

1. 運動機能：座位まで（共通項目）

2. 判定スコア

	スコア		スコア
①レスピレーター管理	＝10	⑦IVH	＝10
②気管内挿管，気管切開	＝8	⑧経口摂取（全介助）	＝3
③鼻咽頭エアウェイ	＝5	経管（経鼻・胃ろう含む）	＝5
④酸素吸入	＝5	⑨腸ろう・腸管栄養	＝8
⑤1 回／時間以上の頻回の吸引	＝8	接続注入ポンプ使用（腸ろう・腸管栄養時）	＝3
6 回／日以上の頻回の吸引	＝3	⑩手術・服薬にても改善しない過緊張で発	
⑥ネブライザー 6 回／日以上または継続使用	＝3	汗による更衣と姿勢修正を 3 回／日以上	＝3
		⑪継続する透析（腹膜灌流を含む）	＝10
		⑫定期導尿（3／日以上）	＝5
		⑬人工肛門	＝5
		⑭体位交換 6 回／日以上	＝3

運動機能が座位までであり，かつ，判定スコアの合計が 25 点以上の場合を超重症児（者），10 点以上 25 点未満の場合を準超重症児（者）とする
（厚生労働省（2014）：基本診療料の施設基準及びその届出に関する手続きの取扱いについて．
https://kouseikyoku.mhlw.go.jp/kinki/shinsei/shido_kansa/shisetsu_kijun_teirei/000152303.pdf）

(4)在宅医療を必要とする子どもの成長・発達の支援

●ライフステージにおける医療的ケア児

医療的ケア児や家族の支援において，子どもの成長・発達，病態の変化，家族の環境の変化によって，支援内容が変化する．医療的ケア児のライフステージは，常に医療を必要とする．その一方で，どのような障害のある人も，社会の一員として尊重され，同年齢の人たちと同等の権利をもち，同様な生活ができるノーマライゼーションの考えのもと就学前は家庭の他，保育所，療育施設などでも医療的ケアを受けて生活している．就学期は新たにインクルーシブ教育を念頭に，医療と教育分野との連携が必須となる（図5-15）．

●障害のある子どもの療育

障害のある子どもは，身体症状により日常生活行動が制限され活動の制限や制約を受けやすい．また，運動不足や中枢神経障害などにより睡眠リズムの乱れなどから生活リズムの調整が難しい場合もある．成長発達過程にある子どもに対して，医師や看護師，リハビリセラピスト，公認心理師，保育士らとの専門職との連携を通してセラピーなどを行い，一人ひとりの成長と発達を支援することが重要である．具体的には，遊びや人とのかかわり，日常生活動作の繰り返しを経験し，そのなかで意欲や主体性を育んでいくことが期待される．

●特別支援教育

特別支援教育制度では，障害のある児童生徒一人ひとりの教育的ニーズをていねいに把握し対応することが求められている．2014年には障害者権利条約がわが国において批准された．障害児者が積極的に参加，貢献できる共生社会に向けて，医療，保健，福祉，労働などとの連携を強化し，教育の充実を図り，障害児者とともに学び合えるインクルーシブ教育システムの構築がされた[9]．つまり，障害のある者が一般的な教育制度から排除されず，個々に必要な教育環境の整備がされるようになった．そうしたなかで，学校における安心安全な医療的ケアの実践は不可欠であり，医療的ケアに関係する教員と学校で働く看護師との協働が児童生徒の学校生活をサポートしていくうえで重要である．

医療的ケア児の教育にあたっては，家族の理解や協力のもと児童生徒の安全の確保が保障されていることが前提である[10]．学校における組織的な管理体制を基盤に，社会福祉士

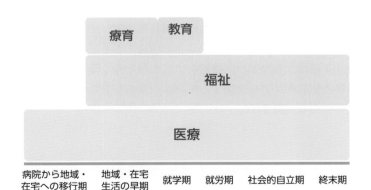

図 5-15 医療的ケア児のライフステージ

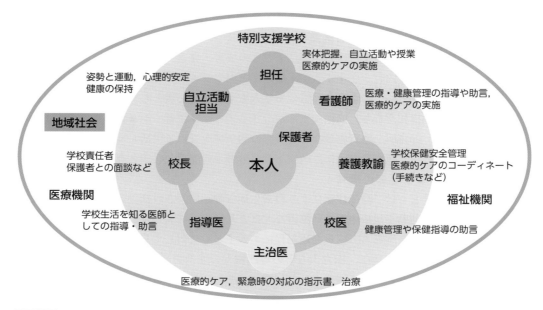

図 5-16 特別支援学校で医療的ケアを支援する協働関係
(山本裕子 (2020)：医療的ケア児を地域で支えよう！学校でも支援する．チャイルドヘルス，23(2)：46-49.)

および介護福祉法に基づく第3号研修の受講により教員は認定特定行為業務従事者として，看護師の常駐を条件に，学校で医療的ケアを行うことができる．これにより看護師と教員の医療的ケアの協働により，医療安全が確保され，健康維持の促進，授業の継続性が保たれることで教育内容が深まり，児童生徒と教員の信頼関係の向上や登校日数が増え保護者の負担軽減効果にもつながっている．

●学校で働く看護師の役割

看護師は，個別の教育支援計画を把握し，常に児童生徒の健康状態をアセスメントし，授業の中断や活動に支障をきたさないように教員と連携して医療的ケアを行う．その他，看護師の役割として，人工呼吸器の管理などの特定行為以外の医療的ケアを行ったり，児童生徒の学校生活をサポートするうえでヒヤリハットの分析や対策を立案したり，医療的ケア実施に関する校内研修や医療および健康管理に関する指導などを行う．こうしたことから，日頃の看護師と教員と保護者との情報共有は欠かせない．

また，学校に在籍する医療的ケア児は年々増加するとともに，高度医療を必要とする児童生徒が通うようになるなど，医療的ケア児を取り巻く環境が変わってきている．特別支援学校における医療的ケアを支援する体制は，安心安全な教育を保障するうえで多職種との協働は重要である（図 5-16）．

〈文献〉

1) 厚生労働省社会・援護局長 (2011)：社会福祉士及び介護福祉法の一部を改正する省令の施行について．
https://www.mhlw.go.jp/seisakunitsuite/bunya/hukushi_kaigo/seikatsuhogo/care/dl/care_6.pdf
[2021/11/25 閲覧]

2) 厚生労働省平成30年度障害者総合福祉事業（2018）：ピアサポートを担う人材の活用を推進するための調査研究及びガイドライン作成のための研究.
https://www.mhlw.go.jp/content/12200000/000521819.pdf ［2021/11/25 閲覧］
3) 梶原厚子（2017）：子どもが元気になる在宅ケア. 南山堂, pp230-238.
4) 厚生労働省（2017）：障害者支援施策の概要.
https://www.mhlw.go.jp/content/12200000/000360879.pdf ［2021/11/25 閲覧］
5) 厚生労働省医政局指導課（2014）：平成26年度小児等在宅医療連携拠点事業.
https://www.mhlw.go.jp/file/06-Seisakujouhou-10800000-Iseikyoku/0000071084.pdf
［2021/11/25 閲覧］
6) 厚生労働省・内閣府・文部科学省（2016）：医療的ケア児の支援に関する保健, 医療, 福祉, 教育等の連携の一層の推進について.
https://www8.cao.go.jp/shoushi/shinseido/law/kodomo3houan/pdf/h280603/renkei_suishin.pdf
［2021/11/25 閲覧］
7) 内閣府・文部科学省・厚生労働省（2021）：医療的ケア児及びその家族に対する支援に関する法律の公布について.
https://www.mhlw.go.jp/content/000801676.pdf ［2021/11/25 閲覧］
8) 田村正徳（2020）：医療的ケアを必要とするこどもたち. チャイルドヘルス, 23（2）：6-9.
9) 文部科学省（2012）：共生社会の形成に向けたインクルーシブ教育システム構築のための特別支援教育の推進（報告）.
https://www.mext.go.jp/b_menu/shingi/chukyo/chukyo3/044/attach/1321669.htm ［2021/11/25 閲覧］
10) 文部科学省（2019）：学校における医療的ケアの今後の対応について.
https://www.mext.go.jp/a_menu/shotou/tokubetu/material/__icsFiles/afieldfile/2019/03/22/1414596_001_1.pdf ［2021/12/21 閲覧］

4 死を迎える子どもと家族への看護

1）子どもを取り巻く死

　現代社会では, 子どもたちにとってテレビやゲームなどを通したバーチャルな死との出会いが, 実際の体験に先行していることが多いと指摘され, これらは子どもの死生観や生活に影響をもたらしているといわれている. 一方, 子どもが加害者や被害者となる事件, 子どもの自死, また, 多くの生命が一度に失われる災害や事故などに, 子どもが巻き込まれることも少なくない. このように子どもを取り巻く周囲では, いのちや死にまつわる問題は, 決して少ないとはいえない.

　子どもと死の問題では, 子ども自身が病気などで「死」に向き合わざるを得ない状況, 子どもが身近で大切な人を亡くすという遺族の立場に立つ体験がある. 子どもにかかわる死の問題について, どのような支援やケアが求められているのかを本節では考える.

2）発達段階と子どもの死の理解

（1）死の概念とは

　子どもの「死」の理解について, 杉本らは, 子どもの生, 死の概念に関して古典的研究から子どもの認知的発達との関連の研究や解釈的現象学の視点の研究など研究の動向をまとめ, その内容を概観している[1].

　子どもの死の理解を考えるにあたり, 死の概念要素には, 不動性（動かない, すべての活動の機能停止）, 不可逆性（生き返らない, 決して元には戻らない）, 不可避性・普遍性（だれも避けることはできない, だれにでも起こる）という内容が含まれる. 子どもの死

表 5-19	子どもの年代別の「死」の理解
年齢	**死の理解**
0～2歳	2歳頃までは死そのものは理解できない．しかし，1歳前頃より自分にとって大切な人とそうでない人を区別し，その人がそばを離れたことには気づく．大切な人が目の前からいなくなることは，子どもに不安と混乱を生じさせ，泣き叫ぶ，抵抗するなどの反応を示す．見知らぬ人を見ると不安げな表情を見せるなどの様子も愛着対象以外への警戒といえる．
3～6歳	死の概念の発達は十分とはいえない．「死」を一時的なもの，可逆的なものとしてとらえることがある．年少であれば，一時的な眠りと「死」は区別できず，「おじいちゃんは，いつ起きるの？」「いつ帰ってくるの？」などの言葉を発したりする．また，この時期は，身近な人の死を子どもなりの理解や解釈で自分のせいなどとも考えてしまうことがある．死は「自分が悪いことをした結果，お母さんが死んでしまった，いなくなってしまった」「お兄ちゃんにぼくが死ねと言ったから死んだ」など自分の見方だけでとらえ，「よい子にしていたら帰ってくる？」「悪い子だから，どこかにいっちゃったの？」などの表現もみられる．時にどうすれば大切な人が戻ってくるかを考え，おまじないやお祈りなどの行動を起こすこともある．
7～10歳	死の概念の理解が進み，死の不可逆性「生き返らない」，普遍性「だれにでも必ず起こる」，不可避性「だれもが避けられない」についての基本的な概念を理解する．ただし，自分にも起こるものであるということは十分には考えが及ばず，遠い出来事としてとらえがちである．子どもの経験による違いはあるが，具体的な出来事を通して，死の問題も具体的，論理的に考えられるようになる．死んだらどうなるのかなどの「死」や「死後の世界」にも関心をもつ．
10歳以降	死については現実に即して理解し，死は不可逆性，不可避性・普遍性，不動性であることを理解する．自らの死については，恐怖や拒絶を示す時期でもある．死そのものを自らのコントロールを超えたところで存在し，死はすべての終わりであり，恐ろしいものであるものと考える一方，未来を終わらせることができるものといった一種の破壊的，ミステリアスなものとしてもとらえる．この時期に，自らの死や身近で大切な人の死に直面することは，死の理不尽さや恐れ，自らの存在そのものの不確かさや混乱など複雑な感情を引き起こし，情緒的にも不安定さをもたらす．

の概念の理解について，これまでの研究などを参考にその概要を年代別に **表 5-19** に示した．

(2)子どもの死の理解とケア

●0～2歳

乳児期から2歳頃までは「死」そのものは理解できない．この時期には，子どもにとって愛着対象者の不在が不安，混乱の要因となることを理解し，子どもが安心，安全であることを感じられるかかわりが大切になる．

●3～6歳

この時期は「死」の不可逆性，不可避性・普遍性といった死の概念の発達は十分とはいえないため，「死」を一時的なもの，可逆的なものとしてとらえることもある．死別などの別れについても誤解のないように，子どもにわかる言葉で繰り返し，具体的な説明やかかわりが重要となる．

●7～10歳

この時期は，死の不可逆性，不可避性・普遍性についての基本的な概念を理解するといわれている．死別や自らの死については，その理由や何が起きているのか，これから先どうなるのか，死んだらどうなるのかなどに関心を強くもっており，出来事や起こっている

こと，子どもの知りたいことにていねいに向き合うことが大切な時期である.

●10歳以降

小学校高学年から高校生頃までは，心身の変化が著しく自らの生き方など自らに問いかけ，自分とは何かを問い続ける時期である．死については不可逆性，不可避性・普遍性，不動性であることを理解し，その原因についても現実的にとらえる．この時期は，子どもが，何を感じているのか，何を知りたいと考えているのかなど真摯に子どもと向き合い続けることが大切になる.

以上，年代的な特徴を述べたが，子どもの死の理解は，子どもの病気体験や身近な人との死別体験などにより，その理解には個人差がある．そこで，一般的にいわれている子どもの死の理解を参考にしながらも，生命を脅かす疾患や治療のプロセスを通して子どもが，どのように理解しているのか，また感じているのか，何を知りたいと思っているのかなど子どもの言動に注意し，子どもとかかわることが大切となる.

3) 子どものエンド・オブ・ライフケア（end of life care）

医療の進歩により多くの子どもたちの生命が救われる一方で，生命を脅かす病気や状況により亡くなっていく子どもたちは少なくない．わが国では，0〜19歳までの死亡数は2019年4,301人であり，その死因は年齢により違いはあるが，先天性奇形や染色体異常，乳幼児突然死症候群，悪性新生物，不慮の事故，自殺などが上位を占めている．子どもと家族が死に向き合うことになる疾患は，前述したものを中心に先天性疾患，中枢神経疾患，筋疾患などと多岐にわたり，病態も多様である.

(1)子どもの緩和ケア，エンド・オブ・ライフケア

死を迎えることになる子どもと家族への全人的なケアとして，診断を受けてから，治療選択，治療経過を含め，近い将来，死を迎える終末期，さらには死別後のケアなど，すべての期間を含む包括的な概念として小児緩和ケアが示されてきた．小児緩和ケアについては1997年には英国小児緩和ケア協会と英国小児科学会が合同ではじめて次のように定義した.

「生命を制限する病気とともに生きる子どもと若者のための緩和ケアとは，身体的，情緒的，社会的，スピリチュアルな要素を含む全人的かつ積極的な取り組みである．そしてそれは子どもたちのQOLの向上と家族のサポートに焦点を当て，苦痛を与える症状の緩和，ショートブレーク，臨死期のケア，死別後の提供を含むものである」[2]

日本小児看護学会は，「子どものエンド オブ ライフケア指針」を示し，子どもの状態は変化が速く，容易に「生命が脅かされる状態」というリスクを抱えると指摘し，子どもにとってのQOLを考慮した子どもと家族がよりよく生きることを支える責務が看護者にはあるとしている[3].

エンド・オブ・ライフケアについて長江は，「診断名，健康状態，年齢にかかわらず，差し迫った死，あるいはいつかは来る死について考える人が，生が終わるときまで最善の生を生きることができるように支援すること」とし，自らの生の一部として周囲の人，大切な人と語り合う文化をつくることが重要であると述べている[4]．エンド・オブ・ライフケアは，これまでの緩和ケアとほぼ同義とされるが，終末期ケア（ターミナルケア）を包

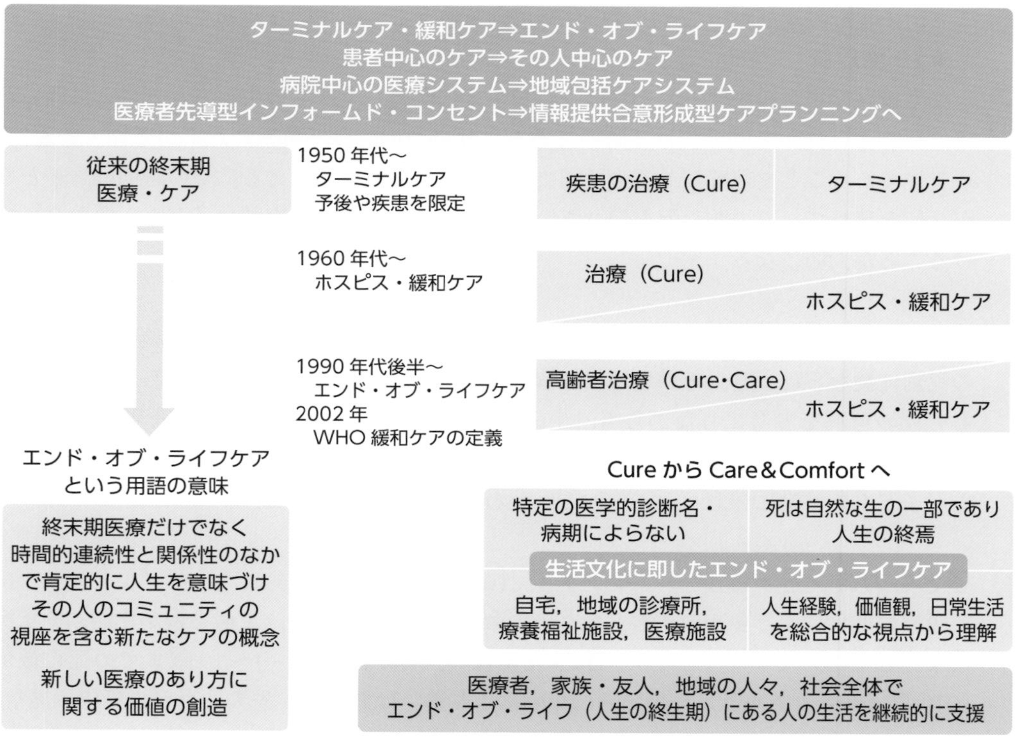

		疾患の治療（Cure）	ターミナルケア

ターミナルケア・緩和ケア⇒エンド・オブ・ライフケア
患者中心のケア⇒その人中心のケア
病院中心の医療システム⇒地域包括ケアシステム
医療者先導型インフォームド・コンセント⇒情報提供合意形成型ケアプランニングへ

従来の終末期
医療・ケア

1950年代〜
ターミナルケア
予後や疾患を限定

疾患の治療（Cure）　　ターミナルケア

1960年代〜
ホスピス・緩和ケア

治療（Cure）
ホスピス・緩和ケア

1990年代後半〜
エンド・オブ・ライフケア
2002年
WHO緩和ケアの定義

高齢者治療（Cure・Care）
ホスピス・緩和ケア

エンド・オブ・ライフケア
という用語の意味

終末期医療だけでなく
時間的連続性と関係性のなか
で肯定的に人生を意味づけ
その人のコミュニティの
視座を含む新たなケアの概念

新しい医療のあり方に
関する価値の創造

CureからCare＆Comfortへ

特定の医学的診断名・
病期によらない

死は自然な生の一部であり
人生の終焉

生活文化に即したエンド・オブ・ライフケア

自宅，地域の診療所，
療養福祉施設，医療施設

人生経験，価値観，日常生活
を総合的な視点から理解

医療者，家族・友人，地域の人々，社会全体で
エンド・オブ・ライフ（人生の終生期）にある人の生活を継続的に支援

図 5-17 ターミナルケア，緩和ケアからエンド・オブ・ライフケアへのパラダイムシフト
（長江弘子編（2018）：看護実践にいかすエンド・オブ・ライフケア．第2版，日本看護協会出版会，p14.）

含し，その考え方の変遷およびその関係については図 5-17 を参照されたい[5]．

（2）死を迎える子どもと家族へのケア

日本小児看護学会の「子どものエンド オブ ライフケア指針」では，その構成要素として①疼痛・症状マネジメント，②意思表明・決定支援，③治療の選択，④家族へのケア，⑤人生のQOLの焦点化，⑥人間尊重をあげている[6]．ここでは，それらの構成要素を参考にしながら子どもと家族へのケアについて述べる．

●子どもへのケア

●痛みや身体症状に対する苦痛の緩和

疾患や治療などによりその症状は多岐にわたり，終末期には全身の痛みやさまざまな症状により苦痛を伴うことが多い．そのおもなものを表 5-20 にまとめた．

〈痛みへのケア〉

子どもの痛みとそのケアについて，詳しくは第5章①「病気・入院が子どもと家族に与える影響と看護」を参照されたい．子どもの場合，発達段階によっては自らの痛みの状況をうまく伝えられないことも多い．そのため痛みの程度を過少評価されたり，痛みの恐怖や不安によりすべての処置や治療などを拒否したりすることがある．そこで，子どもにはどのようなとき，どの程度の痛みであるのかを事前に伝えること，また痛みがあるときにはフェイススケールやビジュアル・アナログ・スケール（VAS）などを用いて痛みの程度を表現する方法を工夫する．また，痛みを和らげるために，子ども自身

表5-20	子どもが体験するおもな身体症状・精神的苦痛

全身的な苦痛

- 痛み（病態によるもの，処置，検査，治療などによるもの）
- 倦怠感，全身衰弱　　・食欲不振　　・睡眠障害
- 易感染

消化器系

- 口内炎　　・嘔気・嘔吐
- 便秘　　・下痢

呼吸器系

- 息切れ　　・呼吸困難　　・分泌物の増加，喘鳴

造血機能系

- 貧血　　・出血

中枢神経系

- 痙攣

精神的苦痛

- 不安　　・いらだち
- 恐れ　　・怒り　　など

でも工夫できること，医療者ができることなどを事前に伝えておくこともひとつの方法である．痛みの緩和としては，罨法，マッサージ，遊びの提供などの気分転換，環境調整，薬剤利用などがあり，適切に判断し実施する．

　医療者は，子どもの表情，行動，訴え，生理学的サインから痛みを総合的・客観的にアセスメントし，痛みの緩和のためのケアを講じる必要がある．子どもの場合は，不安や寂しさにより痛みを訴えることもあるが，子どもが「痛み」として訴えていることの意味も含めアセスメントすることが大切になる．

〈おもな身体症状へのケア〉

　終末期には，疾患や治療による身体的な侵襲によりさまざまな不快な症状や苦痛がある．倦怠感，全身衰弱は，だるさ，身のおきどころがない状態で日常生活そのものを行うことにも支障をきたす．病状の進行により全身の反応として睡眠障害，食欲不振なども引き起こす．子どもは，自らできることも少なくなるが，気持ちよく過ごせる環境，遊びなどの気晴らしで子どもが好きなことで過ごすことができるように工夫する．

　食欲不振には消化吸収のよいもの，口当たりのよいものなど子どもの好きなものを考え，食べられるものを勧めるようにする．

　その他によくみられる症状として，嘔気・嘔吐，呼吸困難などがあるが，薬剤の使用による苦痛の緩和だけではなく，環境の調整，症状に合わせた対処療法，安楽な体位，酸素の使用なども含め，体調に合わせた気分転換の機会をもつようにする．また出血傾向や痙攣などは，全身の観察，周囲の安全などにも注意を払うことが大切となる．

● **子どもとのコミュニケーション**

〈子どもの問いかけには誠実に対応する〉

　闘病中に体調の悪さが続くことや病気の再発などは，子どもにとって「いつもと違

う」「何かおかしい」といった思いや不安などをもつ機会になる．子どもからの問いか
けのなかには「病気，治るの？」「死んじゃうのかな？」などの言葉が発せられること
もある．これらに対しては，子どもが何を知りたがっているのか，どのような思いでそ
の言葉を発しているのかを，まずは落ち着いて考えることが大切になる．「どうしてそ
う思ったの？」「何か心配なことがあるの？」などの問いかけで，子どもの疑問や心配
に対して子どもの発達段階や理解に合わせて，誠実に対応する．

　子どもに説明するまでのプロセスや子どもからの問いかけは，家族に対して発せられ
ることもある．看護師は，家族とともにその状況を共有し家族の意向も確認しながら
も，子どもにとって何が最も大事かを考え，家族と一貫した対応でかかわることが大切
になる．

〈子どもに説明すること，話すことの意義〉

　子どもは闘病生活のなかで，処置や治療などによる痛みや不快と直面し，さまざま不
安や心配，恐怖を体験している．そのなかで，子どもなりの解釈や思い込みで誤解して
いることもある．子どもだからこそ，繰り返し正しい情報や何が起きているのか，どう
するとよいのかなどを伝える．可能なことには子どもが選択できる機会を与えること
は，子どもの自信や闘病生活に前向きに取り組むことになるというメリットがある．子
どもには，物事を受けとめ乗り越えようとする力があることを信じることが，子どもの
主体性を支えることになる．

●子どもを看取る家族へのケア

●子どもの診断後の家族へのケア

　子どもの病気の診断後や死期が近いことを知らされたとき，親は「なぜ，うちの子が
…」というショックや怒り，不安などのあらゆる感情に苛まれることになる．そのなかで
も家族は，治療の選択や決定，子どもの病状やその変化に直面しながら子どもの世話や家
族の世話などさまざまなストレスや介護負担にさらされることになる．

　その家族へのケアは，家族のおかれている状況や思いや情緒的変化，家族の治療や処置
に対する希望や期待，子どもとの生活で大事にしてほしいことなどを確認する．また，闘
病中の子どもだけでなく，きょうだいがいる場合には，そのきょうだいのおかれている状
況も必要に応じて把握する．

　家族は，子どもの治療を選択・決定していかなければならない立場におかれることが多
い．そこで適切な情報提供を行ったり，家族の意思決定を支えたりしなければならない．
家族にとっては，子どもの最善を願いながらも，家族としての決定が本当に子どものため
なのか，これでよかったのかという責任，迷い，後悔などに揺れ動く複雑な状況にあるこ
とを理解しなければならない．これらの思いも含め，診断時，闘病中，時に再発，終末期
とさまざまなステージのなかで感情や思いも複雑に変化する家族の気持ちに寄り添い，サ
ポートしていくことが重要である．

●親にとって子どもを亡くすということ

　親が子どもを亡くすということは，特別な意味をもつといわれており，「親にとってわ
が子の死は，自分の死すなわち1人称の死にも近い『1.5人称の死』である」と語ってい
た人がいた．近い関係性を示す「あなたとわたし」という2人称の死以上に，自らの死
にも近い1.5人称という表現は，強く印象に残り，親がわが子を亡くすことの意味と悲嘆

の深さを示しているといえる.

金子は，親が子どもを亡くしたときの悲嘆が深刻で長期化する背景には，①親子の愛着関係の喪失，②自然の摂理の喪失，③２次的喪失，④社会とのつながりの喪失，の４つの喪失があると整理している[7].

親子関係という何者にも代えがたい愛着という強い絆で結ばれている親にとって子どもの死は，この関係を断ち切られるといった感情を親自身にももたらし，耐えがたい悲しみを引き起こすことになる．また，親より先に子どもが亡くなることは，「逆縁」という言葉で示されるように，順当ではない象徴として表現される．親は子どもの誕生からすでに子どもの未来の姿を想像し，同時に将来そこに存在する自らの姿を描いているといわれる．子どもの死により，子どもの未来が奪われる出来事は，親自身の未来も奪われることに匹敵する出来事といえる．「２次的喪失」，「社会とのつながりの喪失」とは，子どもを通して築いた社会や学校などとのつながりを親が失っていくことである.

● **親の悲嘆反応**

死別に対する悲嘆反応は，1980年代以降はデーケン（Deeken A），平山が示した段階的モデルが広く知られるようになり[8,9]，死別体験者の心情を理解するうえで参考にされてきた.

現在は段階モデルを参考にしながらも，死別体験者である個人が，どのように感じ，考え，経験をどのように意味づけ，対処しようとしているのかを理解することが求められるようになっている．また，その個人の悲嘆プロセスは，Stroebe M，Shut H によって示された二重過程モデルのように，喪失志向と回復志向のあいだの揺らぎ（oscillation）という行ったり来たりするプロセスであるとの考えが注目されている（**図 5-18**）[10].

小児がんで子どもを亡くした母親の体験について，戈木[11]，金子[12]らが面接調査により明らかにしている．子どもを亡くした体験は，何が起きたかを感じられないほどの出来

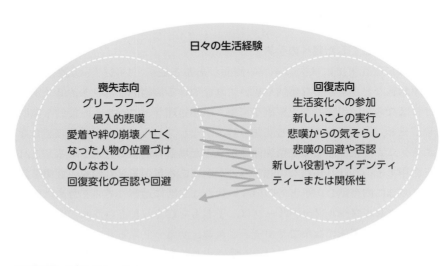

日々の生活経験

喪失志向
グリーフワーク
侵入的悲嘆
愛着や絆の崩壊／亡くなった人物の位置づけのしなおし
回復変化の否認や回避

回復志向
生活変化への参加
新しいことの実行
悲嘆からの気そらし
悲嘆の回避や否認
新しい役割やアイデンティティーまたは関係性

図 5-18 二重過程モデル

Stroebe M, Shut H（2001）：死別体験へのコーピング（対処）の二重過程モデルからみた意味の構成．「喪失と悲嘆の心理療法」Neimeyer RA 著（2001），富田拓郎，菊地安希子監訳（2007）．金剛出版，p71.

事であり，子どもが亡くなったことへのショックや否認，「親としてもっと何かできたのではないか」といった自責の念，罪悪感ともいうべき感情をもたらす．また，闘病中の子どもへの献身的に取り組んできた世話が，死という結果で断ち切られることは，生きる意欲，目標，居場所さえも見失うことになり，無力感，焦燥感，孤独を引き起こす．さらに友人や隣人などからの何気ない言葉に傷ついたり，怒りなどの感情が起こったりすることを体験し，他者との接触を避ける傾向にある．子どもとの死別は，夫婦関係や残された他の子どもとの関係にも影響を与えることを報告している．

　子どもを亡くした父親と母親では，社会的役割や期待によりその体験には違いがあるといわれ，ウォーデン（Worden JW）は，父親が子どもの死に対処しようとするときにダブル・バインド（二重拘束）に直面すると述べている[13]．これは，父親にはソーシャルサポートが少ないにもかかわらず母親や残された子どもを支えるという役割を期待され，「悲しみを表現してもよい」といわれる一方，「強い悲しみの表出はコントロールすべきである」という社会的な期待と個人的な思いとの狭間で葛藤し，悲嘆の過程においてフラストレーションや怒り，孤独を感じることが少なくないと述べている．三輪も，子どもを亡くした父親と母親の体験の違いについて言及し，父親は，母親ほど周囲から慰めや励ましを受けることが少なく，悲しみを内に閉じ込め，残された家族を守らなければならないと感じ，子どもを亡くした親の交流会への参加も少ないことを述べている[14]．このように父親，母親という社会的役割や期待の違いが，時には夫婦間で「相手は子どもの死への思い入れがない」，もしくは「泣いてばかりいないで…」といった行き違いを生じさせる結果となり，家族関係にさまざまな軋轢やひずみを生みだしてしまうことがある．

　しかしながら，子どもを亡くした親の体験はひとつとして同じものは存在しない．近い将来死を迎える子どもとその家族へのケアでは，親の子どもへの思い，治療への意見や疑問，さらに子どもと家族が残された時間をどのように過ごしたいと考えているのかを親，子どもと共有し，支えることが大切となる．親にとって子どもを亡くすという耐えがたい経験であるからこそ，子どもとともに生きている時間が納得のいくものであるように支えなければならない．

● 子どもを亡くした親へのケア

　坂口は，遺族ケアには次の4つの側面があると述べている[15]．①遺族が体験する悲しみ，罪悪感などさまざまな感情や思いに耳を傾ける情緒的サポート，②死別後に向き合わなければならない現実的な出来事や家事，事務処理などに対する直接的な援助である道具的サポート，③遺族が直面する問題の解決やセルフヘルプ・グループの紹介などの情報的サポート，④複雑性悲嘆など精神保健からみた場合の治療的介入である．これらは，子どもを亡くすという計り知れない悲しみのなかにある親が子どもの死の現実を認め，子どもを自らの心に内在化し，子どものいない新たな生活に適応していくために重要なものとなる．とくにセルフヘルプ・グループは，子どもを亡くしたという同じ境遇や悲しみ，悩みをもつ仲間との関係のなかでサポートされる，サポートするという体験が，安心できる居場所であり，黙って参加するだけでも受け止めてもらえると実感できる居場所であるといわれ，子どものいない生活に適応するためにも重要な意義がある．

〈文献〉
1) 杉本陽子・他（2014）：子どもの生と死の概念文献検討—病気をもつ子どもたちがより良く生きる援助のために—．三重看護学誌，16(1)：1-8．
2) 多田羅竜平（2020）：こどもホスピスにおける緩和ケア．小児看護，43(11)：1363-1369．
3) 日本小児看護学会（2019）：子どものエンド オブ ライフケア指針—子どもと家族がよりよく生きることを支えるために—．
https://jschn.or.jp/files/2019/07/kodomo_no_end_of_lifecare.pdf［2022/1/11 閲覧］
4) 長江弘子編（2018）：看護実践にいかすエンド・オブ・ライフケア．第 2 版，日本看護協会出版会，p4．
5) 前掲書 4）．p14．
6) 前掲書 3）．p3．
7) 金子絵里乃（2009）：ささえあうグリーフケア—小児がんで子どもを亡くした 15 人の母親のライフ・ストーリー—．ミネルヴァ書房，pp18-20．
8) Deeken A, 曽野綾子編（1984）：生と死を考える．春秋社．
9) 平山正美（1988）：悲嘆の構造とその病理．現代のエスプリ，248：39-53．
10) Stroebe M, Shut H（2001）：死別体験へのコーピング（対処）の二重過程モデルからみた意味の構成．「喪失と悲嘆の心理療法」Neimeyer RA 著（2001），富田拓郎，菊地安希子監訳（2007）．金剛出版，pp68-82．
11) 戈木クレイグヒル滋子（1999）：闘いの軌跡—小児がんによる子どもの喪失と母親の成長—．川島書店．
12) 金子絵里乃（2007）：小児がんで子どもを亡くした母親の悲嘆過程．社会福祉学，47(4)：43-59．
13) Worden JW 著，山本 力監訳（2011）：悲嘆カウンセリング．誠信書房，p240．
14) 三輪久美子（2010）：小児がんで子どもを亡くした親の悲嘆とケア—絆の再構築プロセスとソーシャルワーク—．生活書院，pp142-157．
15) 坂口幸弘（2010）：悲嘆学入門—死別の悲しみを学ぶ—．昭和堂，pp50-59，pp121-123．

5　大切な人と死別する子どもへの看護

　わが国でも身近で大切な人との死別に伴う子どもの喪失や悲嘆に対して関心が向けられるようになり，支援の必要性が語られるようになってきている．しかし，子どもと死を語ることは，大人側にまだまだ戸惑いがあり，死別を経験した子どもへの支援が十分に実践されていない現状がある．

　子どもにとって親やきょうだいといった身近で大切な人と死別することは，悲しみ，怒り，戸惑いなどさまざまな思いを引き起こすことになる．しかし，その表現は大人からはわかりにくい場合があり，悲しんでいない，または衝撃を受けていないように見えることがある．この子どもの反応が時には「子どもは悲しみに対して大人より早く回復する」「すぐ忘れる」「すぐ立ち直る」「子どもだからよくわかっていない」「お葬式にも連れていかないほうがよい」という大人側の解釈や誤解を生み出し，子どもが感情を表現する機会をさらに奪ってしまうことがある．

　死別による子どもの悲しみの表現が，時に大人と違うのは，自分の感情を表現することや対処方法などを発達段階や経験から十分には身につけていないためであることを理解しなければならない．

1）死別に伴う子どもの反応

　大切な人との死別に伴う子どもの悲嘆の反応は，**表 5-21** に示すように多岐にわたる．

表 5-21 子どもの死別に伴う反応

行動としての反応

泣く，けんか，退行，攻撃的な行動，乱暴，落ち着きのなさ，親の側を離れない，はしゃぐ
興奮，引きこもりがち，何事もなかったような振る舞い，大人びた様子，不登校

感情としての反応

悲しみ，怒り，恐れ，不安，気分のむら，抑うつ，罪悪感

身体反応

頭痛，腹痛などの痛み症状，体がだるい，疲労感，めまい，食欲低下，眠れない，活気がない
命日が近づくと身体症状や気分の変化，不定愁訴など

表 5-22 親からみた死別後の子どもの反応（複数回答）

- 寂しそうだった（39.3%）
- いつもと変わりがなかった（22.9%）
- 口数が少なかった（19.6%）
- いつもより泣いていた（18.7%）
- しっかりしていた（18.5%）
- 元気がなかった（18.5%）
- その他
  - 親や周囲の様子を察して面倒をかけないようにしていた
  - （親が）泣いているのを見て，元気づけようとしていた
  - 学校へ行くのをいやがった
  - 友達とけんかしてばかりいた
  - ひとりで寝れられなくなった

（井上由紀子，茎津智子・他（2008）：身近な人と死別した子どもを持つ親が子どもと「死を語る」ことの意識と実態．第55回日本小児保健協会学術集会．）

また，親からみた死別後の子どもの反応を**表 5-22** に示した[1]．

　大切な人を亡くした子どもの反応としてよくみられるものには，悲しみの反応として泣く以外に腹痛や頭痛などの痛み，体がだるい，いつものように遊ぶ様子がないなどがみられる．また，死別について「何が，なぜ起きたか」を十分に理解できない幼児期では，悲しみの表現として「退行」というこれまではできていたことができなくなった，しようとしないなどの行動として表れることがある．その他に，眠りが浅い，夜うなされる，夜泣きなどの睡眠の変化，親がそばを離れようとすると激しく泣く，不安な様子を示す，活気がない，表情が乏しい，口数が少なくなる，食欲がないなどの反応もよくみられる．一方では，いつも以上に元気に振る舞う，いつもより素直に従う，何事もなかったかのように振る舞うこともある．これらは子どもが何も感じていないわけではなく，悲しみをどう表現していいのかわからない，親に心配をかけたくないという反応のひとつとして考えてみることが大切になる．

　また，強い悲しみは，時には怒りとなり亡くなった本人や他の家族に向けられ，いらいらしたり学校で友だちに乱暴な行動したりすることなどは比較的よくみられる．子どもに

とって，大切な人の死を認めたくない気持ちが強ければ強いほど，またやりきれない思いを抱えていればいるほど，その表現は怒りという衝動的で攻撃的な形で現れることがある．これらは，子どもにとっては見捨てられた，置き去りにされたという思いの表れといえる．子どものこれらの行動は，一般的には「そんなことはするものではない」「こんなときに…」というようにたしなめられがちである．しかし，怒りが悲しみの表現のひとつと考えることで，子どもの思いや混乱を知る手掛かりになる．

幼児期には，大切なだれかの死は，時に自分のせいであると思い込んでいる．これは，自分の経験の範囲で状況を理解しようとするためで，日常のなかで言われた言葉や経験から「悪いことをしたからよくないことが起こった」と短絡的に考えることもある．たとえば，「言うことを聞かず悪い子だったから大切な人が亡くなった」「きょうだいとけんかをしたときに，もういなくなればいいのにと思ったからきょうだいが亡くなった」と考え，罪悪感をもつことも少なくない．この罪悪感は，親やきょうだいと死別した子どもに「自分だけが楽しむことはいけない」とか自分を肯定することができないなど複雑な感情をもつことが報告されている[2,3]．

大切な人の死は，時には子どもに「死」への不安や恐れを抱かせることがある．幼児期や小学校低学年では，「自分や残された家族も死ぬのではないか」「病気になるのではないか」といった不安や恐れから親のそばを離れなくなったり，「お父さん（お母さん）も死ぬの？」「ぼくも死ぬの？」「夜寝るとこのまま死んでしまう」という言動がみられたりする．この先も同じことが続くのではないかといった漠然とした不安や恐れをもたらしているといえる．

以上，子どもにとって受け入れがたい出来事であればあるほど，混乱や不安によりどうしてよいかわからず，時には何事もなかったようなふるまいや怒りなどの激しい反応となって表れる．これらの反応を子どもの強い悲しみの表現として理解することが大切となる．

2）遺族としての子どもへのケア

子どもが大切な人を亡くすということは子どもにもさまざまな反応を引き起こすことを理解し，子どもへの適切なサポートを行うことが求められる．親やきょうだいなど大切な人と死別した子どもへのケアの基本となる考え方について以下に述べる．

(1) 子どもの力を信じる

子どもであっても大切な人との死別は，さまざまな複雑な思いや感情をもたらすが，この問題は，だれかが解決してくれるわけでもなく，時が来れば解決するというものでもない．子どもであってもそのことに向き合い，現実を受け止めていくプロセスのなかで癒され，新しい生活に適応していくことになる．そして，子ども自身がその力をもっており，周囲にいる大人はそれを信じることから始まるのである．

(2) 子どものニーズを知る

子どもは，どのような年齢でも何が起きているのか，どうしてなのか，これからどうなるのかということを知りたがる．何が起きているのかわからないことは大人であっても不安を生じるものであるが，子どもも同様である．子どもの年齢が幼い場合，大人が考えも

表 5-23 「死」に関する子どもの疑問，質問

* 死んだのは，自分のせい？
* 僕（私）も死ぬの？
* お母さん（お父さん）も死ぬの？
* どうして死んだの？
* 死んだ人はどこに行くの？
* 死んだらどうなるの？
* どうして○○さんは，病気になったの？

表 5-24 遺児に必要なこと

- 遺児は，自分がしっかりと世話してもらえるとわかる必要がある．
- 遺児は，自分のせいで親を死なせたのではないとわかる必要がある．
- 遺児は，死に関する明瞭な情報を必要としている．
- 遺児は，自分も葬送儀礼の大切な一員だと感じられる必要がある．
- 遺児は，日常の生活や日課を続けることが必要である．
- 遺児は，自分の疑問にしっかり耳を傾けてくれる人を必要としている．
- 遺児は，亡くなった親を思い起こす手立てを必要としている．

(Worden JW（2008）：Grief Counseling and Grief Therapy．4th ed, Springer./山本力監訳（2011）：悲嘆カウンセリング．誠信書房，pp248-250．）

つかない思い込みをして，悲しみや不安，罪悪感を増大させている場合がある．子どもの質問は，子どもの思い，考えを知る機会であり，同時に大人が感じていること，考えていることを子どもと話す機会となる．「死」に関する子どもの疑問，質問には表 5-23 のようなものがある．

　子どもだからこそ，子どもの理解に合わせて何が起きたのかをていねいに話す機会をもち，一緒に過ごす時間をもつことが重要である．そのときに絵本やコラージュ作品などをつくるなどの遊びを介在させることも効果的な方法のひとつである．

(3)子どもが感じている，思っていることを表現する場をつくる

　子どもが感じていること，考えていることを率直に伝えてもいい，表現してもいいと感じられる機会や場があること，つまり安心できる場があることが大切になる．子どもは，大人が考える以上に大人の反応を観察している．大人が話を避けたとき，子どもは「これは話してはいけないこと」「この話は大人が困ること」と考え，子どもが自らの疑問や気持ちを表す機会を失わせることになる．周囲の大人は，残された子どもと一緒に過ごすなかで亡くなった人の思い出を一緒に共有する，子どもが希望すればお葬式などの儀式に一緒に参加する，お別れをする時間，空間を共有することが大切である．どのような気持ちも当たり前で，だれにでも起こる自然な気持ちであることを保証することが大切である．表 5-24 に示し，まとめとする[4]．

〈文献〉
1）井上由紀子，茎津智子・他（2008）：身近な人と死別した子どもを持つ親が子どもと「死を語る」ことの意識と実態．第 55 回日本小児保健協会学術集会．
2）清田悠代（2009）：「きょうだい」が「きょうだい」の傍らにいて見えてきたもの．小児看護，32（10）：1379-1382.
3）有馬靖子（2009）：病児のきょうだいの本音―自分のことは考えてはいけないという呪縛―．小児看

護，32(10)：1383-1386.

4) Worden JW (2008)：Grief Counseling and Grief Therapy. 4th ed, Springer. /山本　力監訳 (2011)：悲嘆カウンセリング．誠信書房，pp248-250.

子どもの権利条約抄訳（公益財団法人日本ユニセフ協会）

第1条　子どもの定義
18歳になっていない人を子どもとします．

第2条　差別の禁止
すべての子どもは，みんな平等にこの条約にある権利をもっています．子どもは，国のちがいや，性のちがい，どのようなことばを使うか，どんな宗教を信じているか，どんな意見をもっているか，心やからだに障がいがあるかないか，お金持ちであるかないか，親がどういう人であるか，などによって差別されません．

第3条　子どもにもっともよいことを
子どもに関係のあることが決められ，行われるときには，子どもにもっともよいことは何かを第一に考えなければなりません．

第4条　国の義務
国は，この条約に書かれた権利を守るために，必要な法律を作ったり政策を実行したりしなければなりません．

第5条　親の指導を尊重
親（保護者）は，子どもの発達に応じて，適切な指導をします．国は，親の指導を尊重します．

第6条　生きる権利・育つ権利
すべての子どもは，生きる権利・育つ権利をもっています．

第7条　名前・国籍をもつ権利
子どもは，生まれたらすぐに登録（出生届など）されなければなりません．子どもは，名前や国籍をもち，できるかぎり親を知り，親に育ててもらう権利をもっています．

第8条　名前・国籍・家族関係が守られる権利
国は，子どもが，名前や国籍，家族の関係など，自分が自分であることを示すものをむやみにうばわれることのないように守らなくてはなりません．

第9条　親と引き離されない権利
子どもには，親と引き離されない権利があります．子どもにもっともよいという理由から引き離されることも認められますが，その場合は，親と会ったり連絡したりすることができます．

第10条　別々の国にいる親と会える権利
国は，別々の国にいる親と子どもが会ったり，一緒にくらしたりするために，国を出入りできるよう配慮します．親がちがう国に住んでいても，子どもは親と連絡をとることができます．

第11条　よその国に連れさられない権利
国は，子どもが国の外へ連れさられたり，自分の国にもどれなくなったりしないようにします．

第12条　意見を表す権利
子どもは，自分に関係のあることについて自由に自分の意見を表す権利をもっています．その意見は，子どもの発達に応じて，じゅうぶん考慮されなければなりません．

第13条　表現の自由
子どもは，自由な方法でいろいろな情報や考えを伝える権利，知る権利をもっています．

第14条　思想・良心・宗教の自由

子どもは，思想・良心・宗教の自由についての権利をもっています．

第15条　結社・集会の自由

子どもは，ほかの人びとと一緒に団体をつくったり，集会を行ったりする権利をもっています．

第16条　プライバシー・名誉の保護

子どもは，自分や家族，住んでいるところ，電話やメールなどのプライバシーが守られます．また，他人から誇りを傷つけられない権利をもっています．

第17条　適切な情報の入手

子どもは，自分の成長に役立つ多くの情報を手に入れる権利をもっています．国は，本，新聞，テレビ，インターネットなどで，子どものためになる情報が多く提供されるようにすすめ，子どもによくない情報から子どもを守らなければなりません．

第18条　子どもの養育はまず親に責任

子どもを育てる責任は，まずその両親（保護者）にあります．国はその手助けをします．

第19条　あらゆる暴力からの保護

どんなかたちであれ，子どもが暴力をふるわれたり，不当な扱いなどを受けたりすることがないように，国は子どもを守らなければなりません．

第20条　家庭を奪われた子どもの保護

家庭を奪われた子どもや，その家庭環境にとどまることが子どもにとってよくないと判断され，家庭にいることができなくなった子どもは，かわりの保護者や家庭を用意してもらうなど，国から守ってもらうことができます．

第21条　養子縁組

子どもを養子にする場合には，その子どもにとって，もっともよいことを考え，その子どもや新しい親（保護者）のことなどをしっかり調べたうえで，国や公の機関だけが養子縁組を認めることができます．

第22条　難民の子ども

自分の国の政府からのはく害をのがれ，難民となった子どもは，のがれた先の国で守られ，援助を受けることができます．

第23条　障がいのある子ども

心やからだに障がいがある子どもは，尊厳が守られ，自立し，社会に参加しながら生活できるよう，教育や訓練，保健サービスなどを受ける権利をもっています．

第24条　健康・医療への権利

子どもは，健康でいられ，必要な医療や保健サービスを受ける権利をもっています．

第25条　施設に入っている子ども

施設に入っている子どもは，その扱いがその子どもにとってよいものであるかどうかを定期的に調べてもらう権利をもっています．

第26条　社会保障を受ける権利

子どもは，生活していくのにじゅうぶんなお金がないときには，国からお金の支給などを受ける権利をもっています．

第27条　生活水準の確保

子どもは，心やからだがすこやかに成長できるような生活を送る権利をもっています．親（保護者）はそのための第一の責任者ですが，必要なときは，食べるものや着るもの，住むところなどについて，国が手助けします．

第 28 条　教育を受ける権利

子どもは教育を受ける権利をもっています．国は，すべての子どもが小学校に行けるようにしなければなりません．さらに上の学校に進みたいときには，みんなにそのチャンスが与えられなければなりません．学校のきまりは，子どもの尊厳が守られるという考え方からはずれるものであってはなりません．

第 29 条　教育の目的

教育は，子どもが自分のもっている能力を最大限のばし，人権や平和，環境を守ることなどを学ぶためのものです．

第 30 条　少数民族・先住民の子ども

少数民族の子どもや，もとからその土地に住んでいる人びとの子どもは，その民族の文化や宗教，ことばをもつ権利をもっています．

第 31 条　休み，遊ぶ権利

子どもは，休んだり，遊んだり，文化芸術活動に参加したりする権利をもっています．

第 32 条　経済的搾取・有害な労働からの保護

子どもは，むりやり働かされたり，そのために教育を受けられなくなったり，心やからだによくない仕事をさせられたりしないように守られる権利をもっています．

第 33 条　麻薬・覚せい剤などからの保護

国は，子どもが麻薬や覚せい剤などを売ったり買ったり，使ったりすることにまきこまれないように守らなければなりません．

第 34 条　性的搾取からの保護

国は，子どもが児童ポルノや児童買春などに利用されたり，性的な虐待を受けたりすることのないように守らなければなりません．

第 35 条　誘拐・売買からの保護

国は，子どもが誘拐されたり，売り買いされたりすることのないように守らなければなりません．

第 36 条　あらゆる搾取からの保護

国は，どんなかたちでも，子どもの幸せをうばって利益を得るようなことから子どもを守らなければなりません．

第 37 条　拷問・死刑の禁止

どんな子どもに対しても，拷問や人間的でないなどの扱いをしてはなりません．また，子どもを死刑にしたり，死ぬまで刑務所に入れたりすることは許されません．もし，罪を犯してたいほされても，尊厳が守られ年れいにあった扱いを受ける権利をもっています．

第 38 条　戦争からの保護

国は，15 歳にならない子どもを軍隊に参加させないようにします．また，戦争にまきこまれた子どもを守るために，できることはすべてしなければなりません．

第 39 条　被害にあった子どもの回復と社会復帰

虐待，人間的でない扱い，戦争などの被害にあった子どもは，心やからだの傷をなおし，社会にもどれるように支援を受けることができます．

第 40 条　子どもに関する司法

罪を犯したとされた子どもは，ほかの人の人権の大切さを学び，社会にもどったとき自分自身の役割をしっかり果たせるようになることを考えて，扱われる権利をもっています．

（日本ユニセフ協会抄訳．https://www.unicef.or.jp/kodomo/kenri/syouyaku.html より）

索　引

NURSING TEXTBOOK SERIES

小児看護学 I
子どもの健康と成長・発達　　　　　ISBN978-4-263-23769-4

2023 年 1 月 10 日　第 1 版第 1 刷発行

編著者　茎　津　智　子
　　　　守　口　絵　里
発行者　白　石　泰　夫
発行所　医歯薬出版株式会社
〒113-8612　東京都文京区本駒込 1-7-10
TEL. (03)5395-7618(編集)・7616(販売)
FAX. (03)5395-7609(編集)・8563(販売)
https://www.ishiyaku.co.jp/
郵便振替番号　00190-5-13816

乱丁，落丁の際はお取り替えいたします　　　　印刷・教文堂／製本・皆川製本所